《脑病经方应用集萃》编委会

主　编　伍大华　谢　乐

副主编　刘　芳　方　锐　毛　果

编　委　邓鑫宇　王释亮　文　赞　刘竹暄　刘　倩　刘　璐
　　　　孙雄星　陈健兴　李　璐　李　懿　宋思梦　吴玲应
　　　　肖靓宜　张宇晖　张秀丽　林仕高　武文青　郑　航
　　　　姚　婷　赵　磊　唐旭坤　唐　洁　黄　林　蒋军林
　　　　童柯轲　谢　瑶　曾珊珊　谭惠中

脑病

经方

应用集萃

主编　伍大华　谢乐

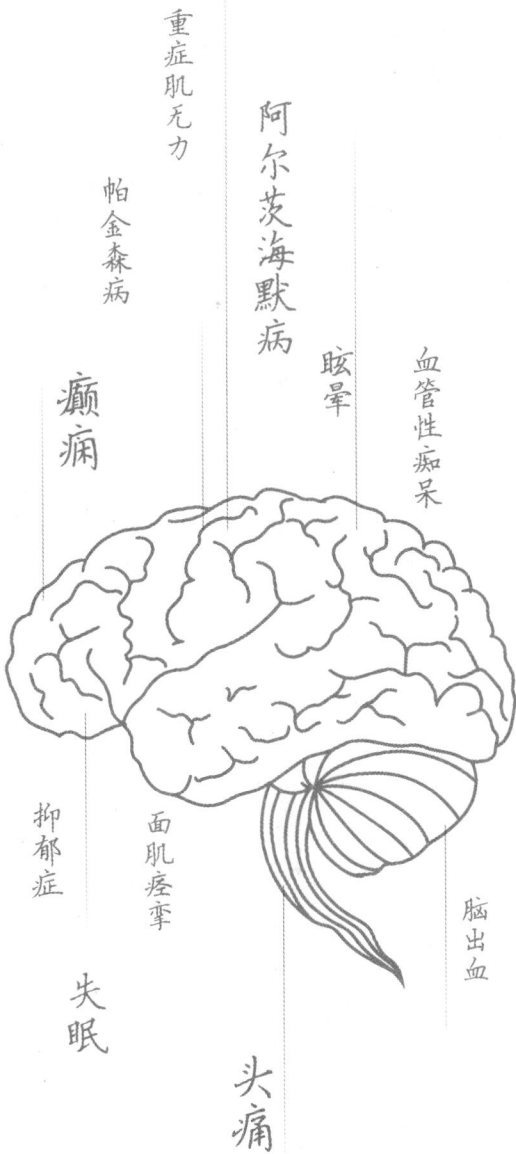

重症肌无力

阿尔茨海默病

帕金森病

眩晕

血管性痴呆

癫痫

抑郁症

面肌痉挛

脑出血

失眠

头痛

全国百佳图书出版单位

中国中医药出版社

·北京·

图书在版编目（CIP）数据

脑病经方应用集萃 / 伍大华, 谢乐主编. ––北京：
中国中医药出版社，2025.8.
ISBN 978-7-5132-9722-6

Ⅰ. R289.5

中国国家版本馆 CIP 数据核字第 2025QW5792 号

中国中医药出版社出版

北京经济技术开发区科创十三街 31 号院二区 8 号楼
邮政编码　100176
传真　010-64405721
廊坊市佳艺印务有限公司印刷
各地新华书店经销

开本 787×1092　1/16　印张 13　字数 274 千字
2025 年 8 月第 1 版　2025 年 9 月第 1 次印刷
书号　ISBN 978-7-5132-9722-6

定价　55.00 元

网址　www.cptcm.com

服 务 热 线　010-64405510
购 书 热 线　010-89535836
维 权 打 假　010-64405753

微信服务号　zgzyycbs
微商城网址　https://kdt.im/LIdUGr
官 方 微 博　http://e.weibo.com/cptcm
天猫旗舰店网址　https://zgzyycbs.tmall.com

中医经方，乃中华医学宝库中璀璨之明珠，是中华民族几千年来与疾病作斗争的智慧结晶。其组方严谨，配伍精妙，辨证施治，因时制宜，历经代代医家实践检验而不衰，至今仍在临床中发挥着不可替代的重要作用。《伤寒论》和《金匮要略》作为经方之源流，其所载方剂结构严整，堪称"众方之宗、万法之祖"，为后世经方理论与临床实践奠定了坚实基础。

在中医治疗体系中，经方不仅体现了辨证论治的精髓，还凝聚了汉代以前先贤对疾病本质、病机变化及药物性能的深刻理解。正所谓"方以类聚，病以群分"，经方之用，不仅在于对具体病证的治疗，还在于通过精准的方证对应，揭示疾病背后深层次的病理机制与体质特征，具有高度的理论指导性与实践可操作性。

脑病是常见疾病，临床表现错综复杂，涉及头痛、眩晕、中风、癫痫、痴呆、失眠、郁证等多个病证范畴。其病因多样，病势缠绵，既涉及肝风、痰浊、瘀血等病理因素，又与心、肝、脾、肾诸脏密切相关。现代社会生活节奏快，人们的精神压力剧增，脑病发病率逐年攀升，已成为威胁人民健康与生命质量的重要疾病之一。面对日益增长的临床需求，中医药尤其是经方的价值愈加凸显。以酸枣仁汤、吴茱萸汤、小柴胡汤、肾气丸等为代表的经方是治疗脑病的常用方，均体现了经方治疗脑病的独特优势。近年来，众多国医大师、名老中医不断从经典文献中挖掘经方原义，结合临床观察与个体差异，灵活化裁、加减得法，使经方在脑病诊疗中体现出强大的生命力与适应性。

在此背景下，《脑病经方应用集萃》一书应运而生。全书集聚全国多位中医名家治疗脑病的临床经验，内容涵盖经方理论解析、名家用方思路、典型医案解读、现代研究进展等多个方面，既承载着传统中医经方智慧，又彰显出时代的实践创新精神。书中各位专家围绕脑病核心病机展开论述，依方论证，以案释义，深入剖析诊疗过程中的辨证思路与遣方用药之妙，使读者得以领悟经方在脑病治疗中的理论根基与实践应用。尤为可贵的是，本书不仅着眼于临床经验总结，还勇于探索现代科技手段在经方研究中的运用。从临床研究角度，客观验证经方的疗效与适用范围，明确其在头痛、血管性痴呆等脑病中的优势与边界；从基础研究角度，借助现代药理学、分子生物学、神经影像学等前沿技术，深入揭示经方的作用靶点、信号通路与调控机制。这一融合传统与现代的研究模式，既彰显了中医药守正创新的精神内核,又为经方理论的深化与推广提供了坚实支撑。它不仅推动了经方在脑病治疗领域的系统化研究,还拓展了中医药参与现代医学体系的深度与广度,使古老的中医智慧焕发出新的生机与活力。

《脑病经方应用集萃》不仅是一本具有高度专业性的参考书籍,还是承古拓今、传承创新的典范之作。它不但适用于中医临床医生,而且为中医药科研人员、高校教师及爱好者提供了宝贵的学习与研究资料。对于中医初学者,可借此夯实理论根基、领会辨证之道;对于经验丰富的临床专家,则可借此交流提升、拓展思路,进一步完善诊疗体系。我相信,本书的出版,将在中医脑病研究与经方传承实践中发挥积极推动作用,为提升中医临床疗效、丰富经方理论体系、促进中医药高质量发展注入新动力。同时,希望本书的出版能引发更多学者对经方应用与研究的深入关注,激发中青年中医人探索经方真谛的热情,共同推动中医药事业薪火相传、行稳致远。

国医大师 刘祖贻

2025 年 7 月

中医药学历经千年沉淀，以"天人合一"的整体观和"辨证论治"的个体化诊疗，在脑病治疗领域展现出了独特优势。脑病涵盖中风、帕金森病、癫痫、痴呆等复杂疾病，病因交织、病机多变，始终是医学领域的重大挑战。西医学虽在该病的影像诊断与药物研发上取得进展，却常面临药物不良反应显著、患者生存质量难以全面提升等问题。中医药以经方为刃，通过多靶点调节、整体干预，既能标本兼治，又能减少不良反应，为破解脑病难题提供了独特的东方智慧。在此背景下，《脑病经方应用集萃》应运而生，旨在为临床医者、科研学者及中医药传承者，提供一部贯通古今、理实交融的权威参考。

本书以"守正创新"为宗旨，系统梳理 20 余种常见及疑难脑病的经方应用脉络，既溯古法之源，又纳现代科学之证。书中精选邓铁涛、王庆国、张磊等临证精髓，涵盖桂枝汤调和营卫治中风后肢体挛急、乌梅丸敛肝息风疗帕金森病震颤、真武汤温阳化水延缓痴呆认知衰退等经典案例；更整合现代临床研究与分子机制解析，揭示经方"一病多方、一方多效"的深层逻辑。以帕金森病为例，书中既载庄礼兴教授以小柴胡汤调和少阳枢机、控制左旋多巴诱导的异动症，又录芍药甘草汤通过促进自噬保护黑质多巴胺能神经元的实验证据，展现"古方新用"的科学内涵。

尤为可贵的是，本书突破传统经验集录的局限，将名医经验与实验数据并置，以现代药理学、网络药理学解析经方作用靶点，如当归芍药散通过调控白细胞介素 -6（IL-6）、肿瘤坏死因子（TNF）信号通路干预帕金森病，柴胡加龙骨牡蛎汤通过调节肠道菌群改善非运动症状等。这些研究不仅印证了古籍中"方证相应"的智慧，还为经方现代化研究提供了分子层面的理论支撑。

本书是对中医药传承与创新的多向探索——于临床，它可作为破解疑难病症的实战指南；于科研，它可作为探索经方现代化路径的理论基石；于教学，它可作为启迪后学的范本。愿此书能够促进中医经方在脑病治疗领域的传承与创新，为脑健康事业贡献中医药力量。

伍大华

2025 年 5 月

　　脑病涵盖中风、帕金森病、癫痫、痴呆等疑难重症，病因错综、病机多变，中医学以"整体观"为基，以经方为刃，积累了丰富的诊疗经验。然而，散落的医案、割裂的古今研究，制约了经方的系统化应用与科学化传承。为此，《脑病经方应用集萃》编写团队历时数载，广搜典籍，深研文献，精选 20 余种脑病，凝练名医经验，整合现代研究成果，力求构建一部"承古法、纳新知"的实用专著。

　　经方源自《伤寒论》与《金匮要略》，是中华民族医学宝库中的瑰宝，承载着数千年的医学智慧与临床经验，是经过历代医家反复验证的有效方剂。经方的核心在于方证相应——以精准的方药配伍对应特定的病机证候，具有组方严谨、药少力专、效如桴鼓的特点，其生命力在于既扎根于传统哲学，又与现代医学的"多靶点治疗、个体化医疗"理念高度契合。脑病之复杂，尤需经方的多维干预。以帕金森病为例，左旋多巴可改善帕金森病运动症状，但长期使用易引发异动症、剂末现象；抗抑郁药虽可缓解情绪障碍，却难以兼顾认知衰退与躯体症状。经方通过多成分协同作用，既能标本兼治，又能减少不良反应。如四逆散合甘麦大枣汤治疗帕金森病痴呆，在改善认知的同时可调节情绪与睡眠，其疗效已被临床研究证实；半夏厚朴汤既能缓解帕金森病吞咽障碍，又能疏肝解郁缓解焦虑、抑郁状态；酸枣仁汤在改善失眠的同时，通过增加脑内 5- 羟色胺（5-HT）含量延缓神经元退化。这种整体调节的优势，正是经方治疗脑病的核心价值。然而，经方虽疗效显著，但其应用长期依赖经验传承，缺乏系统整合。本书的编写正是为了将经方系统化应用与科学化传承，深入剖析经方的作用机制，为经方治疗脑病提供科学依据。

　　本书整体以病为纲，汇总了帕金森病、痴呆、视神经脊髓炎谱系疾病、失眠、癫痫等 22 种常见、疑难脑病的经方应用，详尽呈现了名医经验、名医医案、临床研究、基础研究四部分，旨在构建"理 - 法 - 方 - 药 - 证 - 效"的完整体系。其中，名医经验部分精选国医大师、省级名中医等的辨证心法，如国医大师刘志明巧用酸枣仁汤加减"养肝血以安内，清虚热以攘外"治疗失眠，展现经方活用之妙。名医医案部分详录典型病例，如国医大师伍炳彩应用柴胡桂枝汤加减治疗偏头痛，辅以按语剖析病机与方义，凸显方证相应精髓。临床研究部分汇总随机对照试验、队列研究等证据，如乌梅丸改善帕金森病非运动症状，半夏厚朴汤缩短帕金森病患者的吞咽时间，以临床数据印证疗效。基础研究部分深入解析经方的作用机制，如芍药甘草汤调控自噬通路保护多巴胺神经元，三黄泻心汤减轻氧化应激损伤，桂枝茯苓丸减轻神经炎症、改善脑组织微循环状态、促进神经元修复，揭示经方多靶点协同作用的科学内涵。

本书由湖南省中西医结合医院脑病科（国家中医优势专科、国家中西医协同"旗舰"科室等）的科研人员、临床医生及研究生共同编写。在编写过程中，我们力求内容的系统性、科学性与实用性，旨在为中医临床工作者提供切实可行的脑病经方应用方案，为从事中医学的教学、科研工作人员提供丰富的研究资料。然中医药博大精深，书中疏漏难免，恳请读者提出宝贵意见，以便再版时修订提高。未来，我们将持续追踪经方前沿，完善病种与机制研究，推动中医脑病的诊疗迈向更高台阶。

《脑病经方应用集萃》编委会
2025 年 5 月

目 录

七、多系统萎缩   55

八、颅内感染   64

一、头痛

头痛，亦称头风，主要症状为头部疼痛，可单独出现，亦可伴随出现。本节主要讨论单纯性头痛，即西医学的紧张性头痛、丛集性头痛、血管性头痛或偏头痛等。中医学将头痛分为外感头痛、内伤头痛两大类型。外感头痛多由风、寒、湿导致；内伤头痛的病因众多，但不外乎虚、瘀、痰等常见病理因素。西医治疗以 5- 羟色胺 1B/1D 受体激动剂曲坦类药物为主，但不良反应高发。中医经方在头痛的治疗上运用广泛，具有一定的临床应用与推广价值。

🧑 （一）名医经验

1. 国医大师李士懋教授化裁麻黄附子细辛汤治疗头痛阳虚寒凝证经验

李士懋治疗头痛，用取汗之方，不用取汗之法，只为外散其寒，内升其阳，鼓荡清阳上升。用药随证合方：若阳虚寒凝，营卫不和，则合桂枝汤；若阳虚寒凝，伏寒痹阻，中阳不足，胃失和降，则合吴茱萸汤；若阳虚寒凝，中气不足，清阳不升，合补中益气汤；若阳虚寒凝兼有血虚，合当归四逆汤。同时佐以引药归经，前额阳明头痛用葛根，厥阴头痛用吴茱萸，随症加减。李士懋用古不泥古，遵古方之义，又有发挥，治疗头痛一证，古今诸法合用，可为今后治疗此类疾病提供借鉴。

2. 国医大师梅国强教授运用经方辨治偏头痛临证经验

梅国强主张"合用经方，便是新法"，认为偏头痛与少阳关系密切，故辨治偏头痛以少阳为主，兼顾六经。如偏头痛连及项背或兼有四肢痉挛者，常考虑兼有太阳经气不利，营卫不和，当太阳、少阳同治，和解枢机，兼调和营卫，多以柴胡桂枝汤加减，临证还适当加入羌活、蔓荆子、川芎等引经药；若累及颜面、齿龈，或兼有腹痛、腹泻、舌质红、苔白厚者，属湿热内盛，侵犯少阳、阳明，以葛根芩连汤为基础方加减应用。

3. 国家级名老中医程丑夫教授应用小柴胡汤治疗内伤头痛经验

程丑夫认为，肝胆为一身之枢纽，为全身阴阳、气血、表里之关键。阴阳升降有序，气血运行调畅，表里出入有制，无不关乎肝胆，一旦肝胆受病，则阴阳失调，气血不畅，表里失制，是为内伤之源，故古人多有内伤治肝之说。倘若肝胆失调，升者不升，降者不降，则神明受扰，脑髓失养，邪聚脑窍，发为头痛。其治疗多以小柴胡汤为主方加减化裁。

4. 江苏省名老中医符为民教授运用经方治疗偏头痛经验

符为民认为，偏头痛需分急性期、缓解期论治，并以经方为基础，力求"病与方皆相应"。寒凝血瘀之偏头痛持续状态多为寒邪闭阻阳气，血行无力推动，瘀血内伏，寒瘀互结，阳气无法上达所致，治宜乌头汤加减温经散寒，化瘀止痛。少阳枢机不利之经行偏头痛多由情志因素所致，是少阳肝气枢机不利，轻则郁，重则滞，久则结，继而清阳不升，导致偏头痛发作，应选小柴胡汤加减和解止痛，常配伍延胡索、当归等以增强疗效。阴虚火旺之偏头痛与女性围绝经期生理特性相关，女子七七，天癸将绝，阴气自半，肾水匮乏，心肾不交，清窍被扰，则发头痛，治宜黄连阿胶汤加减泻火养阴。寒热互结之慢性偏头痛多属中焦痞塞，不能升清降浊，湿邪困阻中焦脾胃，气机升降失调，清气不升，脑窍失养，或浊气不降，上扰颠顶，治宜半夏泻心汤来平调寒热。

5. 四川省名中医杨家林教授运用小柴胡汤加减治疗经行头痛经验

经行头痛是指经期或经行前后出现的以头痛为主的病证，常伴恶心欲呕或心烦失眠或目眩或口苦、口干、脉弦等。杨家林认为，本病的发生与肝的关系密切。肝经郁滞、气血失调是发病的主要病因病机。因头为诸阳之会，肝为藏血之脏，经行时阴血下注冲任而为月经。若素体阴血不足或情志不畅，经行时阴血盈于下而亏于上，肝失所养，可致肝经郁滞，日久则见肝郁、血虚、肝郁血瘀或肝郁化火、阴虚阳亢等证。杨教授辨证经行头痛以肝经郁滞为本，可兼血虚、血瘀、肝热、阳亢之标证，方以小柴胡汤为基础进行治疗。

6. 湖南省名中医王东生教授运用柴胡类经方和解少阳治疗偏头痛经验

王东生认为，偏头痛常因精神紧张、抑郁、烦躁等情志不畅诱发，临床多见胸胁苦满、默默不欲饮食、心烦喜呕、咽干口苦、脉弦等少阳证证候，因此常用柴胡类经方，并根据大便性状确定合适证型论治。若大便正常，则辨为少阳证，以小柴胡汤为基础方加减应用；大便干结属少阳阳明证，以大柴胡汤为基础方加减应用；大便稀溏辨为少阳太阴证，选柴胡桂枝干姜汤为基础方加减应用，临床均有较好疗效。

7. 广东省名中医杨志敏教授从阳虚论治头痛经验

杨志敏认为，现代人多嗜食冷饮，寒伤其阳，饮食厚味，脾胃失运，湿邪内生，长期吹空调，处于冷气环境，更伤其阳。长期工作压力大，精神高度紧张，肝气郁滞，失其条达，而锻炼减少，更使阳气郁滞于内，不得升发、布散。因此，阳气亏虚，阴寒内生，凝滞经脉，或阳气亏虚，清阳不升，脑位失养，或阳气亏虚，风邪侵袭，上扰清窍，导致头痛。阳虚头痛为本虚标实之证，其本为阳虚，标为阴寒凝滞，经脉不通，治宜扶阳抑阴，温经通脉，方用当归四逆汤加减。

8. 陕西省名中医梁毓华教授应用吴茱萸汤加减治疗头痛经验

梁毓华认为，头晕颠顶痛，干呕吐涎沫，喜温按，脉沉迟，左寸关弦，苔白，属厥阴头痛，由厥阴阴盛阳虚，木郁侮土，浊阴上泛所致。这与《伤寒论》中"干呕，吐涎沫，头痛者，吴茱萸汤主之"的论述完全符合。吴茱萸汤具有温中补虚、降逆止呕、疏肝暖肾之功。吴茱萸汤辛甘苦温，凡足三阴之为病，有呕恶感觉者，均可以本方化裁治疗，散寒降逆，厥阴肝寒除，则呕逆、颠顶头痛消失，诸症痊愈。

9. 江西省著名中西医结合专家黄春华教授从痰饮论治前庭性偏头痛经验

前庭性偏头痛是以反复发作性眩晕为典型症状，伴或不伴偏头痛，并可伴恶心、呕吐等表现的临床常见疾病。黄春华认为，前庭性偏头痛仍属中医学"眩晕"范畴，应从痰饮论治。"病痰饮者，当以温药和之"，故重用温化痰饮之药。《金匮要略·痰饮咳嗽病脉证并治》中记载："心下有痰饮，胸胁支满，目眩，苓桂术甘汤主之。"又曰："心下有支饮，其人苦冒眩，泽泻汤主之。"又曰："卒呕吐，心下痞，膈间有水，眩悸者，半夏加茯苓汤主之。"《伤寒论·辨厥阴病脉证并治》记载："干呕，吐涎沫，头痛者，吴茱萸汤主之。"因此，黄春华以上四方为基础方加减化裁应用，自创化饮止眩汤，健脾利水，温阳化饮，使浊阴下泄，清阳上升，用以治疗痰饮型前庭性偏头痛，临床疗效较好。

10. 吉林省名中医赵德喜教授从少阳病论治偏头痛经验

赵德喜认为，偏头痛从疼痛部位、临床表现、疼痛性质等方面均属于少阳病范畴。其主张从少阳论治，认为病机关键在于"少阳枢机不利"，治疗不可局限于头痛一点，应以调畅少阳枢机为主，以小柴胡汤为基础方进行加减化裁应用，以疏解肝胆，畅利三焦。

（二）名医医案

1. 国医大师涂晋文教授运用柴胡加龙骨牡蛎汤治疗偏头痛医案

王某，女，30岁。患者诉3年前初春开始出现头痛，平素情绪不佳，以头顶及两颞侧间断胀痛为主。头痛剧烈时，畏声、畏光，伴有呕吐涎水或胃内容物。近2年来，头痛逐渐加重且频繁，伴前额部重物压迫感，胃脘不舒。舌苔黄腻，脉弦滑而数。患者否认有高血压、冠心病、糖尿病、高脂血症等病史。诊断：肝郁气滞兼痰饮阻络型头痛。治以和解少阳，疏肝和胃。处方：柴胡加龙骨牡蛎汤加减。柴胡15g，黄芩15g，法半夏15g，茯苓20g，桂枝6g，党参10g，白术15g，当归10g，川芎15g，牡丹皮15g，栀子15g，生龙骨30g，生牡蛎30g，白芍10g，白芷10g，竹茹10g。7剂，水煎服，分早晚2次温服。

二诊：患者服药后，头痛发作频率减少，且无呕吐之症。原方加菊花10g，蔓荆子15g。10剂，水煎服，分早晚2次温服。

三诊：患者诉头痛程度较前大为减轻，次数较前减少，心情舒畅，纳寐安，舌红，苔薄白，脉弦。上方去黄芩、桂枝，以赤芍换白芍，加女贞子10g，墨旱莲10g。14剂，以巩固疗效。

按语：本案头痛患者平素情绪不佳，肝气郁结，少阳气滞，则颠顶及两侧胀痛为甚。肝木克脾土，脾虚痰生，痰阻脑络，头痛频繁难愈，中焦痰阻，则胃脘不舒，故涂晋文用柴胡加龙骨牡蛎汤治疗。若口苦面红、口渴喜饮、心烦、舌红、苔黄等火热之象较重者，重用黄连30g，或另加黄柏15g；若头胀痛，以两侧为甚、胸胁胀痛不舒、腹痛等肝郁气滞之象较突出者，常加郁金15g，香附10g，延胡索10g，木香10g；若头痛缠绵反复，伴头部闷重、胸脘满闷等痰湿内阻证候较显者，加半夏至20g，或加薏苡仁20g，天麻15g；若头痛经久不愈，则酌加土鳖虫10g，全蝎6g，蜈蚣1条以通络止痛。

2. 国医大师伍炳彩教授应用柴胡桂枝汤加减治疗偏头痛医案

谌某，女，54岁。患者诉偏头痛半年余，两太阳穴及后脑痛，头顶痛，右耳痛，两侧颈痛，头重，有压迫感，手关节痛，怕风，怕冷，寐欠安，潮热汗出，畏光，眼眵多，口干苦，时口酸、口黏，胸闷，心慌，纳可，时胃胀泛酸，大便溏、后重，小便黄、有灼热感，舌红，苔黄腻，脉细弦、寸尺浮。诊断：偏头痛。处方：柴胡桂枝汤加减。柴胡10g，法半夏10g，生晒参10g，甘草6g，黄芩10g，生姜3片，大枣6枚，桂枝8g，白芍10g，豨莶草10g，蔓荆子10g，全蝎3g，首乌藤15g。7剂。

二诊：患者诸症皆减，自觉病去七成。刻下症：无怕风、怕冷，畏光，口干，口涩，口黏，口稍酸，咽稍痛，胸闷，心慌，纳可，大便偏软，小便稍黄，舌红苔黄腻，脉沉稍弦。守方再服7剂。

患者服药后诸症悉去。

按语：患者因太阳经脉不舒，出现太阳经脉循行部位如颈项部疼痛，且有两太阳穴及两侧头痛，此乃少阳经脉所过之处，说明患者少阳经脉不舒。患者又有怕风、怕冷之营卫不和的表现，眼眵多、口干、口苦、胃胀泛酸等肝气不舒的表现，故按《伤寒论》中太阳少阳合病论治，方用柴胡桂枝汤。本案用小柴胡汤和解少阳、疏肝理气，用桂枝汤调和营卫、解肌发表以疏利太阳经脉。因患者偏头痛较重，故加入疏散风热、清利头目之蔓荆子，通络止痛之全蝎，祛风湿、利关节之豨莶草。患者寐欠安，故加入首乌藤，既祛风通络，又养血安神。诸药合用，太阳、少阳经脉运行正常，肝胆疏利，则诸症自除。

3. 国医大师张琪教授应用吴茱萸汤配合针灸治疗头痛医案

王某，女，36岁。患者无明显诱因出现阵发性头痛1个月，刺痛难忍，以头顶为甚，牵引前额、目眶处。痛甚时伴有恶心欲吐，查脑部CT未见异常，诊断为神经性头痛，经服中西药物治疗未见减轻，特来我科就诊。望其面色晦暗、神疲、四肢厥冷，舌淡苔白而滑，脉沉。辨证为厥阴头痛，寒邪侵肝，浊阴上逆。处方：吴茱萸汤。吴茱萸、党参、生姜、半夏、白术、陈皮、藁本各15g，大枣5枚，胡椒（碎）10粒。每日1剂，水煎服。配以针灸疏风散寒，取风池、太阳、头维、风门、昆仑、合谷，均用泻法。风池为足少阳经与阳维脉之交会穴，散风解表，祛寒热，镇头痛；太阳为经外奇穴，为治疗上痛之要穴；头维为足阳明经与足少阳经的交会穴，有升清降浊之功效；合谷为手阳明经的原穴，配风池可加强治感冒的作用。诸穴共奏疏风散寒止痛之效。

针药并用1次后，患者症状减轻；治疗3次后，恶心欲吐已止，手足转温，面色转红润，舌稍干，去胡椒，再针药并治5次而痊愈。1个月后随访，症状未复发。

按语：头痛为临床常见病之一，也可见于多种疾病。张琪所论专指以头痛为主症的内伤和外感性疾病。头痛有部位、久暂、轻重之别，有胀、钝、跳、刺、灼等性质之异，故头痛有太阳、少阳、阳明等六经头痛及偏正头痛、头风等名称。头痛病因复杂，六淫外袭、七情所伤、饮食劳倦、跌打损伤均可致本病。张琪主张治疗头痛，外感多实，以祛邪为主，内伤多虚，以扶正为主，但时有外感与内伤并存，正虚与邪实同在。临床当根据标本先后，或先祛其实，或先救其虚，或扶正祛邪兼顾，当因证制宜。如寒邪侵犯厥阴经脉，出现颠顶头痛，严重时四肢厥冷，苔白，脉弦，治当以温散厥阴之寒邪，方用吴茱萸汤加藁本、川芎、细辛等祛风散寒。假如寒邪客于少阴之经脉，表现为足寒气逆、头痛、背部发冷、脉沉细，治宜温散少阴寒邪，方用麻黄附子细辛汤化裁。

4. 国家级名老中医姜春华教授应用芍药甘草汤治疗头痛医案

患者，男，48岁。患者左侧偏头痛，发作频繁，苔薄白，脉弦。诊为血管性头痛，脉弦为肝旺。处方：芍药甘草汤加味。芍药30g，甘草9g，川芎9g。7剂。

二诊：患者服药后发作次数减少，症状改善，续原方7剂以资巩固。

按语：芍药甘草汤出自《伤寒论》第29条，云："伤寒，脉浮，自汗出，小便数，心烦，微恶寒，脚挛急……若厥愈足温者，更作芍药甘草与之，其脚即伸。"本方主治津液受损、阴血不足、筋脉失濡所致诸症。方中芍药酸寒，养血敛阴，柔肝止痛；甘草甘温，健脾益气，缓急止痛。二药相伍，酸甘化阴，调和肝脾，有柔筋止痛之效。虽原文主治"脚挛急"，但目前临床上，多种病证均可运用本方治疗。中医学认为，不少非器质性急性痛症、抽搐痉挛常与肝阴不足、津伤血虚有关。芍药甘草汤为柔肝解痉、和营止痛之良方。药理研究表明，芍药、甘草中的成分有镇静、镇痛、解热、抗炎、松弛平滑肌的作用。经临床证明，此方对多种急性痛症，尤其是平滑肌痉挛引起的疼痛，有较佳疗效。

5. 国家级名老中医赵清理教授应用吴茱萸汤治疗头痛医案

患者头痛16年，头痛发作以右侧为重，伴有呕吐痰涎或未消化食物，每次发作常持续10余天，甚则缠绵2个多月，逢阴雨天或受冷风刺激多易发作，曾多次做X射线片、脑电图检查，均未见异常表现，诊断为血管神经性头痛。患者屡服中西药治疗，一直未愈。此次发作已迁延半个月。诊见患者精神不振，头痛隐隐，阵发性加剧，痛甚则呕吐白色痰涎，有时吐出胆汁样黏液，常以毛巾包裹头部，纳差，舌淡，苔白而滑，脉沉弦无力。辨证：阴寒之邪上犯，清阳经输不利。治法：辛温散寒，温中和胃。处方：吴茱萸汤加味。吴茱萸10g，党参12g，当归12g，川芎12g，细辛3g，白芷12g，生姜6片。水煎服。

二诊：患者服药6剂，头痛明显减轻，仍有恶心，食欲缺乏，照上方加半夏10g，焦三仙各12g。水煎服。

三诊：患者又服药 6 剂，诸症消失，饮食增加，又嘱其服补中益气丸，每次 1 丸，每日 2 次。

患者调理半个月痊愈，随访 1 年，未见复发。

按语：《伤寒论·辨厥阴病脉证并治》载："干呕，吐涎沫，头痛者，吴茱萸汤主之。"本案患者头痛 10 余年，逢阴雨天或受冷风刺激多易发作，且易迁延不愈。故其头痛与风、寒、湿三邪相关，舌质淡、苔白而滑、脉沉弦无力均为佐证。赵清理据此投以吴茱萸汤加味温中散寒，升清降浊，脾清升浊降，则多年顽疾自除。患者服 6 剂后仍有恶心，食欲不振，治宜温中补虚，降逆止呕，方用补中益气丸以全其功，预防病情反复。

6. 国家级名老中医沈绍功教授应用乌梅丸治疗头痛医案

李某，24 岁。2000 年 8 月 9 日初诊（立秋）。患者左侧头痛近 1 年，每于用脑过度时发作。发作时头胀跳痛，且伴眩晕，短则 60 分钟，长则数小时，伴见面色苍白、恶心、呕吐苦水、口苦、性躁、心烦意乱、冷汗阵出、四肢不温、难以入睡，气短神疲。各项检查均无阳性发现，经西医治疗难止痛，遂来门诊求治。诊见苔薄黄而润，脉沉细不数，血压 125/80mmHg，心率 68 次 / 分，四肢不温，面色苍白。中医诊断：头痛，证属寒热错杂、虚实兼夹。西医诊断：血管神经性头痛。治法：温清并治，攻补兼施。处方：乌梅丸。制附子 10g（先煎半小时），肉桂 5g，干姜 10g，细辛 3g，川椒 2g，黄连 5g，黄柏 5g，党参 15g，当归 10g，乌梅 10g。7 剂，每日 1 剂，水煎，分 2 次服。

患者服药 7 剂后，左侧头痛日渐减轻，情绪稳定，夜寐转酣，面色泛红，苔薄白，脉弦细。继服上方，每日 1 剂，每晚 1 次，连服 7 剂。

患者 2 周后复诊，偏头痛已止，精神振作，苔薄白，脉弦细，嘱改服乌梅丸，早晚各 1 丸，连服 1 个月以巩固疗效。

后随访，患者头痛一直未复发，其间虽经期末考试，也未头痛。

按语：张仲景创乌梅丸专治厥阴证，近人多用其治疗蛔厥证。著名医家叶心清首创用其止偏头痛，实属奇法，常常奏效。肝经上头循额。厥阴证乃寒热错杂之证，患者面白肢凉、舌苔薄润、脉象沉细为寒象；心烦、失眠、恶心、呕吐苦水、口苦、苔黄系热象；气短神疲属气虚不足。其病位在肝，证属寒热错杂，厥阴上逆。本案寒重热轻，故 5 味热药用量为重，2 味凉药用量为轻。附子有毒，必须炮制，为防炮制时疏忽，附子应先煎半小时，既能保持其药效，又能使乌头碱之毒性大为降低；遵循古训，细辛不能过钱（3g 以下），这是沈绍功组方的安全原则；花椒味麻，除云、贵、川的人外，很多人常难适应口麻，故花椒用量也别超过 2g。经方的特点是药精量宏，配伍严谨，只要切中病机，就奏效明显。沈绍功认为，时代变迁、环境改善，现代诸多方面与汉代很难相比，故经方应当改进发展，方能适应现有的病证。

7. 江苏省名老中医符为民教授运用经方治疗偏头痛医案

患者，女，34岁。患者头痛20余年，加重2月余。患者20余年来每于月经期头痛发作，发作时痛伴乳房胀痛，有时腹泻，服用布洛芬缓释胶囊有效。2个月前，患者偏头痛发作频繁，每月发作3～4次，疼痛剧烈，视觉模拟评分（VAS）7～10分，头痛发作时不能活动，不能进食，持续4小时至1天，服用止痛药物效果不佳，在外院诊断为偏头痛，予口服托吡酯25mg，每日2次，症状有所好转。3天前患者受寒后头痛持续发作，疼痛剧烈，右侧颞部跳痛，痛连目眶，恶心呕吐，卧床不起，面色暗滞，畏寒肢冷，舌淡紫，苔薄白，脉沉涩。患者自觉用布带裹头后疼痛稍微缓解。中医诊断：头风，证属风寒入络、闭阻清窍；西医诊断：偏头痛持续状态。治宜温经散寒，活血通络。处方：乌头汤加减。制川乌6g（先煎），麻黄9g，白芍30g，黄芪10g，白芷9g，川芎9g，全蝎3g，蜈蚣1条，炙甘草6g。3剂，水煎服，每日1剂。

二诊：患者服药后头痛已减大半，精神好转，唯脉沉涩未起，舌紫未退。原方去麻黄；制川乌减量为3g；加桃仁10g，红花6g。7剂，水煎服，每日1剂。

三诊：患者头痛已止，失眠多梦，大便溏薄，苔薄黄微腻，脉弦。处方：醋柴胡20g，黄芩15g，法半夏10g，党参15g，当归15g，川芎10g，白术15g，炙甘草6g，生姜3片，大枣5枚。21剂，水煎服，每日1剂。嘱患者于行经前1周服药，连服7剂。

患者服药3个月经周期，后随访，头痛未再发作。

按语：该患者头痛多年，反复发作，应属于中医学"头风"范畴。初诊时，主要表现为受寒后头痛，根据患者舌苔、脉象辨证为寒凝血瘀之偏头痛。头痛剧烈，持续发作，严重影响生活，需要立即止痛，予乌头汤温经散寒。患者近2个月头痛发作频繁，为内外之风合邪为病而上扰头窍，故处方时符为民通过重用祛外风与息内风药来达到急挫病势、迅速止痛的目的。制川乌、麻黄温经通络止痛；白芷、川芎疏散外风；全蝎、蜈蚣平息内风，解痉止痛；大剂量白芍和甘草合用，不仅酸甘养阴，缓急止痛，还能纠正全方燥烈之性。二诊时患者虽头痛减轻，但脉沉涩未起，舌紫未退，符为民认为患者久病入络，予桃仁、红花取桃红四物汤之意以活血破瘀，通络止痛。二药相伍，破血逐瘀，通络止痛，瘀祛络通，脑窍清利，其痛自止。三诊时，患者头痛虽止，但仍需调理体质，预防偏头痛的发作，结合病史，患者为经行头痛，肝郁脾虚，予以小柴胡汤疏肝健脾，和解止痛。整个治疗过程，灵活变通，发时治标，平时治本，符合符为民一贯主张的"精准辨证"理念。

8. 全国名中医、岐黄学者高树中教授应用柴胡桂枝汤加减治疗偏头痛医案

患者，男，42岁。患者20年前无明显诱因出现右侧头痛，未予系统治疗。现疼痛自

右目至眉棱骨，延及右颞至右项部，胀痛，痛甚汗出，近来疼痛持续6天，伴眠浅，健忘，晨起头部不适，饥时易腹胀，进食后腹胀消失，平素嗜食肥甘、酗酒，性急易怒，纳可，二便调，舌体胖，有齿痕，苔灰黑，脉弦细，左关大，右关稍大，双尺弱，脐上凉，脐下热而虚软。西医诊断：偏头痛；中医诊断：头痛，证属三阳经经气不利。处方：柴胡12g，黄芩9g，党参9g，姜半夏12g，桂枝9g，赤芍9g，白芷9g，茯苓15g，炒蔓荆子9g，炒茺蔚子9g，川芎9g，焦山楂、焦麦芽、焦神曲各6g，苍术9g，炙甘草6g，枸杞子30g，生姜5片，大枣5枚。14剂，水煎服，每日1剂，先熏后饮，药渣泡脚。嘱其饮食少油腻，限饮酒。

患者服药14剂后，头痛明显缓解，效不更方，继服7剂而愈。

按语：头痛首当辨经，该患者疼痛在右目至眉棱骨，延及右脑与右项部。《灵枢·经脉》载："膀胱足太阳之脉，起于目内眦，上额，交颠。其支者，从颠至耳上角。其直者，从颠入络脑，还出别下项。"故该患者病涉太阳经，且该患者伴有饥时易腹胀，进食后腹胀消失，脉象右关稍大，故其病与阳明经密切相关；又肝开窍于目，肝与胆相表里，故其病与肝胆相关，疼痛以胀痛为主，而脉象又见弦细、左关大，亦为明证。综合疼痛部位及兼症，可知其病确在太阳经、少阳经、阳明经及肝经。患者嗜食肥甘、酗酒，饥时易腹胀，进食后腹胀消失，舌体胖，有齿痕，为肥甘厚味损伤脾胃，脾胃虚弱所致；苔灰黑、脉象右关稍大，为肥甘厚味蓄于胃腑，脾胃虚弱难以运化，浊气上泛于口之舌象；患者平素性急易怒，脉弦细、左关大，实为肝气郁结之象；眠浅、健忘、双尺弱、脐下虚软，为肾虚之候。综合脉证，该患者属肝失疏泄，肾虚失于固摄，胃痰浊随肝气上泛于头部而发病。病发独见于右，此为脾胃虚弱，肝气乘脾，脾虚受邪，使病发于右。其治疗既当治本，调肝理脾降胃补肾，又当治标，止头面疼痛。高树中从气机升降立论，以柴胡桂枝汤加减治愈。

9. 全国名中医李延教授运用柴胡加龙骨牡蛎汤辨治偏头痛医案

患者，女，57岁。患者偏头痛10余年，屡服中西药无效，伴乏力，汗出，心悸，烦躁不安，手足心热，失眠，体形肥胖，舌红，苔白，脉弦。辨证为气阴两虚，气血不和，肝胆郁热。处方：柴胡加龙骨牡蛎汤加减。柴胡、桂枝各10g，龙骨、牡蛎各20g，人参、麦冬、五味子各15g，丹参、浮小麦各20g，黄芩、百合、牡丹皮、赤芍各15g，酸枣仁10g，首乌藤、茯神、川芎各15g。7剂，水煎服，每日1剂，分早晚温服。

按语：患者久病，元气已伤，气阴两虚，气血不和，同时兼有少阳胆郁之象。头为诸阳之会、精明之府，得气血充养则清窍通利得养。柴胡加龙骨牡蛎汤原方有人参，酌加五味子、麦冬，以生脉散益气养阴生津，濡养清窍。《济生方·头痛论治》载："夫头者上配于天，诸阳脉之所聚。凡头痛者，气血俱虚……治法当推其所由而调之，无不切中者矣。"虽为头痛，但心悸、烦躁不安、手足心热、失眠、舌红、苔白、脉弦等表现均属少阳胆火内郁，扰及肝魂，正虚，少阳有邪，胆火上炎，清窍被扰之象，故仍以柴胡加龙骨牡蛎汤为基础方，随症加减。

（三）临床研究

偏头痛症状表现轻重不一，对患者的工作、生活及心理造成不同程度影响，临床治疗方法虽然多样，但疗效有限。现代医家通过对经方加减化裁应用，结合西医进行治疗，临床研究表明疗效较好，安全性较高，具有一定的推广意义。

肖俊峰应用吴茱萸汤加减治疗厥阴头痛31例，结果显示治疗21天后，治疗组患者的总有效率为93.5%，大部分患者的头痛症状得到了不同程度的改善。郑勇前等选取200例偏头痛患者，对照组予吴茱萸汤治疗，观察组合用吴茱萸汤与葛根汤，结果发现吴茱萸汤合葛根汤的治疗方法能够更好地缓解偏头痛患者的临床症状，有效提高患者的生活质量。赵伯洋选取28例偏头痛患者，以吴茱萸汤为基础方加减应用治疗，临床疗效较好，总有效率可达92%。

何弘毅采用小样本随机对照研究，对比小柴胡汤联合针刀治疗和单纯针刀治疗颈源性头痛的临床疗效，结果显示基于"少阳为枢"理论的针刀联合小柴胡汤治疗颈源性头痛的临床疗效更好，且在镇痛和改善颈椎功能方面的优势更明显。

肖卫等采用随机对照研究，共纳入180名偏头痛患者，观察麻黄附子细辛汤联合头痛胶囊与单纯头痛胶囊治疗偏头痛的疗效对比，发现麻黄附子细辛汤联合头痛胶囊的治疗效果更显著，在改善患者头痛发生情况的同时，头痛持续时间及疼痛感均呈现好转趋势，睡眠质量得到显著提高。

王华菊应用当归四逆汤治疗血虚寒凝型经行头痛，结果示该法可升高该类患者月经期血液中的雌二醇水平，降低前列腺素 E_2 水平，改善患者的生活质量。

剡建华等将121例神经性头痛患者随机分为两组，探讨芍药甘草汤加减联合氨酚羟考酮治疗神经性头痛的疗效，治疗后患者疼痛症状持续时间、头痛程度及发作次数均明显缩短、减轻及减少，且改善情况均优于单纯应用氨酚羟考酮。曾永青等观察芍药甘草汤加减联合氟桂利嗪对神经性头痛患者的治疗效果，共纳入83例患者，经4周治疗，显示其具有良好疗效，能有效缓解患者的头痛，使患者的头痛频率、头痛持续时间及头痛程度明显减少、缩短及减轻。

田利军等观察葛根汤联合针刺治疗青少年颈椎生理曲度异常导致的颈源性头痛的疗效，结果示治疗后患者颈背头痛、肌肉僵直痛及头晕头痛积分均低于对照组，一氧化氮（NO）水平高于对照组，内皮素-1（ET-1）、白细胞介素-6（IL-6）、IL-1、肿瘤坏死因子-α（TNF-α）水平低于对照组。

罗冬珍等使用小样本随机对照研究，观察五苓散联合指压法按摩风池治疗痰饮型颈性头痛的效果，对照组为盐酸氟桂利嗪胶囊治疗，治疗4周后，治疗组的头痛程度评分、头痛发作频率及持续时间相关评分低于对照组，治疗组的基底动脉、左侧椎动脉、右侧椎动脉平均流速高于对照组，结果证明五苓散联合指压法按摩风池可显著改善痰饮型颈性头痛患者的头痛程度和发作频率，能改善颈部血流。

苏军岭将76例偏头痛患者随机分为两组，其中治疗组予当归四逆汤加减，观察组予常规对症治疗，观察治疗前后患者大脑动脉血流、偏头痛症状变化情况，结果发现治疗组各项指标的改善程度均优于对照组，表明当归四逆汤治疗偏头痛疗效显著。

黄祖秀等以疏肝健脾为治法，选取82例肝郁脾虚型偏头痛患者进行随机分组，以观察柴胡桂枝干姜汤的疗效，结果发现柴胡桂枝干姜汤加减联合西药盐酸帕罗西汀片的疗效更为显著，且安全性较高，并推测降低血管内皮生长因子（VEGF）水平、升高5-羟色胺（5-HT）含量是其作用机制。

刘娜等选取84例气滞痰阻血瘀型无先兆偏头痛患者作为研究对象，将其随机分为治疗组43例和对照组41例，对照组口服盐酸氟桂利嗪胶囊，治疗组服用大柴胡汤合桂枝茯苓汤，观察大柴胡汤合桂枝茯苓汤治疗气滞痰阻血瘀型无先兆偏头痛的临床疗效，结果发现治疗组症状积分改善优于对照组，表明大柴胡汤合桂枝茯苓汤治疗气滞痰阻血瘀型无先兆偏头痛疗效确切。

李守然等观察柴胡桂枝汤加味治疗月经期偏头痛的疗效，将60例偏头痛患者随机分为中药组和对照组，其中中药组30例给予柴胡桂枝汤加味治疗，两组患者于月经前7天开始给药，经期结束停药，连续治疗3个月后进行疗效评价，结果发现中药组在减轻患者头痛程度、减少头痛伴随症状及远期疗效方面优于对照组，表明柴胡桂枝汤加味治疗月经期偏头痛能够有效减轻患者偏头痛的程度。

程广健等选取195例偏头痛患者，随机分组，对照组予以盐酸氟桂利嗪治疗，观察组在此基础上联合柴胡加龙骨牡蛎汤加减治疗，比较两组治疗后的视觉模拟评分、头痛持续时间、头痛频率及不良反应发生情况，结果表明观察组的总有效率高于对照组，柴胡加龙骨牡蛎汤加减联合盐酸氟桂利嗪治疗偏头痛的效果更优。

（四）基础研究

吴茱萸汤含有数种活性成分，可以调节头痛模型大鼠体内的多种生物标志物，有效缓解头痛症状。许华容等基于高分辨液质联用技术，对吴茱萸汤的化学成分、体内入血成分及其代谢物、活性成分药物代谢动力学和对头痛动物模型干预作用的代谢组学进行研究，发现吴茱萸汤中有32个原型吸收成分，包括8个吴茱萸碱类化合物、8个柠檬苦素类化合物、1个姜酚、4个人参皂苷、3个有机酸和8个其他类型化合物，以及原型吸收成分的 74 个 I 相与 II 相反应代谢产物；在头痛模型大鼠口服吴茱萸汤和阳性药后，谷胱甘肽、氧化型谷胱甘肽、腺嘌呤、腺苷、单磷酸腺苷、烟酰胺腺嘌呤二核苷酸、甘油磷酸胆碱、丁酰基肉碱、戊内酰胺、己内酰胺、精氨酸、肉碱、3-甲基吲哚、羟基吲哚、吲哚乙酸、5-羟基吲哚乙酸、胆钙化醇等生物标志物的水平出现不同程度回调，代谢组学结果结合行为学实验结果证明，吴茱萸汤具有缓解头痛的药理作用。唐莹等构建偏头痛大鼠模型，观察吴茱萸汤对偏头痛模型大鼠行为学、血浆降钙素基因相关肽（CGRP）、P 物质（SP）含量的影响，并进一步探讨吴茱萸汤对偏头痛预防性治疗作用的可能机制，结果发现与正常组比较，模型组、盐酸氟桂利嗪胶囊组、吴茱萸汤高剂量组、吴茱萸汤中剂量组、吴茱萸汤低剂量组的大鼠均出现耳红、频繁挠头，血浆 CGRP、SP 含量升高；与模型组比较，盐酸氟桂利嗪胶囊组、吴茱萸汤高剂量组、吴茱萸汤中剂量组、吴茱萸汤低剂量组大鼠的耳红持续时间缩短，挠头次数减少，血浆 CGRP、SP 含量明显降低，表明吴茱萸汤可能通过调节血浆 CGRP、SP 的含量进一步改善大鼠的偏头痛症状。

芍药甘草汤可调控颈段脊髓嘌呤能受体 P2X7（P2X7R）的表达，发挥治疗紧张性头痛的作用。张光明通过动物实验探究加味芍药甘草汤对紧张性头痛的疗效及机制，通过大鼠双侧半棘肌泵入腺苷三磷酸（ATP）的方法建立了紧张性头痛大鼠模型，采用冯 - 弗雷（Von-Frey）纤维导丝机械测痛的方法检测 ATP 诱导的大鼠机械痛觉过敏。予模型大鼠加味芍药甘草汤中药灌胃 14 天，结果示 ATP 造模可导致大鼠机械痛觉过敏，同时上调大鼠颈段脊髓 P2X7R 蛋白及 mRNA 的表达，而加味芍药甘草汤治疗可有效逆转 ATP 诱导的 P2X7R 表达上调，并改善大鼠机械痛觉过敏；ATP 造模可诱导詹纳斯激酶 2（JAK2）、信号转导及转录活化因子 3（STAT3）磷酸化水平增高，而加味芍药甘草汤治疗在改善模型大鼠机械痛觉过敏的同时可逆转 JAK2、STAT3 磷酸化水平增高。其治疗机制可能是通过调控颈段脊髓 P2X7R 表达实现的，而 P2X7R 很可能通过调控 JAK2/STAT3 炎症通路磷酸化来介导紧张性头痛发病和加味芍药甘草汤对本病的治疗作用。罗亚敏等基于网络药理学和分子对接方法研究芍药甘草汤治疗偏头痛的分子机制，并通过动物实验对分析靶点做进一步验证，结果发现芍药甘草汤抗偏头痛具有多成分、多靶点、多通路的特点，其可能通过调节 5-羟色胺受体 2A（5-HTR2A）、一氧化氮合酶 2（NOS2）、C-Src 蛋白含量变化，以缓解偏头痛症状。

麻黄附子细辛汤和桂枝去桂加茯苓白术汤可通过降低 CGRP 等相关指标达到治疗头痛的目的。葛飞等选用 SD 大鼠 48 只，除空白组外，其余大鼠皮下注射硝酸甘油制备偏头痛大鼠模型，将成模大鼠随机分为模型组、西药组、治疗组，西药组给予佐米曲普坦片，治疗组给予麻黄附子细辛汤高、中、低剂量干预。成模后隔日 1 次观测各组大鼠行为学及疼痛阈值变化，并观察 CGRP、胞外信号调节激酶 2（ERK2）、c-fos 原癌基因蛋白（FOS）、ERK1/2、Akt1 等指标变化。结果发现各给药组指标水平均下降，进一步推测麻黄附子细辛汤抗偏头痛具有多成分、多靶点、多通路的特点，其作用机制可能与抑制血管扩张、减少炎症因子释放、抑制神经元过度活跃等有关。齐广平等采用硝酸甘油复制偏头痛大鼠模型，观察桂枝去桂加茯苓白术汤对实验性偏头痛大鼠 NO、CGRP 含量的影响，结果发现桂枝去桂加茯苓白术汤能降低血浆 NO、CGRP 含量，提示桂枝去桂加茯苓白术汤治疗偏头痛的作用可能与抑制 NO、CGRP 的大量产生有关。

小柴胡汤能够提高 5-HT 水平，控制偏头痛。旺建伟等通过动物实验发现，小柴胡汤对大鼠脑中 5-HT 能神经元及多巴胺能神经元可能有激活作用，影响机体的内分泌功能，提高小鼠脑内 5-HT 含量，从而控制偏头痛症状。

小 结

吴茱萸汤、小柴胡汤、麻黄附子细辛汤、当归四逆汤、芍药甘草汤、葛根汤及五苓散等是目前治疗头痛的临床常用经方，能改善头痛患者的疼痛程度、持续时间和发作频率，提高患者生活质量，改善睡眠情况等。其机制可能与改善痛觉过敏，抗氧化应激，逆转 P2X7R 介导的 JAK2/STAT3 炎症通路磷酸化，调节血清中 CGRP、5-HT 等指标水平，抑制血管扩张，减少炎症因子的释放等相关。

参考文献

[1] 侯佑柱，李志浩，张小琴，等.李士懋教授化裁麻黄附子细辛汤治疗头痛经验 [J].时珍国医国药，2021，32（10）：2521-2522.

[2] 蒋品媛，刘松林，周贤，等.梅国强教授运用柴胡类方辨治偏头痛临证经验 [J].中医药导报，2022，28（7）：148-150.

[3] 李庆，唐武，李新纯.程丑夫教授治疗内伤头痛经验介绍 [J].新中医，2003（9）：9.

[4] 仓志兰，陆海芬.符为民教授运用经方治疗偏头痛经验 [J].中国中医急症，2019，28（1）：138-140.

[5] 魏绍斌，袁亚敏.杨家林教授运用小柴胡汤加减治疗经行头痛的经验 [J].四川中医，2007（8）：2-3.

[6] 薛丽君，王鳕，王东生.王东生教授经方治疗偏头痛临床经验总结 [J].甘肃中医药大学学报，2024，41（2）：35-38.

[7] 庄卫生，杨志敏.杨志敏从阳虚论治头痛经验介绍 [J].新中医，2007（9）：17-18.

[8] 梁君昭，邓兰芝，狄灵.梁毓华老中医治疗经验述要 [J].陕西中医，1994（9）：406-407.

[9] 陈昕，吴清忠，肖俊锋，等.黄春华从痰饮论治前庭性偏头痛经验介绍 [J].江西中医药大学学报，2024，36（1）：20-22.

[10]赵德喜，杨金梅.从少阳病论治偏头痛 [J].中国中医基础医学杂志，2015，21（3）：266-267.

[11]张健，陈俊，丁砚兵.涂晋文教授运用柴胡加龙骨牡蛎汤 [J].吉林中医药，2017，37（4）：350-352.

[12]吴向武，钟石秀，伍建光.伍炳彩运用柴胡桂枝汤治疗偏头痛经验 [J].江西中医药，2016，47（7）：24-25.

[13]黄巍，杨少静.《张琪临证经验荟要》头痛经验撷萃 [J].黑龙江中医药，1995（3）：1-3.

[14]彭伟.名老中医头痛医案选评 [M].济南：山东科学技术出版社，2019.

[15]仓志兰，陆海芬.符为民教授运用经方治疗偏头痛经验 [J].中国中医急症，2019，28（1）：138-140.

[16]颜晓，尹广惠，马凤君，等.高树中应用柴胡桂枝汤验案举隅 [J].山东中医杂志，2021，40（8）：875-879.

[17]牟雷，陈波，高飞娟.李延"柴胡加龙骨牡蛎汤"辨治"少阳枢机不利"内科杂病 [J].实用中医内科杂志，2017，31（2）：9-11.

[18]肖俊锋.吴茱萸汤加减治疗厥阴头痛 31 例疗效观察 [J].亚太传统医药，2014，10（23）：116-117.

[19] 何弘毅. 基于"少阳为枢"理论针刀联合小柴胡汤治疗颈源性头痛的临床研究 [D]. 福州：福建中医药大学，2020.

[20] 肖卫，高不为. 头痛宁胶囊联合麻黄附子细辛汤治疗偏头痛临床效果及对患者血清相关指标的影响 [J]. 陕西中医，2019，40（1）：37-39.

[21] 王华菊. 当归四逆汤治疗血虚寒凝型经行头痛的应用研究 [D]. 广州：广州中医药大学，2021.

[22] 剡建华，朱琳，赵美峰，等. 芍药甘草汤加减联合氨酚羟考酮治疗神经性头痛疗效观察 [J]. 现代中西医结合杂志，2019，28（1）：69-71.

[23] 曾永青，李立新，王洋洋. 芍药甘草汤加减联合氟桂利嗪治疗神经性头痛的临床疗效观察 [J]. 世界中医药，2015，10（1）：60-62.

[24] 田利军，郭宇松，刘星，等. 葛根汤联合针刺治疗青少年颈椎生理曲度异常所致颈源性头痛疗效及对患者脑血管功能状况的影响 [J]. 陕西中医，2020，41（7）：875-877.

[25] 罗冬珍，黄琼新，纪传荣. 五苓散联合指压法按摩风池穴治疗痰饮型颈性头痛临床观察 [J]. 中外医学研究，2023，21（36）：47-50.

[26] 郑勇前，蔡少娜，严柏文，等. 经方吴茱萸汤合葛根汤治疗偏头痛的临床观察 [J]. 深圳中西医结合杂志，2019，29（9）：62-63.

[27] 赵伯洋. 吴茱萸汤加味治疗偏头痛 28 例 [J]. 实用中医内科杂志，2008（5）：90.

[28] 苏军岭. 当归四逆汤治疗偏头痛疗效观察 [J]. 实用中医药杂志，2017，33（5）：479-480.

[29] 黄祖秀，周荣，陈妙，等. 柴胡桂枝干姜汤加减治疗偏头痛伴焦虑状态的临床疗效观察及对血清 VEGF、5-HT 的影响 [J]. 中国中医药科技，2022，29（5）：737-741.

[30] 刘娜，孟康，张秀景，等. 大柴胡汤合桂枝茯苓丸治疗气滞痰阻血瘀型无先兆偏头痛疗效观察 [J]. 中西医结合心血管病电子杂志，2016，4（6）：79-80.

[31] 李守然，聂文彬，温进. 柴胡桂枝汤加味治疗月经期偏头痛 [J]. 吉林中医药，2018，38（9）：1034-1037.

[32] 程广健，洪亮，杨言府. 柴胡加龙骨牡蛎汤加减联合氟桂利嗪治疗偏头痛的临床效果观察 [J]. 中外医学研究，2023，21（16）：18-21.

[33] 许华容. 吴茱萸汤治疗头痛的药效物质基础研究 [D]. 沈阳：沈阳药科大学，2016.

[34] XU H，NIU H，HE B，et al.Comprehensive qualitative ingredient profiling of Chinese herbal formula Wu-Zhu-Yu decoction via a mass defect and fragment filtering approach using high resolution mass spectrometry[J].Molecules，2016，21（5）：n.pag.

[35] 唐莹，曹姣仙，王海颖，等. 经方吴茱萸汤对偏头痛模型大鼠的预防性治疗作用研究 [J]. 中国中医药科技，2020，27（6）：866-869.

[36] 张光明. 加味芍药甘草汤治疗慢性紧张型头痛的疗效及机制研究 [D]. 济南：山东中医药大学，2023.

[37] 罗亚敏，张瑶，葛飞，等. 基于网络药理学研究芍药甘草汤抗偏头痛的分子机制 [J]. 世界中西

医结合杂志，2022，17（3）：425-438.

[38]葛飞，张瑶，侯鉴宸，等.基于网络药理学及大鼠体内实验的方法探讨麻黄细辛附子汤干预偏头痛的作用机制 [J].中国实验方剂学杂志，2022，28（22）：106-115.

[39]齐广平.桂枝去桂加茯苓白术汤对实验性偏头痛动物模型 NO、CGRP 含量的影响 [J].吉林医学，2010，31（35）：6419-6420.

[40]旺建伟，李冀，肖洪彬.疏解少阳、祛风止痛法对小鼠大脑 5- 羟色胺含量的影响 [J].中医药学报，2004（1）：52-53.

二、脑梗死

脑梗死又称缺血性卒中，指因脑部血液循环障碍，使局部脑组织缺血缺氧性坏死，发生不可逆损害，从而导致神经功能障碍的临床疾病，具有发病率高、致残率高、死亡率高和复发率高的特点。脑梗死属中医学"中风"范畴。中医经方在脑梗死的治疗方面能通过改善患者证候或症状，达到促进神经功能恢复、提高患者日常生活能力和生存质量的目的。

（一）名医经验

1. 全国名老中医颜乾麟教授采用小续命汤治疗脑梗死后半身不遂经验

颜乾麟认为，人体正气亏虚，风邪入侵血脉，阻滞血液运行，致经脉痹阻。《金匮要略方论本义》言："脉者，人之正气正血之道路也，杂错乎邪风……则脉行之道路必阻塞壅滞。"《诸病源候论》提出："风邪在经络，搏于阳经，气行则迟，关机缓纵，故令手足不随也。"气血痹阻于脉道，此为"不通则痛"。气血被遏，瘀阻脉络，枢机不利，气血津液不能荣达四肢，肌肉筋脉失养，此为"不荣则痛"，表现为面色晦涩暗紫，半身肢体牵掣疼痛，行走困难，或伴有言语不利，烦躁易怒，入夜时寐时醒，乱梦纷纭，舌下络脉曲张，舌紫，脉弦涩。治当以祛风活血通络为主，使脉畅血行。颜乾麟在临证过程中常以小续命汤为主方，随症加减化裁。小续命汤以辛散祛风药为主，如麻黄、桂枝、防风等，辛味药能散、能行，既可祛风，又可行气活血，故能祛经络之瘀浊之邪，又古人曰："治风先治血，血行风自灭。"故配以川芎、白芍等行气活血、柔筋缓急之品，以期"通则不痛""荣则不痛"。

2. 河南省名老中医张惠五教授运用小续命汤治疗脑梗死偏枯经验

小续命汤出自唐代孙思邈《备急千金要方》，原为治正气虚弱，被外风侵袭之中风证而设。因这种正虚邪实的证候，治疗不当时易发生危险，而本方可扶正祛邪，转危为安，故名小续命汤。后世医家多推崇之，至河间、东垣、丹溪等论中风皆首列此方，并附以加减法。近时医者多废而不用，殊为可惜。关于本方，历代医家有言及必具六经形证方可使用，但张慧五指出，《金匮要略·中风历节病脉证并治》言："夫风之为病，当半身不遂。"盖风之为病，善行数变，其变迅速，其症多端。如风邪夹湿夹寒而为痹者，风邪夹湿夹热着于皮肤而为疮痒湿烂者，虽无六经形证，亦名曰风，以治风除湿之药治之而效彰。同样道理，中风偏枯虽非外中之风邪，且无六经形证，但根据其具有风邪致病之特征，以风药治之，其理通，其效著。若执泥于必具六经形证，实为作茧自缚。

3. 全国名老中医丁光迪教授运用侯氏黑散治疗脑梗死经验

丁光迪推崇《金匮要略》侯氏黑散和风引汤为治疗中风之方祖。他认为，中风为病，实则本实先虚，内外风邪交感，寒热杂陈，虚实错杂。风气相通，本易于相互招感，中风之"风"，既非纯内风，亦不由纯外风。"无论肝风之上越，或外风之相袭，皆由于荣卫失调，清浊升降乖常。"脾胃为后天之本，居于中焦，是人体的中流砥柱，中焦脾胃不足，则气机动乱，痰浊内生，风邪浮越之时，便相因而为卒中之病。故治疗上应内外风同治，以平肝祛风、健脾化痰之大法，使内风能息，外风能祛，中焦健运，则中风病之大势得去，兼以调和寒热，平衡升降。丁光迪亦将侯氏黑散用于肝风兼脾虚症状，以及中风先兆、轻症。

4. 国家级名老中医王新志教授运用承气汤类治疗脑梗死经验

王新志认为，肝脏与中风的关系最为密切。《素问·至真要大论》云："诸风掉眩，皆属于肝。"此即大凡风证出现震颤动摇、眩晕旋转者多与肝有关。《医学正传》则云："眩晕者，中风之渐也。"此即眩晕为中风之初始。《素问·生气通天论》云："大怒则形气绝，而血菀于上，使人薄厥。有伤于筋，纵，其若不容，汗出偏沮，使人偏枯。"通腑泄热法是针对热毒内蕴、热极生风、肝阳暴亢之证而设的。中风多由五志过极所致。五志过极，可以化火、生风，多呈现出阳证、热证、实证。临床表现为性情急躁，头晕头痛，面目红赤，呼吸气粗，心烦易怒，口干口臭，大便秘结，舌质暗红，苔呈黄腻，脉弦有力。因此，针对此证，治当通腑泄热，佐以平肝潜阳。方以调胃承气汤合天麻钩藤饮加减，若神昏者，可灌服安宫牛黄丸或牛黄清心丸。

（二）名医医案

1. 陕西省名中医韩祖成教授采用续命汤类治疗脑梗死后半身不遂医案

患者，男，68岁。患者因右侧基底节区脑梗死于陕西省中医医院脑病科住院治疗。刻下症：神志清，精神差，左侧肢体麻木、活动力弱，在扶持下可缓慢行走，头昏，乏力，言语欠流利，偶有饮水呛咳，饮食一般，大便干，小便调，舌质淡红，苔薄白，脉弦细数。中医诊断：中风中经络，证属风中经络、营卫郁闭。治法以祛风和络、透达营卫为主。处方：续命汤加减。麻黄12g，杏仁9g，桂枝15g，党参30g，黄芪30g，当归15g，川芎12g，石膏30g（先煎），干姜15g，炙甘草12g，地龙12g，桃仁9g，红花9g，赤芍20g，石菖蒲12g，远志12g。7剂，每日1剂，水煎400mL，早晚温服200mL。

二诊：患者肢体麻木改善，活动力弱较前好转，仍有乏力，头昏，言语欠流利，偶有饮水呛咳，舌质淡红，苔薄白，脉弦细数。处方：麻黄9g，杏仁9g，桂枝15g，党参30g，黄芪45g，仙鹤草30g，当归15g，川芎12g，干姜9g，炙甘草12g，地龙12g，桃仁9g，红花9g，赤芍30g，石菖蒲12g，远志12g，葛根30g，蔓荆子12g，荆芥12g。7剂，煎服方法同前。

三诊：患者肢体活动改善，乏力、头昏减轻，言语功能好转，舌质淡红，苔薄白，脉弦细。处方：党参30g，黄芪45g，当归15g，川芎12g，炙甘草12g，地龙12g，桃仁9g，红花9g，赤芍30g，石菖蒲12g，远志12g，葛根30g，蔓荆子12g，荆芥12g。7剂，煎服方法同前。

患者服药后症状明显改善。

按语：该患者发病1天就诊，主症为肢体麻木、活动力弱、言语欠流利、头昏，起初证候要素符合中医"风"的病机特点，同时伴有乏力等营卫瘀滞、气虚血瘀的病机特点，故用小续命汤化裁治疗。方中以麻黄为君药发散风寒，通行脉络，通利九窍；配伍桂枝温通经脉，助阳化气；杏仁降气化痰。臣药黄芪、党参相伍补益肺脾虚，充养营卫；黄芪、当归相伍，旨在补气活血；同时配合地龙、桃仁、红花、川芎、赤芍等即补阳还五汤之意，增强补气活血之力。石菖蒲、远志化痰开窍，改善言语功能；川芎活血行气，并主入脑，可引诸药上行；石膏清热泻火，清痰饮瘀血郁结之热；干姜温阳助卫。甘草补中益气，调和诸药。纵观此方，风药较多，且多入肺、肝经，可畅达气机，顺应肺、肝条达之性。诸药合用，可奏治虚、治火、治风、治痰、治气和治血之功。二诊时病程已近10天，减少祛风药用量；脉无数象，故去石膏；加仙鹤草，配合黄芪补虚，改善乏力症状；葛根舒筋解痉，升举阳气；蔓荆子、荆芥清利头目，改善头昏。三诊患者肢体活动改善，乏力、头昏减轻，且病程超过2周，删祛风药物，以补气活血通络药物为主治疗。

2.国家级名老中医王新志教授运用承气汤类治疗脑梗死医案

秦某，女，46岁。3小时前患者因家庭纠纷争执而情绪激动，猝然昏仆在地，神志不清，右侧肢体瘫痪，口㖞眼斜，面红目赤，小便失禁，大便闭结不通，舌质红，苔薄黄，脉弦有力。查体：血压200/120mmHg，意识不清，双瞳孔等大，对光反射迟钝，颈强直，右侧上肢、右侧下肢肌力均为0级，右侧巴宾斯基征（＋）。头颅CT示左侧基底节区血肿。中医诊断：中风中脏腑，证属肝阳暴亢、风火上扰清窍。治宜平肝潜阳，通腑泻火，开窍醒神。处方：调胃承气汤合天麻钩藤饮加减。生大黄20g，芒硝10g（冲服），天麻10g，钩藤20g，石决明20g，川牛膝15g，黄芩10g，栀子10g，夏枯草15g，牡丹皮10g，赤芍10g，甘草6g。每日1剂，浓煎鼻饲，并用温开水化安宫牛黄丸鼻饲，每次1丸，每日2次。

患者服用3剂后，共解大便8次。浊气下降，腑气得通，亢阳下潜，继而神志渐转清，测血压170/100mmHg。中西医结合治疗1周后，血压稳定在150/95mmHg，右上肢肌力1级，右下肢肌力2级，后改用滋阴补肝肾、活血化瘀法治疗2月余，肌力基本正常。

按语：《伤寒论》第105条云："若小便利者，大便当硬，而反下利，脉调和者，知医以丸药下之，非其治也。若自下利者。脉当微厥，今反和者，此为内实也，调胃承气汤主之。"调胃承气汤是大承气汤去消胀行气的枳实、厚朴，加安中缓急的甘草，既不足以消胀去满，又缓硝、黄的急下，能调和肠胃，承顺胃气，祛除肠胃积热，使胃气得和，气机相接，从而诸症蠲除，故名。另天麻钩藤饮为平肝降逆之剂，两方加减共奏平肝潜阳、通腑泄热之效。

（三）临床研究

中医药治疗具有显著的优势，对脑梗死急性期、恢复期及相关并发症具有良好的疗效，小续命汤、侯氏黑散、桂枝茯苓丸、承气汤类方、柴胡类方及当归芍药散等是临床中治疗脑梗死的常用经方。

对脑梗死急性期患者，有研究发现，桂枝茯苓丸能够降低ET-1、神经元特异性烯醇化酶（NSE）的水平，升高神经营养因子（NTF）水平，抗血小板聚集，促进侧支循环建立，从而改善脑血流灌注，促进神经功能恢复，降低患者美国国立卫生研究院卒中量表（NHISS）评分，提高日常生活活动（ADL）评分，说明桂枝茯苓丸促进病后康复的作用显著。

小续命汤通过降低血清S-100β、NSE、髓鞘碱性蛋白（MBP）水平改善脑梗死患者的脑水肿程度，保护神经功能。另有研究表明，小续命汤联合阿替普酶能明显改善脑梗死周围组织的灌注，促进神经功能恢复。这可能为超时间窗的患者提供更大的恢复机会。

对于脑梗死昏迷患者，加用侯氏黑散能够降低脑梗死昏迷患者的 NIHSS 评分，提高格拉斯哥昏迷评分和巴塞尔指数，降低卒中后主要心血管不良事件的发生率。

通腑法在脑梗死的治疗中亦表现出良好的疗效，能够有效提高脑梗死患者的治愈率，降低脑梗死相关并发症如便秘、肺炎等的发生率。张秀丽等的研究结果显示，对于脑梗死痰热腑实证患者，予以大承气汤治疗，其临床总有效率及患者的日常生活活动能力明显优于对照组，有效地减轻了脑水肿，降低了颅内压。一项纳入 80 例中风昏迷患者的临床研究显示，使用大承气汤灌肠缩短了患者意识障碍恢复时间，减少了并发症的发生率，并降低了死亡率。

薛利朋等通过对 80 例痰热腑实型脑梗死患者进行观察，发现与对照组相比，辅以大柴胡汤治疗能取得更为满意的近期疗效，有助于改善患者神经功能缺损程度，降低血清C 反应蛋白（CRP）水平，以减轻炎性反应对神经组织的损害，且在随访 6 个月后，观察组日常生活活动能力明显优于对照组。周鹏等的研究结果亦证实了大柴胡汤对急性脑梗死患者的治疗具有协同作用。

尚有研究发现，对于急性脑梗死患者，二陈汤合黄芪桂枝五物汤联合阿替普酶溶栓，能够提升临床效果，改善患者神经、认知功能，降低 IL-17、TNF-α 等水平，缓解炎症反应。

对于脑梗死恢复期及后遗症期患者，在二级预防的基础上加用小续命汤，能够改善患者神经功能，提高日常生活活动能力，并可以降低血脂水平，改善血流状态。小续命汤联合针刺、推拿等中医特色疗法更能有效地降低脑梗死患者神经功能缺损评分，改善肢体运动功能，提高日常生活活动能力及中医证候积分，进而提高患者的生活质量。其机制或与调节相关因子表达，如脑源性神经营养因子、正五聚体蛋白 3、脂肪细胞因子、血管性血友病因子等，改善血流动力学，减轻血管痉挛和血管内皮损伤有关。张香妮等研究发现，小续命汤有助于降低高同型半胱氨酸（Hcy）水平，对中风的二级预防具有重要的意义。

韩艳秋等通过 240 例脑梗死患者的随机对照临床试验发现，侯氏黑散展现出了与阿司匹林相似的预防效果，脑梗死再发率在两组之间并无差异。在改善神经缺损症状、提高日常生活活动能力方面，侯氏黑散与阿司匹林具有相似的疗效，且侯氏黑散在降低低密度脂蛋白方面作用更佳。此外，侯氏黑散能够改善脑梗死后遗症患者的凝血状态，提高患者运动功能。

气虚血瘀证是脑梗死恢复期及后遗症期常见的证型。黄芪桂枝五物汤具有和血通痹、益气温经之功效。多项随机对照临床试验结果显示，黄芪桂枝五物汤能够改善患者的肢体运动功能，提高日常生活活动能力，在一定程度上改善脑血流动力学及血管内皮功能。此外，对于偏身感觉障碍及认知功能，黄芪桂枝五物汤同样具有良好的改善作用。

痉挛性瘫痪及卒中后抑郁是脑梗死的常见并发症。一项纳入 80 例患者的随机对照试验显示，浮针加黄芪桂枝五物汤治疗脑梗死后痉挛性瘫痪疗效肯定，治疗后患者改良阿什沃思量表（MAS）评分、综合痉挛量表（CSS）评分下降，福格-迈耶（FMA）评分量表评分升高。若联合刺络放血，能够有效改善患者肢体麻木、肌痉挛症状。

小续命汤联合常规治疗有效降低了脑梗死患者的上肢肌张力，缓解肌肉痉挛程度，从而提高肢体运动功能及日常生活活动能力。

柴胡加龙骨牡蛎汤是治疗卒中后抑郁的常用方剂，一项临床试验显示，柴胡加龙骨牡蛎汤联合艾司西酞普兰能有效提高血清单胺类神经递质水平，缓解患者抑郁程度，并改善患者神经功能，提高日常生活活动能力。

百合固金汤同样能改善卒中患者的抑郁状态及神经功能缺损程度，提高生存质量。这或许与上调神经元增殖、发育、分化和迁移相关基因的表达，促进神经结构和功能的修复有关。

一项小样本临床试验显示，桂枝茯苓丸联合人柴胡汤能够通过调节单胺类神经递质的含量，改善卒中后抑郁患者的抑郁程度，发挥治疗作用。

对于肾阴亏虚型卒中后抑郁患者，防己地黄汤具有确切的临床疗效。

（四）基础研究

中医经方治疗脑梗死的机制研究较多。有研究显示，中医经方具有多成分、多靶点、多通路的作用特点，能够通过抗炎抗氧化、抗细胞凋亡、调节线粒体自噬、增强突触可塑性等机制发挥神经保护作用。

小续命汤作为治疗脑梗死的常用方剂，相关研究较多。网络药理学研究发现，小续命汤中发挥治疗脑梗死作用的关键成分可能为黄芩素、柚皮素及山奈酚等，核心靶点主要有 AKT1、IL-6、MAPK3、VEGFA，涉及血流剪切应力与动脉粥样硬化、糖尿病并发症 AGE-RAGE 信号通路、IL-17 信号通路等，这一点已得到动物实验的验证。路畅等人发现，小续命汤的神经保护作用与调节脑内氧化-抗氧化平衡相关，与模型组相比，采用小续命汤干预后，随着大脑中动脉阻断（MCAO）大鼠行走趋于正常、感觉功能恢复，转角实验中 MCAO 大鼠向右转向的比率逐渐接近正常，大鼠缺血半暗带和核心区脑匀浆的丙二醛（MDA）含量和 NOS 活力降低，超氧化物歧化酶（SOD）和谷胱甘肽过氧化物酶（GSH-Px）活力提高。线粒体损伤及功能异常在脑梗死的发生发展中具有重要的作用，研究发现，小续命汤能够保护脑缺血再灌注大鼠线粒体损伤，改善线粒体功能，通过下调 LC3、Beclin1、Lamp1 和线粒体 p62，调控 PINK1/parkin 通路调节线粒体自噬，从而减少大鼠神经细胞的凋亡。兰氏等人的研究结果亦表明，小续命汤能够通过下调线粒体部分的 p53 和 B 细胞淋巴瘤 -2 相关 X 蛋白（Bax）水平，增加 B 细胞淋巴瘤 -2（Bcl-2）水平，阻断线粒体细胞色素 C 和线粒体促凋亡蛋白 Smac/Diablo 的释放，抑制细胞凋亡。付雪琴等人研究发现，小续命汤能够明显上调缺血半暗带皮层突触素（Syn）、突触后致密蛋白95（PSD95）的表达，通过提高突触可塑性，减轻缺血侧组织病理损伤，改善大鼠神经功能损伤。有研究者通过体外建立小鼠海马神经元细胞氧糖剥夺/复氧（OGD/R）模型，验证了小续命汤能够提高突触相关蛋白表达，降低炎症因子水平，通过增强突触可塑性，抑制神经炎症反应，减轻氧糖剥夺/复氧造成的神经元细胞损伤。此外，小续命汤治疗脑梗死的作用机制与激活PI3K/Akt通路，逆转缺血造成的神经血管单位的损伤，调节MMP-9、MMP-2的表达，保护血脑屏障的完整性，改善脑内乳酸、乙酸、萘乙酸（NAA）、谷氨酸和γ-氨基丁酸（GABA）等的代谢，以及抑制星形胶质细胞活化并下调胶质纤维酸性蛋白（GFAP）、血小板反应蛋白1（TSP1）表达有关。

桂枝茯苓丸对缺血再灌注造成的继发性脑损害具有良好的对抗作用。有研究显示，桂枝茯苓丸能够显著降低缺血再灌注大鼠血清中炎症因子TNF-α和ET-1的含量，减轻炎症反应造成的神经细胞坏死，同时减少血栓素A2（TXA2）及ET等强效缩血管活性物质的释放，改善脑组织微循环状态。桂枝茯苓丸能够逆转脑缺血时c-fos基因表达，对抗其造成的自由基损伤，减轻脑水肿，改善神经功能缺损症状。张雨梅的研究显示，桂枝茯苓丸加减方对缺血及再灌注后引起的兴奋性氨基酸的神经毒性和由Ca^{2+}大量内流造成的继发性神经毒性有明显的缓解作用。郑粲通过对桂枝茯苓丸治疗急性脑梗死的潜在靶点进行京都基因和基因组数据库（KEGG）富集分析，并结合相关文献发现，细胞周期信号通路、泛素介导的蛋白降解信号通路、PI3K-Akt信号通路是桂枝茯苓丸治疗急性脑梗死的关键信号通路，动物实验亦证实了桂枝茯苓丸能够通过上调PI3K-Akt通路的表达促进神经元的修复及存活。

侯氏黑散由风药和补虚药组成，风药与补虚药配伍能引药上行，直达病所。侯氏黑散全方具有保护神经血管的功能，能够缩小脑梗死模型大鼠的脑梗死体积，减轻脑组织损伤，改善颅内血流动力学。杨毅等人研究发现，侯氏黑散能降低血清中IL-6、IL-1β和TNF-α等炎症因子的水平，调节血脂水平，降低脑组织HSP90AA1、NF-κB1和SRCmRNA表达水平，验证了调控脂质与动脉粥样硬化通路是侯氏黑散治疗脑缺血再灌注损伤的重要机制。有研究发现，风药主要通过选择性下调半胱氨酸天冬氨酸蛋白水解酶-3（Caspase-3）的表达，补虚药主要通过上调DNA修复蛋白PARP的表达，促进脑细胞的自我修复功能以防止脑细胞凋亡的发生，二者能够调节脑缺血大鼠轴突生长，抑制Nogo-A/RhoA/Rock2信号通路，从而促进脑缺血后神经功能的修复。风药、补虚药单独应用对β-淀粉样蛋白42（Aβ42）的异常积聚虽没有阻抑作用，但二者联用可明显下调淀粉样前体蛋白（APP）表达，抑制Aβ42的异常积聚，降低Aβ42的毒性，从而发挥保护神经元的作用。风药通过调节神经胶质细胞原纤维酸性蛋白（GFAP）、水孔蛋白-4（AQP-4）及间隙连接蛋白43（Cx43）表达，抑制脑缺血大鼠星形胶质细胞活化，减轻其超微结构损伤及水肿，补虚药可协同风药减少水内流，从而减轻水肿。风药能佐助补虚药对PI3K/Akt信号通路中关键信号分子进行调控，减轻缺血性脑损伤。

小 结

⟱

　　小续命汤、侯氏黑散、桂枝茯苓丸、当归芍药散、承气汤类方及柴胡类方是目前临床上治疗脑梗死的常用经方，无论是对脑梗死急性期、恢复期患者，还是对后遗症期患者均具有良好的疗效，不仅能够改善脑梗死患者的神经功能缺损程度及肢体运动功能，提高日常生活活动能力，在一定程度上还能够改善脑梗死相关并发症如痉挛性瘫痪、卒中后抑郁等的症状。抗神经炎症、抗氧化应激、改善突触可塑性、调节线粒体功能、抑制神经细胞凋亡等是相关经方发挥神经保护作用的主要机制。

参考文献

[1] 陈丽娟，李青卿，颜乾麟．颜乾麟教授治疗中风半身不遂经验拾萃 [J]．贵阳中医学院学报，
2010，32（2）：13-14.

[2] 黄志华．张惠五用小续命汤治疗中风偏枯 88 例小结 [J]．国医论坛，1989（6）：22-23.

[3] 丁光迪．丁光迪 [M]．北京：中国中医药出版社，2001.

[4] 毛峥嵘．王新志教授辨治中风后通腑学术思想和临床经验整理及临床应用研究 [D]．济南：山东
中医药大学，2015.

[5] 张晓乐，王雪茜，程发峰，等．基于"外风说"探讨《金匮要略》续命汤在脑梗死辨证论治中
的应用 [J]．中国医药导报，2024，21（21）：125-128.

[6] 胡志强，魏巍，陶先明．桂枝茯苓丸加味联合氯吡格雷治疗痰瘀阻络型脑卒中有效性观察 [J]．
湖北中医药大学学报，2023，25（1）：20-23.

[7] 金正龙，余涛，梁敏莹，等．桂枝茯苓丸加减对急性缺血性脑卒中患者侧支循环建立及近期预
后的影响 [J]．中国中医急症，2021，30（2）：317-321.

[8] 赵光峰，刘德浪，许玉皎，等．小续命汤在治疗大面积脑梗死后脑水肿的临床作用 [J]．中华中
医药学刊，2023，41（1）：179-182.

[9] 常宗范．小续命汤联合双嘧达莫在缺血性脑卒中的临床研究 [J]．中国中医药现代远程教育，
2015，13（2）：12-13.

[10] 刘建东，秦合伟．阿替普酶联合小续命汤治疗溶栓时间窗外急性脑梗死疗效观察 [J]．实用中医
药杂志，2018，34（2）：183-185.

[11] 金璐，吴雨伦，余小锋，等．侯氏黑散加减联合正中神经电刺激治疗缺血性脑卒中后意识障碍
临床研究 [J]．新中医，2024，56（9）：1-6.

[12] 董梅德，郭慧荣，赵彦莲．大承气汤加减保留灌肠治疗脑卒中临床观察 [J]．新疆中医药，
2010，28（5）：9-11.

[13] 张秀丽，李玉芹，任海霞，等．加味大承气汤治疗急性脑梗死的疗效和对血清 hs-CRP 水平的
影响 [J]．中医药导报，2015，21（9）：68-71.

[14] 张连城，张玉莲，周震，等．大承气汤加减灌肠治疗缺血中风昏迷病人疗效观察 [J]．环球中医
药，2009，2（1）：31-34.

[15] 薛利朋，王晓，史倩倩，等．大柴胡汤对痰热腑实型中风病患者短期预后的影响研究 [J]．现代
中西医结合杂志，2020，29（14）：1513-1516，1521.

[16] 周鹏．大柴胡汤联合依达拉奉治疗急性脑梗死 40 例临床疗效观察 [J]．临床医学研究与实践，
2017，2（12）：131-132.

[17]刘山山，张松松.二陈汤合黄芪桂枝五物汤联合 rt-PA 溶栓治疗急性缺血性脑卒中的临床效果 [J].中国医学创新，2024，21（16）：111-114.

[18]杨硕，邢袁若愚，张兴荣.小续命汤治疗中风恢复期 94 例临床观察 [J].中药药理与临床，2016，32（4）：147-150.

[19]黄子芳，张田伟.中风偏瘫患者应用小续命汤加减配合针灸阴阳平衡疗法的临床效果观察 [J].中西医结合心血管病电子杂志，2021，9（18）：75-77.

[20]周明铭，洪锋，张坤，等.小续命汤化裁合推拿治疗急性脑梗死偏瘫（阳虚证）的效果观察 [J].中西医结合心脑血管病杂志，2021，19（18）：3196-3199.

[21]周亮，宁丽萍.小续命汤化裁联合梅花针叩刺对老年脑梗死偏瘫患者的临床疗效 [J].中成药，2024，46（6）：1877-1881.

[22]土文同，吴永雄，肖周华，等.小续命汤结合针灸治疗脑梗塞对内皮素和降钙素基因相关肽的影响的方案研究 [J].中医临床研究，2021，13（5）：83-85.

[23]张香妮，宋瑞.小续命汤治疗中风后疲劳的临床研究及对 Hcy 水平的调节作用 [J].临床医学研究与实践，2024，9（14）：112-115.

[24]韩艳秋.侯氏黑散加减对缺血性脑卒中二级预防临床观察 [J].辽宁中医药大学学报，2018，20（3）：14-16.

[25]张爱宁.侯氏黑散加减治疗对中风后遗症患者临床疗效及凝血功能的影响 [J].血栓与止血学，2019，25（2）：216-217，220.

[26]郭新年，口锁堂，刘帮健，等.黄芪桂枝五物汤联合调神益气针法治疗脑卒中后疲劳患者的临床研究 [J].现代生物医学进展，2023，23（24）：4755-4759.

[27]杨益，潘星安.黄芪桂枝五物汤配合手足阳明经循经透刺对中风后遗症症状及疗效的影响 [J].黑龙江医药，2023，36（3）：618-620.

[28]刘常升，曾飞凤，王婷.黄芪桂枝五物汤加减联合阿托伐他汀治疗脑梗死后遗症的临床疗效 [J].临床合理用药杂志，2022，15（27）：76-79.

[29]刘常升，曾飞凤，王婷.黄芪桂枝五物汤加减联合吡拉西治疗脑梗死后遗症的临床疗效及安全性 [J].临床合理用药杂志，2022，15（24）：47-50.

[30]胡柏榕.黄芪桂枝五物汤辅助治疗脑梗死恢复期患者的效果分析 [J].中国现代药物应用，2021，15（22）：188-191.

[31]张慧垒.黄芪桂枝五物汤辅助治疗对脑梗死恢复期神经功能及运动功能的影响 [J].实用中医内科杂志，2020，34（2）：32-34.

[32]孙晓莽，常晓，马锐，等.黄芪桂枝五物汤颗粒对脑卒中恢复期患者神经功能及偏身感觉障碍的影响 [J].临床研究，2023，31（11）：123-126.

[33]胡晓娟，李帅，王明杰.浮针疗法联合加味黄芪桂枝五物汤辅治脑卒中后痉挛性偏瘫临床观察 [J].实用中医药杂志，2022，38（7）：1198-1200.

[34]李婧.刺络放血联合黄芪桂枝五物汤治疗中风后肢体麻木的临床疗效[J].内蒙古中医药,
2020,39(9):116-117.

[35]刘薇,叶晓红,朱文宗,等.小续命汤联合常规疗法治疗中风(风痰阻络证)后上肢肌痉挛的
临床研究[J].上海中医药杂志,2021,55(8):63-66.

[36]任庆萍,赵嘉诚,林海,等.柴胡加龙骨牡蛎汤联合艾司西酞普兰治疗急性脑梗死伴焦虑抑郁
障碍患者的疗效及对血清单胺类神经递质水平的影响[J].海南医学,2023,34(10):1397-
1401.

[37]常燕,梁瑞丽,王欢,等.酸枣仁汤合百合地黄汤加减联合针刺对脑卒中后阴虚火旺型失眠患
者睡眠质量及血清神经递质水平的影响[J].现代生物医学进展,2024,24(10):1888-1891,
1973.

[38]黄思行,吴书祎,张平,等.百合地黄汤加味用于卒中后抑郁症的潜在作用靶点及机制[J].中
国药房,2023,34(20):2483-2489.

[39]焦小楠,董人齐,孙立平,等.从金水相生角度探讨百合地黄汤治疗中风后抑郁[J].西部中医
药,2021,34(12):35-37.

[40]孙哲,艾宗耀,李峥嵘,等.针刺联合中药复方治疗卒中后抑郁的疗效观察及对患者血清
5-HT、NE 和 BDNF 水平的影响[J].上海针灸杂志,2022,41(4):342-347.

[41]李翠微.基于"在下为肾,在上为脑"理论探讨防己地黄汤对卒中后抑郁的临床疗效[D].郑
州:河南中医药大学,2020.

[42]吴紫千,钱施艳,宋城成,等.基于网络药理学探讨小续命汤治疗缺血性脑卒中的有效机制
[J].中药药理与临床,2021,37(1):49-58.

[43]王飞,徐莉莉,张雅珍,等.基于网络药理学和动物实验探讨小续命汤治疗缺血性卒中的作用
机制[J].中成药,2023,45(7):2398-2402.

[44]路畅,杜肖,贺晓丽,等.小续命汤有效成分组对局灶性脑缺血/再灌注大鼠恢复早期的神经
保护作用研究[J].中国药理学通报,2016,32(7):938-944.

[45]Du X,LU C,HE X L,et al.Effects of active components group of Xiaoxuming decoction on brain
mitochondria in cerebral ischemia/reperfusion rats during early recovery period[J].China Journal of
Chinese Materia Medica,2017,42(11):2139-2145.

[46]LAN R,ZHANG Y,WU T,et al.Xiao-Xu-Ming decoction Reduced mitophagy activation
and improved mitochondrial function in cerebral ischemia and reperfusion injury[J].Behavioural
Neurology,2018,2018:4147502.

[47]王连辉,米国青,薛满中.基于 PINK1/Parkin 通路探讨小续命汤调控急性脑缺血再灌注后线粒
体自噬的分子机制及神经细胞凋亡的影响[J].中医药导报,2022,28(1):36-40.

[48]LAN R,ZHANG Y,XIANG J,et al.Xiao-Xu-Ming decoction preserves mitochondrial integrity
and reduces apoptosis after focal cerebral ischemia and reperfusion via the mitochondrial p53

pathway[J].Journal of Ethnopharmacology，2014，151（1）：307-316.

[49] 付雪琴，兰瑞，张勇，等.小续命汤对急性脑缺血再灌注大鼠突触可塑性的影响 [J]. 中国中药杂志，2023，48（14）：3882-3889.

[50] 王漫漫，兰瑞，张勇，等.小续命汤对 OGD/R 诱导 HT22 细胞损伤后突触可塑性的影响 [J]. 中国病理生理杂志，2024，40（1）：126-133.

[51] LAN R，XIANG J，ZHANG Y，et al.PI3K/Akt pathway contributes to neurovascular unit protection of Xiao-Xu-Ming decoction against focal cerebral ischemia and reperfusion injury in rats[J].Evidence-Based Complementray and Alternative Medicine，2013，2013：459467.

[52] LAN R，XIANG J，WANG G H，et al.Xiao-Xu-Ming decoction protects against blood-brain barrier disruption and neurological injury induced by cerebral ischemia and reperfusion in rats[J].Evidence-based Complementary and Alternative Medicine，2013，2013：629782.

[53] WU Z，QIAN S，ZHAO L，et al.Metabolomics-based study of the potential interventional effects of Xiao-Xu-Ming decoction on cerebral ischemia/reperfusion rats[J].Journal of Ethnopharmacology，2022，295：115379.

[54] 付雪琴，王漫漫，兰瑞，等.小续命汤对急性脑缺血再灌注损伤星形胶质细胞活化的影响 [J]. 中国中药杂志，2023，48（21）：5830-5837.

[55] 孙勇，张园，邢影.桂枝茯苓丸对脑缺血再灌注损伤大鼠 TNF-α 和 ET-1 水平的影响 [J]. 中国老年学杂志，2018，38（15）：3730-3732.

[56] 张建荣，潘强，柏江锋，等.复方桂枝茯苓丸对脑缺血再灌注损伤大鼠 TNF-α、ET 的影响 [J]. 中国中医急症，2013，22（11）：1841-1843.

[57] 张博生，徐运.桂枝茯苓丸对脑缺血再灌注后脑组织 C-fos 基因表达的影响 [J]. 中国中医基础医学杂志，1998（1）：28-30.

[58] 张雨梅，谢恺舟，王以兰.桂枝茯苓丸加减方对脑缺血及再灌注过程中 Ca^{2+}、氨基酸水平的变化研究 [J]. 中国中药杂志，1998（9）：47-48.

[59] 郑粲，陈嘉琪，王清华，等.基于网络药理学探讨桂枝茯苓丸治疗急性脑梗死的作用机制及体内验证 [J]. 西部医学，2024，36（6）：799-806，813.

[60] 程宏发，王璇，张雅文，等.基于磁共振成像研究侯氏黑散对脑缺血大鼠神经血管功能恢复的作用 [J]. 北京中医药大学学报，2020，43（8）：680-688.

[61] 杨毅，李若冰，黄丽娜，等.基于脂质与动脉粥样硬化通路探讨侯氏黑散治疗脑缺血再灌注损伤的机制研究 [J]. 湖南中医药大学学报，2024，44（4）：675-688.

[62] 张秋霞，赵晖，张弛，等.风药、补虚药对脑缺血大鼠 Caspase-3 和 PARP 表达的影响 [J]. 北京中医药大学学报，2013，36（4）：246-249.

[63] 陆跃，赵晖，姚晓泉，等.侯氏黑散中风药、补虚药对脑缺血大鼠轴突生长抑制信号通路 Nogo-A/NgR 与 RhoA/Rock2 的影响 [J]. 北京中医药大学学报，2016，39（12）：1017-1021.

[64] 王海征，张秋霞，赵晖，等. 风药、补虚药对脑缺血大鼠淀粉样 β 蛋白及其蛋白前体表达的影响 [J]. 世界中医药，2013，8（8）：942-945.

[65] 王海征，张琪，赵晖，等. 侯氏黑散中风药、补虚药调控 AQP-4、Cx43 对脑缺血大鼠星形胶质细胞活化的影响 [J]. 中国中医药信息杂志，2023，30（12）：142-147.

[66] 姚晓泉，赵晖，王海征，等. 风药、补虚药对脑缺血大鼠海马 PI3K/Akt 信号通路的影响 [J]. 北京中医药大学学报，2015，38（10）：698-702.

三、脑出血

脑出血是一种原发性非外伤性脑实质内出血，具有发病率高、致残率高、致死率高的特点。脑出血后继发损害的主要原因是脑组织水肿，可使病情恶化，严重者可致死。目前，西医学治疗脑出血主要采取的治疗方案包括超早期止血处理、控制血压及颅内高压、颅脑微创手术等，在临床上使用均有一定的局限性。中医经方在脑出血的治疗方面积累了一定的经验，能促进血肿吸收，改善神经功能缺损，提高患者生活质量。

（一）名医经验

1. 国医大师颜德馨采用经方药对大黄配水蛭治疗脑出血经验

颜德馨认为，仲景方不仅可治疗外感病，亦可用于内伤杂病的治疗。在数十年的中医脑病临床实践中，颜德馨重视气血学说，强调邪去则正安，善用调气活血豁痰诸法。颜德馨治疗脑出血的经验包括理气活血法、活血通窍法、下瘀泄热法、清热涤痰法、益气化瘀法。其中，颜德馨善用《伤寒论》抵当汤中大黄配水蛭的药对治疗瘀热内结之脑出血重症。

2. 国医大师张学文教授以"化瘀利水，醒脑通窍"治疗脑出血经验

《金匮要略·水气病脉证并治》云："血不利则为水。"血溢脉外则为瘀血，血水相关，瘀血则化为水。张学文认为，血溢脑中则致脑部津液停滞，形成颅脑水瘀证。因此，血溢脑中、颅脑水瘀为脑出血的病机关键，张学文把化瘀利水、醒脑通窍作为治法，创制通窍活血利水汤。方中利用益母草、川牛膝、白茅根、茯苓利水渗湿，川芎、黄酒、丹参、赤芍、桃仁、红花、水蛭活血散瘀，麝香芳香开窍，加三七使活血化瘀之力更甚；若痰涎壅盛，则用通窍活血汤加天竺黄、竹沥、胆南星，加强化痰的力量；气滞者，加郁金行气活血，气行则血行，血行则瘀散。从其加减化裁上可体会到急性期治疗瘀、痰的重要性。

3. 中国科学院院士仝小林教授从"肠胃通则气血活"辨治脑出血经验

《伤寒论》中用桃核承气汤通下肠腑，以治"太阳病不解，热结膀胱，其人如狂"的膀胱蓄血证，是用通下法治疗神志病的最初体现，为后世脑肠同治提供了理论基础。仝小林认为，在中风的急性期，尤其在发病前3天，宜先治标而后治本，并提出无论是急性脑出血还是脑梗死，只要有瘀热血涌于上、痰瘀互阻（阻络阻窍）之象，即为热在气营，皆宜引血下行，法当清热凉营、通腑活血、化痰开窍。方剂上可选用桃核承气汤加小陷胸汤，加牛黄、麝香。"肠胃通则气血活""脑肠同治"的治疗思路，不仅在中风的急性期大有用武之地，还在现代多种疾病的治疗中具有重要的价值。

4. 江苏省名老中医符为民教授基于"血不利则为水"理论，从痰瘀水论治脑出血

脑水肿是脑出血的病理过程之一，严重者形成脑疝危及生命。符为民认为，瘀水互结、痰水互结为脑水肿发生的主要病机，无论何种原因导致的脑水肿，最终必将导致痰、瘀、水三者积于脑窍，从痰瘀水论治中风脑水肿应为中医药治疗此病的着眼点，强调早期应用化瘀利水之法及中药利水的优势。

🗄 （二）名医医案

1. 国医大师颜德馨教授采用风引汤治疗脑出血医案

冯某，男，79岁。患者有高血压病史30余年，平素血压最高为195/120mmHg，长期服复方降压片等治疗。入院前1天患者晨起感右下肢乏力，行走不便，伴头晕，即于本院急诊就诊，经对症处理后，头晕减，但逐渐出现右上肢活动不利，为进一步诊治遂住院。查体：血压135/90mmHg，神志清楚，伸舌略偏右，右侧肢体瘫痪，肌力上肢1级、下肢0级，感觉正常，双侧巴宾斯基征（-）。患者大便3日未解，小便黄赤，喉中痰声，舌质紫暗，苔黄腻灰褐少津，脉弦滑数。证属痰热蒙闭清阳，痰瘀交阻，治拟平肝清心、化痰泄热。处方：风引汤。寒水石30g，生石决明30g，山羊角30g，天竺黄12g，石菖蒲9g，生大黄9g，生蒲黄9g，竹节三七9g，石韦12g，琥珀粉1.5g（吞），莲子心4.5g，茅根30g。

患者服药3剂，大便畅利，日行2次，成形，但仍感口干而苦，口唇麻木，口中有秽浊之气，右侧肢体不能活动。

患者继服上方3剂，感右侧肢体逐渐能活动，上肢已能抬离床面。再予原方加桑枝。

患者连服上方 7 剂，右侧肢体活动明显好转，且逐渐康复出院。

按语：本案患者年高，肝阳上亢，痰瘀蒙闭，神明受制，治当以风引汤。方用寒水石清热，石决明、山羊角镇潜，石菖蒲开窍，辅以苦寒泻下之大黄釜底抽薪，俾炎上之风火得以平息，琥珀、石韦止血通淋，蒲黄、三七活血化瘀，为关键性药物。全方清中有通，通中寓清，乃治中风之要素。

2. 近代著名中医经方家胡希恕教授采用大柴胡汤合桂枝茯苓丸治疗脑出血医案

王某，女，55 岁。患者从汽车坠下，住院 1 周始终昏迷呕吐，化验骨髓结果示脑部有积水，微量出血。后转另一医院，医生认为不能速愈，令其回家疗养。诊见脉弦实有力，舌苔黄厚，二便不利，余如上述。予大柴胡汤合桂枝伏苓丸加生石膏。患者服 1 剂即能活动，予食已不吐，但仍头痛、头晕。嘱患者继服药七八剂，诸症尽，无任何后遗症。

按语：胡希恕认为，脑出血的治疗应以活血祛瘀为主，不能按照风邪致病而予以祛风药，所以治疗上必须用血分药，同时用泻火药。胡希恕常用大柴胡汤合桂枝茯苓丸加生石膏治疗类证，既能活血祛瘀，又能降血压。

（三）临床研究

中医药治疗脑出血具有显著优势，临床上经方治疗脑出血已经取得诸多研究成果。大承气汤、抵当汤、五苓散、大黄蟅虫丸、桃核承气汤、白虎汤、大柴胡汤、三黄泻心汤等是目前脑出血临床研究的常用处方。

王俊卿等采用常规西药联合大承气汤治疗脑出血，结果提示常规西药联合大承气汤可增强巨噬细胞的吞噬能力，减少 CD8 细胞，提高 CD4/CD8 的值，从而使急性脑出血患者的免疫功能得以恢复。另有研究者应用大承气汤治疗脑出血患者并观察患者甲状腺功能变化，结果显示患者促甲状腺素（TSH）值下降，三碘甲状腺原氨酸（T_3）值增高，提示大承气汤治疗脑出血，可能与其调节下丘脑 - 垂体 - 甲状腺轴有关。

袁丹桂等在中风的急性期采用抵当汤联合五苓散祛髓海之血瘀，泄元神之府之水湿，发现中药组的总有效率明显高于单纯西医组，结果显示抵当汤联合五苓散不仅能促进患者脑血肿的吸收，还能改善患者生活质量。张海等发现抵当汤可降低高血压脑出血风痰瘀阻型、肝阳暴亢型、痰热腑实型患者的 TNF-α、IL-6、IL-8 水平，提高抗 IL-10 水平，从而减少炎症反应。

戴高中等观察大黄蟅虫丸治疗脑出血急性期的临床效果，发现大黄蟅虫丸组患者的神经功能缺损评分和中医证候积分均低于常规治疗组，而且该研究结果显示大黄蟅虫丸对不同证型脑出血的疗效存在着显著性差异：气虚血瘀型和风火上扰型的疗效优于阴虚风动型、痰热腑实型和痰湿蒙神型，痰湿蒙神型的疗效最差。

李敏捷等进行的回顾性研究发现，桃核承气汤联合甘露醇能改善脑出血患者的神经功能缺损评分、日常生活活动能力评分、中医证候积分、头颅 CT 出血灶血肿大小，减少并发症的发生。

孙守治等观察大柴胡汤在高血压脑出血中的应用效果，结果显示观察组较对照组在第 2 周、第 4 周的血肿体积、神经功能缺损评分下降更明显，ADL 评分上升更显著，提示大柴胡汤治疗高血压脑出血可有效促进患者的神经功能恢复，改善患者预后。宿佩勇等采用大柴胡汤治疗高血压脑出血，结果显示在出血量及 GCS 评分方面，大柴胡汤加减方治疗较对照组治疗效果的差异具有统计学意义。

王俊卿等观察白虎汤治疗急性脑出血的临床效果，结果显示采用白虎汤的患者神经功能缺损评分均有明显改善，且治疗组的改善效果优于对照组。何红玲等采用白虎汤加味治疗脑出血急性期合并中枢性高热，结果显示使用白虎汤的患者总有效率更高。另有研究显示，白虎汤加味联合通腑合剂治疗脑出血急性期合并中枢性高热可缓解相关症状、体征，减轻神经功能损伤，下调 IL-6 和 TNF-α 水平，且药物安全性良好。

（四）基础研究

中医经方治疗脑出血的机制主要有减轻神经元毒性、抑制炎症、抗氧化应激等。

大承气汤是脑出血急性期常用的方药。王俊卿等选用大承气汤对脑出血急性期家猫模型进行干预，发现大承气汤通过增强 Na^+-K^+-ATP 酶活性，减少家猫脑组织 NO 含量，从而减轻 NO 对神经系统的毒性作用，对脑出血急性期有良好的疗效。曾氏等予尾状核出血大鼠模型大承气汤治疗，结果发现大承气汤可以显著改善脑出血部位的病理信号，增加尾状核中阿米巴样小胶质细胞及 M2 小胶质细胞的数量，增强小胶质细胞的吞噬及抗炎能力。大承气汤组大鼠脑内含有 GluN2B 的 N- 甲基 -D- 天冬氨酸（NMDA）受体亚型 NR2B 和突触后密度蛋白 95（PSD95）的水平明显降低，大承气汤降低了脑出血介导的多途径神经元兴奋性毒性过程。研究还发现大承气汤可以显著降低尾状核中 MAPK 信号通路的激活，减轻出血后应激反应过程。此外，有研究表明，大承气汤还可以降低出血后脑组织中铁的沉积，上调 Nrf2 抗氧化通路活性，上调 Arg1 等抗炎因子水平。

抵当汤对脑出血动物模型具有较好的神经保护作用。冯丽娜等发现高剂量抵当汤对脑出血大鼠神经功能损伤最低，可减少水肿，降低颅压，第 3 天开始，抵当汤可能通过补体及凝血级联信号通路影响大鼠急性期反应、急性炎症，第 7 天开始，抵当汤可能通过 PI3K/Akt 信号通路影响成纤维细胞生长因子，从而保护神经功能。脑出血后，血肿周围存在一缺血半暗带区，该区域因缺氧使神经细胞处于低代谢状态。研究表明，抵当汤可激活缺氧诱导因子 -1（HIF-1）信号通路，间接调节血管内皮生长因子（VEGF）、3-

磷酸肌醇依赖性蛋白激酶 -1（PDK-1）、Bcl-2、Bax 和促红细胞生成素（EPO）的表达，从而改善缺氧。一项研究结果显示，抵当汤可以改善脑出血患者的神经功能缺损评分，促进脑出血后神经功能恢复，显著提高超氧化物歧化酶、过氧化氢酶（CAT）及谷胱甘肽过氧化物酶（GSH-Px）水平，显著降低 MDA 含量，且抵当汤能减轻脑出血病灶组织细胞凋亡，显著降低氯化钴（CoCl$_2$）诱导 PC12 细胞的凋亡率。这表明抵当汤能够调控线粒体自噬，抑制神经细胞氧化损伤和细胞凋亡。此外，抵当汤能够改善急性脑出血模型大鼠的症状，以高剂量（大鼠腹腔注射垂体后叶注射液 2U/kg，每日 1 次，连续 2 周）效果最好。抵当汤能下调 p63 MAPK 蛋白及介导 MAPK 信号通路，并通过调控 Bax、Bcl-2 及 Caspase3 凋亡相关基因表达，从而达到治疗急性脑出血的目的。

大黄䗪虫丸是治疗脑出血的常用方药。一项实验研究显示，大黄䗪虫丸能降低脑出血大鼠脑组织的 NO、ET、兴奋性氨基酸（EAA）的升高导致的细胞毒性，提高大鼠脑组织的总抗氧化能力；降低脑组织 mRNA 过度表达以减轻凝血酶对脑组织的毒性损害；降低脑组织 IL-1βmRNA 过度表达以减轻炎性介质对组织的损害。

桃核承气汤能抑制脑出血动物模型的脑细胞凋亡，减少继发性神经元损伤。杨琴芳等采用注射自体动脉血法构建大鼠脑出血模型，发现桃核承气汤高、中剂量（相当于成人临床用量的 5 ~ 10 倍）治疗组可以上调 Bcl-2 蛋白的表达，下调 Bax 的蛋白表达，发挥抑制凋亡的作用，从而减少脑出血后继发性神经元损伤，提高脑内神经元的存活率及促进损伤的修复。

官玥玥等基于网络药理学探讨三黄泻心汤治疗脑出血的作用机制，发现三黄泻心汤治疗脑出血的核心靶点有 22 个，包括 AKT1、IL-6、TNF、VEGFA 等。KEGG 富集分析预测三黄泻心汤主要通过 HIF-1 信号通路、IL-17 信号通路、PI3K/Akt 信号通路等发挥治疗作用。

小 结

$$\vee$$

大承气汤、抵当汤、五苓散、大黄䗪虫丸、桃核承气汤、白虎汤、大柴胡汤、三黄泻心汤等是目前治疗脑出血的临床常用经方，能改善脑出血患者的神经功能缺损症状，提高生活质量等，其机制可能与抑制炎症反应、减轻神经元毒性、抗氧化应激等相关。

参考文献

[1] 符黄德，黄海能，邓元央，等.老年高血压急性脑出血患者炎症因子水平与周围脑组织水肿的相关性 [J].中国老年学杂志，2017，37（12）：2924-2926.

[2] CORDONNIER C，DEMCHUK A，ZIAI W，et al.Intracerebral haemorrhage：current approaches to acute management[J].Lancet，2018，392（10154）：1257-1268.

[3] 廖传明，刘艳萍，冷建春.中医治疗脑出血（出血中风）急性期研究现状 [J].四川中医，2015，33（6）：188-191.

[4] 齐大河，马桦，陈媛媛，等.大黄及其组方配伍治疗脑出血研究进展 [J].中国实验方剂学杂志，2023，29（16）：237-249.

[5] 刘绪银.化瘀利水、醒脑通窍治脑出血——国医大师张学文治疗脑病经验之七 [J].中医临床研究，2011，3（21）：83.

[6] 何莉莎，宋攀，朱向东，等.仝小林从"肠胃通则气血活"辨治急危重病经验 [J].中华中医药杂志，2020，35（12）：6118-6121.

[7] 李正光，康冰.符为民教授从痰瘀水论治中风脑水肿 [J].中国中医急症，2000（3）：117.

[8] 颜乾麟.国医大师颜德馨 [M].北京：中国医药科技出版社，2011.

[9] 段治钧，冯世纶，廖立行.胡希恕医论医案集粹 [M].北京：中国中医药出版社，2018.

[10] 王俊卿，武志耀，周筱燕.大承气汤对急性脑出血病人免疫功能的影响 [J].中医杂志，1996（1）：28-29，4.

[11] 王俊卿，周筱燕，武志耀.大承气汤对急性脑出血病人下丘脑 - 垂体 - 甲状腺轴的影响 [J].中医杂志，1998（3）：160-161.

[12] 袁丹桂，徐成森，卢泓，等.抵当汤合五苓散加味治疗急性脑出血疗效观察 [J].中国中医急症，2005（2）：112-113.

[13] 张海，郭太明，王砚强，等.抵当汤对高血压脑出血（急性期）患者细胞因子的影响 [J].辽宁中医杂志，2009，36（9）：1506-1508.

[14] 戴高中，陈汝兴，顾明昌，等.大黄䗪虫丸治疗脑出血急性期的临床观察 [J].上海中医药杂志，2005（3）：14-16.

[15] 李敏捷，吕钊，张鹏.桃核承气汤结合甘露醇治疗高血压性脑出血急性期脑水肿的临床研究 [J].实用老年医学，2018，32（9）：849-851.

[16] 孙守治，卢志勇，李晓丽，等.大柴胡汤在高血压脑出血中的应用效果 [J].中西医结合心脑血管病杂志，2017，15（1）：117-119.

[17] 宿佩勇，王健.大柴胡汤加减方治疗高血压脑出血的临床研究 [J].中药药理与临床，2015，31

（1）：228-230.

[18] 王俊卿，王伯良，周筱燕，等．白虎汤加减治疗急性脑出血 60 例临床观察 [J]．中国中医急症，
2008（5）：593，617.

[19] 何红玲．白虎汤加味治疗脑出血急性期合并中枢性高热 36 例临床观察 [J]．江苏中医药，2013，
45（3）：35-36.

[20] 马建波．白虎汤加味联合通腑合剂治疗脑出血急性期合并中枢性高热疗效及对机体细胞因子水
平影响 [J]．现代中西医结合杂志，2017，26（22）：2475-2477.

[21] 王俊卿，周筱燕，杨文清．大承气汤对脑出血急性期家猫脑保护作用的研究 [J]．中国中医急
症，2002（4）：289.

[22] ZENG P，WANG X M，SU H F，et al.Protective effects of Da-cheng-qi decoction in rats with
intracerebral hemorrhage[J].Phytomedicine，2021，90：153630.

[23] 杨树升，林丽，邱明义，等．大承气汤对脑出血模型大鼠 mNSS 评分及 Nrf2 信号通路的影响
[J]．华中科技大学学报（医学版），2016，45（2）：164-169.

[24] 徐秀珍，张百明，张琴，等．基于 Nrf2 抗氧化通路研究大承气汤促进脑出血手术术后神经功能
恢复的作用 [J]．中华中医药学刊，2022，40（10）：121-124.

[25] 冯丽娜，黎明全，任吉祥．基于补体及凝血级联通路及 PI3K-AKT 信号通路探究抵当汤对急性
出血性脑卒中大鼠蛋白组学的影响 [J]．中国老年学杂志，2021，41（14）：3049-3057.

[26] 汤尔峰，吴颢昕，姜惟．抵当汤对高血压脑出血模型大鼠低氧诱导因子 -1α 的影响 [J]．中国实
验方剂学杂志，2013，19（2）：230-234.

[27] 卢靖，张冬梅，唐晓雷，等．抵当汤调节线粒体自噬对脑出血后神经损伤的保护作用及机制
[J]．中国老年学杂志，2023，43（22）：5541-5547.

[28] 肖瑶，任吉祥，冯丽娜，等．基于 p63MAPK 探究抵当汤对急性出血性脑卒中大鼠凋亡相关基
因 Bax/Bcl-2/Caspase3 表达的影响 [J]．中国老年学杂志，2021，41（11）：2372-2376.

[29] 戴高宗，陈汝兴，卫洪昌，等．大黄䗪虫丸治疗实验性大鼠脑出血的实验研究 [J]．中国病理生
理杂志，2001（8）：111-112.

[30] 杨琴芳，许毅，秦峰．桃核承气汤对大鼠脑出血急性期 Bcl-2、Bax 蛋白表达的影响 [J]．南京中
医药大学学报，2009，25（4）：281-282.

[31] 官玥玥，罗晓琼，黄利．等．基于网络药理学探讨三黄泻心汤治疗脑出血的作用机制 [J]．世界
中西医结合杂志，2022，17（11）：2190-2199.

四、血管性痴呆

血管性痴呆指脑血管病变引起的脑损害所致的痴呆，是在阿尔茨海默病之后第二常见的痴呆。其临床表现包括认知功能障碍及脑血管病相关的神经功能障碍两个方面，主要包括感觉和运动障碍、记忆障碍、认知障碍、人格改变、情感障碍、言语障碍、失认、失用、尿便失禁等。中医经方在血管性痴呆的治疗方面积累了丰富经验，对其症状的改善有着独特优势与显著疗效。

(一) 名医经验

1. 湖北省著名中医谭子虎教授应用经方薯蓣丸治疗血管性痴呆经验

谭子虎认为，血管性痴呆病位在脑，与脾、肾、肝、心密切相关。其基本病机为髓海不足，脑失所养，神机失用。脾虚则气血生化无源，气血不足，脑失所养，神明失用；或脾虚失运，痰湿内生，清窍受蒙；肾精亏虚，髓海失充，脑失所养，神明失用；脾肾两虚，气血不足，内生痰瘀，相互搏结，痹阻脑脉，神机失用。谭子虎在治疗此病时，灵活运用补法，结合补气生血、阴中求阳、阳中求阴等理论，传承运用名老中医吕继端根据《金匮要略·血痹虚劳病脉证并治》薯蓣丸化裁的加减薯蓣丸，以此方益气补阴，填精益髓，效果显著。

2. 河南省名中医马云枝教授应用经方从心脾论治血管性痴呆经验

马云枝在临床中发现，血管性痴呆的病程呈平台、波动、下滑三期交替更迭，此过程以阶梯样的方式逐渐发展。在临床辨证施治过程中，马云枝始终坚持分期和分型相结合，注重抓主症和主要病机，临证以开窍为先导，统领补肾填髓、化瘀涤痰诸法，认为补肾解毒法应贯穿血管性痴呆的治疗始终；同时辨证遵从整体观念，从全局考虑，结合脏腑及气血辨证，善用经方，注重加减。心脾两虚、痰蒙清窍者以归脾汤合桂枝甘草龙骨牡蛎汤，酌加化痰通络之品。

（二）名医医案

湖北省著名中医谭子虎教授采用加减薯蓣丸治疗血管性痴呆医案

朱某，女，63岁。患者记忆力减退3月余。家属代诉，患者于2014年1月3日突发脑梗死后出现记忆力减退，呈渐进性加重，先为近事记忆减退，后波及远事回忆，并逐渐出现情感淡漠，懒言少动，不愿交流，曾在当地医院就诊，诊断为血管性痴呆，予尼麦角林片10mg，每日3次口服。患者接受药物治疗3个月，症状无明显改善，遂来求诊。刻下症：患者记忆力减退，神情淡漠，懒言少语，乏力，时有盗汗，食少纳呆，夜寐不安，小便可，大便干结。舌边尖红，可见瘀斑，脉细弱无力。简易精神状态检查表（MMSE）评分为26分。2014年1月4日查头颅MRI示右额叶脑梗死。诊断：血管性痴呆，证属脾肾两虚。治宜补肾益脾，填精益髓。处方：薯蓣丸加减。山药15g，西党参10g，白术10g，川芎10g，生地黄10g，熟地黄10g，全当归10g，炙远志15g，石菖蒲10g，茯苓15g，赤芍10g，白芍10g，地骨皮10g，红花10g，生甘草10g。14剂，每日1剂，水煎服，每次200mL，每日2次。

二诊：家属代诉，患者精神好转，懒言少动、睡眠有明显改善，无盗汗，食量增加，但记忆力减退、情感淡漠无明显改善，大小便可，舌红苔少，脉细弱。MMSE评分为26分。守前方去生地黄、赤芍、地骨皮，加杜仲10g，枸杞子10g。14剂，煎服法同前。

三诊：患者精神良好，情感淡漠有改善，记忆力减退未见明显加重，纳可，眠可，大小便可，舌红苔少，脉细弱。MMSE评分为24分。守前方，炼成小蜜丸，每次8丸，每日3次，服用3个月。

四诊：家属代诉，患者记忆力减退未再加重，无明显交流障碍，情感淡漠有所改善但不理想。MMSE评分为24分。查患者舌脉，嘱其继服上方以巩固疗效。

按语：患者为花甲女性，人至老年，脏腑功能减退，年高阴气自半，肾中精气不足，复中风日久，积损正气，使肾、脾等多脏腑及阴、阳、精、气、血亏损不足，且久病入络，脑脉痹阻，脑气与脏气不得相接，导致脑髓失养，神机失用，故见记忆力减退、神情淡漠、懒言少语、乏力等；舌边尖红，可见瘀斑，脉细弱无力，为气阴亏虚、瘀热互结之证候。此乃气阴两虚兼夹瘀热互结之证。当扶正兼以祛邪，使扶正不留邪，祛邪不伤正。治以益气养阴，填精益髓。予加减薯蓣丸，选用山药、西党参、熟地黄、白术、白芍、全当归补其气血，茯苓缓其补益滋腻之势，石菖蒲开窍，远志安神，地骨皮清虚热、敛汗，生地黄、赤芍凉血活血，生甘草调和诸药。二诊，患者已无盗汗，舌红苔少，未见瘀斑，可知瘀热互结之势已去，去凉血活血敛汗之品，予杜仲、枸杞子，加强益气养阴扶正之效。三诊、四诊，患者记忆力减退未再加重，观舌脉象知其仍气血不足，此病为慢性疾病，予小蜜丸巩固，加强补益气血之效。

🎙 （三）临床研究

中医学治疗血管性痴呆的经验丰富，临床常用的经方包括当归芍药散、桃核承气汤及柴胡加龙骨牡蛎汤。

胡继勇运用随机对照法观察当归芍药散对血管性痴呆的治疗效果，结果显示当归芍药散治疗血管性痴呆的临床疗效及中医证候总有效率分别为 86.7% 和 90.0%，对比西药治疗组，患者海顿认知量表（HDS）评分及 MMSE 评分较治疗前均显著升高。

秦倩情采用桃核承气联合丁苯酞辅助治疗血管性痴呆阳明蓄血证，结果表明，经 3 个月治疗，桃核承气汤治疗组的临床总有效率达到 96.77%，MMSE 评分、日常生活活动能力评分及 HDS 评分对比治疗前均显著提升，中医证候积分下降，血清生化指标血管内皮生长因子（VEGF）、脑源性神经营养因子（BDNF）及超氧化物歧化酶水平上调，丙二醛、同型半胱氨酸、可溶性凋亡因子（sFas）及可溶性凋亡因子配体（sFasL）下降，表明桃核承气汤辅助治疗可改善痴呆症状，增强记忆力，提高认知及日常生活活动能力，可抑制神经细胞凋亡，通过促进代谢修复脑损伤，保护神经细胞。除了改善以上指标，朱艳等通过随机对照试验发现，桃核承气汤还可以改善血管性痴呆患者神经电生理及脑血流动力学，治疗组 P300 波潜伏期水平低于对照组，P300 波振动、大脑前动脉（ACA）血流速水平、大脑中动脉（MCA）血流速水平高于对照组，表明桃核承气汤可以通过调节神经电生理功能，发挥抗凝血、扩张血管及改善血液黏度的作用，促进神经损伤修复。

张为强基于"少阳主枢"理论观察柴胡加龙骨牡蛎加减方对于肝郁肾虚型血管性痴呆的疗效，结果表明，中药组患者 MMSE、ADL 及蒙特利尔认知评估量表（MoCA）评分较治疗前明显升高，中医证候积分较治疗前下降，疗效显著高于丁苯酞对照组，血清生化指标 IL-1β、IL-6、TNF-α 含量较治疗前明显降低，表明当归芍药散可以改善血管性痴呆患者的智能、日常生活活动能力、中医证候积分，以及抑制炎症。

📖 （四）基础研究

经方可以通过多途径作用于血管性痴呆的病理生理机制，显示出对改善认知功能和减轻脑组织损伤的潜力。

有研究表明，当归芍药散可以通过调节炎症与凋亡相关因子如 TNF-α、核因子 κB（NF-κB）、Bcl-2 及 Bax，减轻神经系统慢性炎症，减少神经元凋亡，提高海马区域 SOD 活性，减少 MDA 活性，降低氧化应激水平，发挥神经保护的作用，还能通过激活低密度脂蛋白受体（LRP1）和抑制糖基化终末产物受体（RAGE），促进 Aβ 的清除，减少 Aβ 在脑组织中的沉积，从而保护神经元，促进神经重塑。此外，该方还可以扩张末梢血管，改善微循环，从而增加脑血流灌注，为脑组织提供更多的氧气和营养，改善大脑能量代谢，从而改善受损神经元功能。

● 小 结 ●

当归芍药散、桃核承气汤及柴胡加龙骨牡蛎汤等是目前治疗血管性痴呆的常用经方，可改善患者记忆减退、表情呆滞、头昏沉等认知及行为功能障碍，还能调节睡眠。其机制可能与神经保护、抗炎、抗氧化应激、调节神经递质、抑制 Aβ 沉积等多靶点、多途径作用相关。

参考文献

[1] 吴永贵. 谭子虎教授血管性痴呆辨治经验 [J]. 浙江中医药大学学报，2015，39（10）：747-749.

[2] 杨泽锋，马云枝. 马云枝教授论治血管性痴呆经验 [J]. 中医临床研究，2014，6（10）：70-71.

[3] 胡继勇. 当归芍药散加味治疗血管性痴呆临床观察 [J]. 临床合理用药杂志，2009，2（15）：62-63.

[4] 秦倩倩. 桃核承气汤辅治血管性痴呆阳明蓄血证疗效观察 [J]. 实用中医药杂志，2024，40（5）：930-932.

[5] 朱艳，刘青青，莫梦松. 桃核承气汤治疗血管性痴呆（阳明蓄血证）的疗效及对神经电生理的影响 [J]. 牡丹江医学院学报，2024，45（4）：86-89.

[6] 张为强. 基于"少阳主枢"柴胡加龙骨牡蛎加减方治疗肝郁肾虚型血管性痴呆的临床观察 [D]. 兰州：甘肃中医药大学，2024.

[7] 李彬，周喜燕，王群，等. 当归芍药散对血管性痴呆模型大鼠认知功能的影响及机制 [J]. 中华行为医学与脑科学杂志，2022，31（6）：499-505.

[8] 姜林，李彬，臧运华，等. 当归芍药散对血管性痴呆大鼠炎症因子及神经细胞凋亡的影响 [J]. 陕西中医，2023，44（11）：1532-1536.

[9] 曲美洁，唐咏春，臧运华，等. 当归芍药散对血管性痴呆模型大鼠炎症反应、神经凋亡、Aβ转运相关细胞因子的影响 [J]. 江苏中医药，2024，56（3）：71-76.

五、运动神经元病

运动神经元病是一系列以上、下运动神经元损害为突出表现的慢性进行性神经系统变性疾病。临床表现为上、下运动神经元损害的不同组合，特征表现为肌无力和萎缩、延髓麻痹及锥体束征，最终可累及呼吸肌，出现呼吸困难、呼吸道感染等，预后较差，通常感觉系统和括约肌功能不受累。肌萎缩侧索硬化是运动神经元病的主要类型，占运动神经元病的 90% 以上。中医经方在运动神经元病的治疗方面积累了丰富经验，能改善运动神经元病患者的症状。

（一）名医经验

1. 全国著名经方大师王付教授以乌头汤变通治疗运动神经元病经验

王付认为，乌头汤虽是辨治气虚寒湿骨节痹证的代表方，但可依据乌头汤的针对病机和配伍特点，将此方的临床应用扩大至运动神经元病，若患者表现为困倦乏力、少气嗜卧、舌淡苔薄、脉沉或涩，说明有寒、湿、虚、瘀等病理因素的存在，都可以此方进行加减运用，以达到辨治疑难杂症的目的。乌头汤配伍诸味药物皆具有通经络的作用，其中麻黄、芍药、制川乌、甘草兼有止痛的功效，麻黄、黄芪、制川乌兼有散寒祛湿的功效，芍药、黄芪、甘草兼有补气养血的功效。由此可见，诸药合用以通络散寒止痛、补气祛湿除痹，共奏散风寒、补气血、止痹痛之效。

2. 岐黄学者高颖教授运用枳术散治疗运动神经元病经验

高颖认为，运动神经元病的中医临床辨治思路应围绕湿困中焦、脾阳虚弱和肾虚痰阻3个证候方面考虑论治，并考虑瘀血、浊毒、内风等兼证的影响。湿困中焦证多见于患者初诊或疾病进展之时，首要表现为腻苔，尤以舌淡暗、苔白厚腻为典型表现，可伴心胸苦闷、少气懒言、纳差等表现，治当芳香化湿与健脾燥湿。脾阳虚弱证多表现为肌肉萎缩，肢体无力，活动困难，肌肤松弛，胸闷憋气，口淡纳少，面色无华，大便或溏泄或无力不畅，舌淡胖，边有齿痕，脉沉弱，治当补中益气，温补脾阳。肾虚痰阻证的表现多与《黄帝内经》中喑痱病相合，患者的肌肉萎缩以肢体远端为主，伴言语不利、吞咽困难等延髓麻痹症状，治当滋阴化痰，通络开窍，若有肌张力增高、锥体束征阳性者，可加用枳术散。枳术散由枳实、白术组成，旨在行气化痰以缓解肌张力增高。

3. 河北省名中医张秋才教授以乌头汤化裁治疗运动神经元病经验

张秋才认为，运动神经元病离不开督脉受损，督脉为诸阳之会，为阳脉之海，主阳主气，起于下极之俞，行于身后，并于脊里，上至风府，入属于脑。若督脉空虚或瘀血浊毒损及督脉，统领全身阳气的功能减弱，肌肉筋膜关节、四肢百骸失于阳气温煦濡养，临床可见肢体酸软无力、肌肉萎缩等临床表现，故应以温阳通督、益气壮肾为治法，方选乌头汤化裁。

4. 北京市中青年名中医邹忆怀教授以肾气丸治疗运动神经元病经验

邹忆怀认为，运动神经元病患者属气虚与毒损络脉交织为病，若仅以解毒通络为治法，恐苦寒伤胃，使脾胃愈虚，气血生化乏源，机体无力抗邪，则毒邪越发肆虐，故解毒的同时应益气扶正以攻补兼施。若肾阳不足者见畏寒怕冷、涎多不能自止、夜尿多等，可选用肾气丸温补肾阳。

5. 北京市著名中医马斌教授运用桂枝汤、附子汤等经方治疗运动神经元病经验

马斌认为，大多数运动神经元病患者初起病在太阴，以气虚湿蕴为特点，临床上常表现为拇收肌萎缩、四肢痿软无力、肌力下降，伴有纳呆便溏、神疲、少气懒言、舌色偏淡、齿痕明显、脉沉细弱，此时可选用桂枝汤以温中健脾，解肌和营。运动神经元病发展至中后期，四肢无力症状逐渐加重，出现筋骨痿弱、下肢痉挛性瘫痪等表现，是疾病传变至少阴、厥阴，肝肾亏虚所致。临床上见肢体痿软无力、肌肉销铄，甚至下肢痿废不用，伴见头晕目眩、腰脊痿软、耳内鸣响、舌红少苔、脉沉细数等，可选用附子汤、真武汤、当归四逆汤来施治。

（二）名医医案

1. 全国著名经方大师王付教授采用桂枝人参汤加味治疗运动神经元病医案

杨某，女，49岁。患者手指运动不灵活、无力，手掌及舌肌肉萎缩，下肢痉挛性瘫痪，走路呈剪刀样步态，自汗，畏寒怕冷，腹胀，腹泻，腰背酸软，口淡，舌质淡，苔薄白，脉虚弱。西医诊断：运动神经元病；中医诊断：痿证，证属脾肾阳虚、寒凝脉络。治法：温补阳气，散寒通脉。处方：桂枝人参汤加味。桂枝12g，干姜12g，白术10g，红参10g，炙甘草12g，熟地黄30g，肉桂3g，麻黄3g，鹿角胶10g，白芥子6g，生甘草3g，附子12g。6剂，水煎服，每日1剂，分3次服。

二诊：患者自汗、畏寒怕冷减轻，以前方6剂继服。

三诊：患者腰背酸软有好转，以前方6剂继服。

四诊：患者腹胀、腹泻止，以前方6剂继服。

五诊：患者自觉手指运动较前灵活，以前方6剂继服。

六诊：患者未再出现下肢痉挛性瘫痪，以前方6剂继服。

之后，患者又服前方120余剂，病情基本稳定。为巩固疗效，将前方变汤剂为丸剂，每次6g，每日分3服。随访1年，患者病情得到控制，未再加重。

按语：畏寒怕冷、口淡、苔白，可辨为寒；腰背酸软，可辨为肾虚；腹胀、腹泻，辨为脾虚；手指运动不灵活、无力，辨为气虚。以此辨为脾肾阳虚、寒凝脉络证。方以桂枝人参汤温补脾肾阳气，生化气血；加附子温壮阳气，驱散阴寒。方药相互为用，以奏其效。

2. 中国工程院院士王永炎教授运用桂枝茯苓丸加减治疗运动神经元病医案

陈某，男，59岁。患者因四肢痿软无力、肌肉逐渐萎缩5年余，于1991年7月27日入院治疗。患者1985年春季突发右上肢跳动，当年秋天出现右上肢无力，屈伸不能，并逐渐发展至右下肢无力，肌肉消瘦，抬腿困难，予维生素B_{12}、泼尼松龙等进行穴位注射无显效。1987年春，患者出现两肩胛区肌肉消瘦。1990年2月19日，患者查肌电图示四肢及双胸锁乳突肌神经源性损害，之后病情日渐加重，双下肢肌肉明显消瘦，伴痿软无力，行走困难，时有心慌憋气，偶有饮水发呛。体格检查：神清，慢性病容，头发干枯，爪甲不荣，颈软难以直立，呼吸动度减弱。神经系统检查：四肢及躯干肌肉广泛萎缩，双上肢肌力1级，手指可轻微活动，左下肢肌力2级，右下肢肌力3级，四肢肌张力低，腱反射消失。舌质暗，苔薄黄微腻，舌体适中，六脉皆沉细。西医诊断：运动神经元病（进行性脊肌萎缩）；中医诊断：痿证，证属肝肾亏虚。治疗拟先予清化湿热、宣通理气之品，后培补脾胃、滋养肝肾。处方：杏仁 10g，白豆蔻（打）3g，生薏苡仁 20g，全瓜蒌 30g，枳壳 10g，薤白 6g，川萆薢 10g，晚蚕沙（包）10g，广郁金 10g，川牛膝 15g，赤芍 15g，黄芩 10g。

患者服药 2 剂后，自觉食欲增加，腹胀肠鸣消失，胸闷憋气好转，大便每日 1 次，不成形，舌质暗，苔薄白，微腻，脉沉细尺弱。证属肝肾不足、脾气虚弱，拟益气健脾、调补脾肾法。处方：生黄芪 30g，太子参 15g，生山药 10g，茯苓 10g，白术 10g，生地黄 15g，熟地黄 15g，山茱萸 10g，杜仲 10g，川牛膝 15g，清半夏 10g，陈皮 10g，生薏苡仁 20g；并静脉滴注生脉注射液以益气养阴。

1991 年 8 月 1 日，王永炎查房。患者四肢痿软力弱，近日无胸闷憋气，大便干，2 日未行，查其舌体正常，无舌颤，舌紫暗，脉络发蓝，苔薄白，脉沉细弱，同意中医诊断为痿证。本病为先病在阳明，由于脾胃气虚，而后痰瘀互阻，影响肝肾精血，向上发展影响心肺，治疗方面应补气养血，祛瘀化痰，同意使用生脉注射液，中药可用补中益气汤和桂枝茯苓丸加减。处方：生黄芪 30g，太子参 15g，茯苓 10g，白术 10g，桂枝 6g，当归 15g，牡丹皮 6g，赤芍 15g，桃仁 10g，全瓜蒌 30g，枳壳 10g，郁李仁 10g。

1991 年 8 月 6 日，王永炎查房。患者感胸闷憋气，夜眠差，躁动汗出，咳嗽，痰少质黏，舌紫暗，苔白腻，脉细，查两肺呼吸音弱，右锁骨中线第 4、第 5 肋间可闻及局限性捻发音，胸片提示左中上肺密度增高影，上方桂枝减为 3g，予朱砂安神丸清热安神。

患者服药后上述症状明显缓解。

1991 年 8 月 30 日，王永炎查房。患者病情没有加重，建议予马钱子试治，但需密切观察其毒性反应，针对患者现在体软无力、脉沉细无力，可考虑予阴阳双补，滋补肝肾，方以地黄饮子为主。处方：干地黄 15g，山茱萸 10g，石斛 10g，肉苁蓉 15g，炮附子 10g，肉桂 3g，远志 10g，石菖蒲 10g，巴戟天 15g，麦冬 10g，五味子 10g，生姜 3 片，羌活 10g，独活 10g，制马钱子 0.6g（冲服）。

患者服药 3 剂后胸闷、憋气及睡眠进一步改善，制马钱子加至 0.8g；患者继服 6 剂后胸闷、压迫感消失，夜间睡眠改善，筋惕肉𥆧改善，由先前的经常发作变为阵发性发作，舌暗苔厚腻，脉细弱无力，予三仁汤调治。

1991 年 9 月 27 日复查，患者仍肢体痿软无力，大肉削脱，肌肉跳动，口干苦，口臭重，舌紫暗，苔黄燥无津，脉沉细数，散乱无根，辨证属肝脾肾气阴俱损，兼有瘀热而滞。治拟扶正化瘀。处方：生黄芪 60g，生晒参 6g（另炖），生地黄 15g，熟地黄 15g，怀牛膝 10g，杜仲 15g，鳖甲 6g（另炖），川芎 30g，藏红花 10g，制马钱子 0.8g（冲服），黄芩 10g，全瓜蒌 30g。

患者服用 3 剂后自觉双下肢较前有力，现可独立行走数米；续用 3 剂自觉晨起全身舒畅，双下肢力量较前增强，偶有肌肉跳动，制马钱子增至 1g。

1991 年 10 月 11 日，患者觉时有心慌、气短，动则加重，口舌麻木，四肢肌肉及腹部时有疼痛，考虑为马钱子中毒所致，减去马钱子后上述症状消失，出院调养。

按语：本例痿证以肉瞤起病，渐致肢体力弱，四肢肩胛瘦削，乃至行走困难、言语謇涩、胸闷而入院求诊，属进行性脊肌萎缩。此痿证病位在肝、脾、肾，并涉及肺，以本虚为主，标实为痰瘀阻络，入院时以四肢痿软、胸闷、纳少、苔腻、脉沉为主要表现，初治以三仁汤加减，以清化湿热，宣通理气。患者服药后胸闷减，纳食增，继以益气健脾、化痰通络为法，配生脉注射液静脉滴注。王永炎查房根据其四肢无力、脉沉细弱，予阴阳双补之法，以地黄饮子加马钱子，患者肌力、腱反射有所改善，再以三仁汤化湿调气通络后，更以益气补肾、化瘀清热法，患者肢体肌力明显好转，疗效显著。

3. 岐黄学者刘清泉教授运用续命汤加减治疗运动神经元病医案

患者，男，54岁。患者因四肢肌肉萎缩2年前来就诊。患者2年前于郑州大学第一附属医院诊断为酒精中毒性周围神经损伤、运动神经元病。刻下症：四肢肌肉萎缩，自主呼吸弱，夜间需要呼吸机，上肢肌力5⁻级，下肢肌力3级，纳眠可，小便频，便秘，依赖药物辅助排便。舌尖红，苔黄，有齿痕，脉滑数。处方：续命汤加减。生麻黄10g，桂枝10g，杏仁15g，生石膏60g，当归30g，川芎15g，党参30g，干姜15g，防风30g，炙甘草10g，黄芩15g，羚羊角粉0.9g，生地黄30g，生大黄10g。14剂，水煎服，早晚分服。

二诊：患者呼吸困难症状较前明显减轻，两肩疼痛，大便稀，膝关节以下发凉，四肢软弱无力，纳差，舌红，苔腻略黄，脉滑数。查体可见胸廓活动度增加。处方：生麻黄15g，桂枝15g，杏仁15g，生石膏30g，当归30g，川芎15g，党参30g，干姜10g，防风30g，炙甘草10g，黄芩15g，羚羊角粉6g，生地黄60g。14剂，水煎服，早晚分服。

按语：患者病在气分，络脉郁闭不甚，虽未使用鲜地黄、马钱子通络，但散风之法亦为通络之用。以续命汤加减，仍用防风散风，生麻黄、桂枝开腠理；此患者舌脉表现属热象明显、津伤不重，脉属滑数，故用黄芩、石膏、生地黄清其内热；当归、川芎行血以灭风；干姜温散胃寒；患者便秘，故用大黄泄热通便；患者既往喜饮酒，酒毒内盛，易伤肝脾，湿热内生，肝热较重，以羚羊角专泻肝火，且羚羊属木，善平肝风。全方收清热凉肝、散风通络之效。二诊时患者大便已稀，故去大黄；且未诉明显汗出，故酌情增加开肌腠之力，麻黄及桂枝用量增加；患者目前苔黄较前好转，减石膏用量。另外，刘清泉认为，鲜地黄通血络，虫类药通气络。在本案中，之所以没有用虫类药，是因为第一，该患者本就气虚，虫类药性走窜，易伤气；第二，该病情还达不到用虫类药的时候，虫类药在本病的发展过程中更多的是用于止痉，通过搜剔络脉之风以起到止痉的作用，患者本身并没有抽搐、痉挛等症状，故不用之。

（三）临床研究

目前，中医经方治疗运动神经元病的临床研究较少，在此不做讨论。

（四）基础研究

目前，中医经方治疗运动神经元病的基础研究较少，在此不做讨论。

小 结

乌头汤、肾气丸、桂枝汤、附子汤、桂枝人参汤等是目前治疗运动神经元病的临床常用经方，能延缓运动神经元病患者的发病进程，延长其生存期，改善神经功能等。

参考文献

[1] 钱兆丰，王付.王付运用乌头汤经验探索 [J].中国中医药现代远程教育，2018，16（7）：86-89.

[2] 董兴鲁，韩奕，张肖，等.运动神经元病中医临床辨治思路探讨 [J].中华中医药杂志，2017，32（4）：1647-1649.

[3] 张黎媛，马虹宇，张秋才.张秋才教授运用温阳益气通督法治疗临床疑难病验案 [J].解放军医药杂志，2020，32（4）：93-96.

[4] 陈琛，邹忆怀，宁艳哲，等.从毒损络脉论治运动神经元病 [J].北京中医药大学学报，2023，46（8）：1150-1155.

[5] 刘雨欣，吴蕙宏，马斌，等.基于三阴理论探析运动神经元病 [J].环球中医药，2024，17（5）：869-872.

[6] 关芳芳，李亮，王付.王付运用经方合方辨治神经疾病举隅 [J].河南中医，2014，34（5）：811-812.、

[7] 谢颖桢.王永炎院士神经内科病证实验录 [M].北京：中国中医药出版社，2018.

[8] 张伯礼，张磊.名医心鉴 [M].北京：中国中医药出版社，2018.

六、阿尔茨海默病

阿尔茨海默病，又称老年性痴呆，是一种慢性大脑退行性疾病。该病起病隐匿，病程呈慢性进行性加重，占老年期痴呆总患病率的60%。其主要表现为在认知、记忆和行为等方面的功能障碍。中医经方在阿尔茨海默病的治疗方面积累了丰富经验，能改善阿尔茨海默病患者症状，并能在一定程度上预防阿尔茨海默病的发生。

（一）名医经验

江苏省著名中医于顾然教授应用经方治疗阿尔茨海默病经验

阿尔茨海默病常病机错杂，除虚证病机外，《伤寒论·辨可下病脉证并治》曰："阳明证，其人喜忘者，必有蓄血。"《丹溪心法》曰："健忘，精神短少者多，亦有痰者。"由此可知，痰浊、瘀血等毒邪损伤脑络会导致健忘。于顾然秉承王永炎提出的毒损脑络理论，认为毒损脑络是阿尔茨海默病的重要病机。阿尔茨海默病患者神经元纤维缠结及老年斑的病理表现正是损伤脑络的毒邪佐证。在《金匮要略》中，当归芍药散治疗妇人腹中诸疾痛，属于养血调肝、健脾利湿、养血益脾之法。有研究证实，当归芍药散可以减轻脑内炎症反应，减少细胞凋亡以改善阿尔茨海默病大鼠的认知功能，故于顾然在治疗上参考现代药理作用，拟用当归芍药散之意，采撷方中主要药物当归、白术、茯苓以养血活血，健脾祛痰。

（二）名医医案

山西省长治市名中医申红琴教授运用四逆汤治疗阿尔茨海默病医案

患者，女，62岁。患者记忆力减退1年，加重伴表情呆滞3个月，先后就诊于多家医院，疗效不佳。患者5年前有脑外伤史。刻下症：精神不振，表情呆滞，头昏沉，少语，记忆力减退，嗜卧，喜盖衣被，纳食少，寐多，小便自控差，大便数日一行，舌嫩苔腻，脉沉细弱。查体：神经系统无阳性体征。颅脑 MRI 示双侧大脑半球额顶叶脑萎缩。

辨证为心肾脾阳虚，湿蒙神明，治以温阳利湿。处方：四逆汤合升阳益胃汤加减。制附子 15g，干姜 6g，黄芪 30g，人参 15g，茯苓 10g，白术 10g，制半夏 9g，羌活 9g，独活 9g，炙甘草 6g。

患者服药 10 剂后精神振作，头昏沉消失，记忆力改善，表情呆滞好转，嗜卧减少，小便自控差好转，舌淡苔腻，脉沉细弱。患者守上方连进 1 个月，记忆力增强，表情呆滞消失，能同别人交流，纳食夜寐正常，生活自理，舌淡苔白，脉细弱。后改用附子理中丸，每日 1 丸以调理巩固。

按语：《伤寒论·辨少阴病脉证并治》载："少阴病，脉微细，但欲寐。"其中所论述的病状为似睡非睡，整天处于一种精神萎靡不振的状态，人体在这种情况下表现出记忆障碍、智能减退、情绪障碍和人格衰退等一系列病理状况。这一现象的发生是由少阴寒化所致，也就是心肾阳虚造成的。故组方以温补心肾之阳为主，选用四逆汤，同时合用升阳益胃汤以益气升阳除湿，补益脾胃之阳。两方合用，共奏温阳利湿之效。

（三）临床研究

经方在阿尔茨海默病中被广泛运用，当归芍药散、小柴胡汤、酸枣仁汤是临床治疗阿尔茨海默病的常用处方。

当归芍药散在阿尔茨海默病的治疗中运用广泛。尚娜荣采用当归芍药散联合盐酸多奈哌齐治疗轻度阿尔茨海默病，与单纯应用西药治疗的对照组相比，联合组有效降低了患者的阿尔茨海默病认知评估量表（ADAS-Cog）积分，临床治疗总有效率达到 95.56%，高于对照组。除了改善患者的认知与运动功能，当归芍药散联合盐酸多奈哌齐比单纯的西药治疗更具安全性。王春芸等使用当归芍药散联合盐酸多奈哌齐治疗阿尔茨海默病，结果显示这种方法除改善认知能力、提高日常生活活动能力外，与对照组相比，联合用药组还能显著降低患者的血清 Tau 蛋白、P-tau 蛋白水平。

小柴胡汤也是治疗阿尔茨海默病的另一种常用方剂。林文等使用小柴胡汤联合针刺治疗阿尔茨海默病，评估其对患者认知功能和精神行为的影响，结果表明，小柴胡汤联合针刺组的临床总有效率高达 86.44%，高于单纯使用针刺治疗的对比组，且联合组对中医证候积分的改善更加明显，能有效降低阿尔茨海默病患者的 ADAS-Cog 评分、阿尔茨海默病病理行为评定量表（BEHAVE-AD）评分及神经精神问卷（NPI）评分，降低肿瘤坏死因子 -α、白细胞介素 -6 及白细胞介素 -1β 等炎症因子的表达。

睡眠障碍是阿尔茨海默病的潜在危险因素与重要临床表现。吴东南等采用随机对照试验对比评估酸枣仁汤与盐酸多奈哌齐治疗阿尔茨海默病的效果，经过 6 个月的干预，结果表明酸枣仁汤治疗组患者的睡眠质量、睡眠时间、睡眠效率、日间功能、睡眠障碍、入睡时间评分及匹兹堡睡眠质量指数（PSQI）总分均较对照组明显降低，记忆能力评分、回忆能力评分均较对照组明显升高，ADL 总分、躯体生活自理量表（PSMS）评分均较对照组明显降低，提示酸枣仁汤能通过提高睡眠质量有效改善阿尔茨海默病患者的认知功能，并提高患者的生活质量。

（四）基础研究

中医经方治疗阿尔茨海默病主要通过多靶点、多途径、多环节发挥作用，涉及神经保护、抗炎、抗氧化应激、调节神经递质、抑制 Aβ 沉积和 Tau 蛋白过度磷酸化等多个作用机制。

Aβ 异常沉积被认为是阿尔茨海默病病理改变的核心，催化神经慢性炎症、Tau 蛋白磷酸化、细胞凋亡、氧化应激反应等一系列病理事件的发生。研究表明，当归芍药散可通过减少脑内 Aβ25-35 聚合物含量以改善阿尔茨海默病模型小鼠的空间学习能力和记忆障碍。此外，该方还能调节与清除 Aβ 最常见的两个亚型：Aβ1-40 和 Aβ1-42，上调 Aβ 转运出脑蛋白 LRP1，下调 Aβ 转运入脑蛋白 RAGE 水平。抑制 Aβ 聚集、减轻 Aβ 毒性作用是当归芍药散改善阿尔茨海默病患者认知功能、延缓疾病进程的重要途径。抑制神经元胞内 Tau 蛋白异常磷酸化形成神经纤维缠结（NFTs）是有效治疗阿尔茨海默病的关键。研究表明，当归芍药散可减少 Aβ1-42 所致磷酸化 Tau 蛋白的过度表达，抑制 NFTs 形成，从而改善阿尔茨海默病模型大鼠的脑内病理变化。此外，还有研究表明，当归芍药散可以通过有效抑制促炎因子的表达，改善神经炎症，减少氧化应激，调节脂质代谢与神经递质及拮抗神经细胞凋亡等机制发挥治疗作用。成绍武等研究证明了当归芍药散可以有效改善 Aβ1-42 诱导的 SH-SY5Y 细胞存活率，抑制 Aβ 诱导的细胞周期再进入和细胞凋亡，并可能通过调控 TLR4/MyD88/NF-κB 信号通路抑制神经炎症反应，发挥神经保护作用。

龙清华等的研究证明，酸枣仁汤可以显著改善阿尔茨海默病小鼠海马区域线粒体形态损伤，增加海马区域三磷酸腺苷（ATP）含量，减少活性氧（ROS）生成，上调海马中 p-AMPK-ThrK172、SIRT1、PGC-1α、NRF1、NRF2、TFAM 的表达，通过激活 AMPK/SIRT1/PGC-1α 信号通路以改善阿尔茨海默病模型小鼠认知损伤、老年斑沉积和线粒体功能障碍。

彭伟等运用网络药理学结合生物信息学探讨小柴胡汤治疗阿尔茨海默病的潜在作用机制，收集到 41 个与阿尔茨海默病相关的核心靶点，如 Sigma 非阿片类细胞内受体 1（SIGMAR1）、细胞周期检测点激酶 1（CHEK1）、非受体型蛋白酪氨酸磷酸酶 6（PTPN6）、蛋白激酶 C（PRKCH）、核转录因子 κB 激酶亚单位 β 抑制蛋白（IKBKB）、组织蛋白酶 D（CTSD）、半胱氨酸天冬氨酸蛋白水解酶 -3（Caspase-3）、B 细胞淋巴瘤 -2 相关 X 蛋白（Bax），B 细胞淋巴瘤 -2 样蛋白 1（B-cell lymphoma-2-like 1，Bcl-2-L1）等，涉及的主要通路和生物过程包括细胞凋亡通路、脂质和动脉粥样硬化相关通路、癌症相关通路等，并通过细胞实验验证小柴胡汤可以通过提高线粒体膜电位，减少细胞凋亡，下调 Bcl-2/Bax 比例来发挥对阿尔茨海默病模型细胞的保护作用。

小 结

⟫

　　当归芍药散、小柴胡汤、酸枣仁汤等是目前治疗阿尔茨海默病的常用经方，可改善患者记忆力减退、表情呆滞、头昏沉等认知及行为功能障碍，还能调节睡眠。其机制可能与神经保护、抗炎、抗氧化应激、调节神经递质、抑制 Aβ 沉积和 Tau 蛋白过度磷酸化等多靶点、多途径作用相关。

参考文献

[1] 张丽咪，于顾然.于顾然教授治疗阿尔茨海默病组方经验撷要 [J]. 四川中医，2018，36
（11）：1-4.

[2] 申红琴，苗瑜李.从少阴病论治阿尔茨海默病临床医案 1 例 [J]. 光明中医，2015，30（5）：
1078.

[3] 尚娜荣.当归芍药散联合西药治疗轻度阿尔茨海默病临床观察 [J]. 中国中医药现代远程教育，
2024，22（3）：106-109.

[4] 王春芸，裴丽俊，朱海芳.当归芍药散联合多奈哌齐片治疗老年阿尔茨海默病的临床效果 [J].
中国医学创新，2023，20（18）：99-102.

[5] 林文，梁美玲，王天保，等.针刺联合小柴胡汤加减对阿尔茨海默病患者认知功能和精神行为
的影响 [J]. 中华中医药学刊，2023，41（5）：231-234.

[6] 刘玲，吴东南，方洁，等.酸枣仁汤调节睡眠防治阿尔茨海默病理论探讨 [J]. 中华中医药杂
志，2021，36（5）：2995-2997.

[7] 吴东南，陈影，赵燕青，等.酸枣仁汤调节睡眠改善阿尔茨海默病患者认知功能的临床研究
[J]. 世界中西医结合杂志，2021，16（11）：2129-2133.

[8] 陈云慧，夏军，刘丹，等.当归芍药散治疗阿尔茨海默病的作用机制实验研究进展 [J]. 中国实
验方剂学杂志，2022，28（24）：1-7.

[9] SCHELTENS P，DE STROOPER B，KIVIPELTO M，et al.Alzheimer's disease[J].Lancet，
2021，397（10284）：1577-1590.

[10]HU Z Y，LIU G，YUAN H，et al.Danggui-Shaoyao-San and its active fraction JD-30 improve
Abeta-induced spatial recognition deficits in mice[J].Journal of Ethnopharmacology，2010，128
（2）：365-372.

[11]郝徐艺，罗思，程淑意，等.当归芍药散对 AD 细胞模型铜离子介导的 Aβ 聚集的影响 [J]. 中
国实验方剂学杂志，2019，25（6）：45-51.

[12]TAMAGNO E，GUGLIELMOTTO M，MONTELEONE D，et al.The unexpected role of Aβ1-42
monomers in the pathogenesis of Alzheimer's disease[J].Journal of Alzheimer's Disease，2018，62
（3）：1241-1245.

[13]ROSTAGNO A A.Pathogenesis of Alzheimer's Disease[J].International Journal of Molecular
Sciences，2022，24（1）：107.

[14]闫小峰.加味当归芍药散对 AD 模型脑内炎症因子表达的影响 [D]. 广州：广州中医药大学，
2009.

[15] 周金勇，何佳维，罗荣司庆，等 . 基于网络药理学及实验验证探索七福饮和当归芍药散"同病异治"阿尔茨海默病的机制 [J]. 现代中西医结合杂志，2025，34（5）：598-605.

[16] 余婧萍，贺春香，成绍武，等 . 当归芍药散通过调控 NF-κB 炎性通路改善 H_2O_2 诱导的 SH-SY5Y 细胞氧化损伤的作用 [J]. 中国实验方剂学杂志，2020，26（10）：1-7.

[17] 曾宇，邢增智，梅寒芳，等 . 当归芍药散及其有效部位对认知障碍模型小鼠学习记忆功能的影响 [J]. 广东药科大学学报，2017，33（5）：629-634.

[18] 王翔宇，黄嘉雯，谢丽媛，等 . 从 DHA 代谢角度探讨当归芍药散治疗 APP/PS1 阿尔茨海默病模型小鼠的作用及机制 [J]. 中国药理学与毒理学杂志，2019，33（6）：451-452.

[19] 王依琜 . 当归芍药散对东莨菪碱损伤的 KM 小鼠的神经保护作用及机制研究 [D]. 广州：广州中医药大学，2015.

[20] LAN Z，LIU J，CCHEN L，et al.Danggui-Shaoyao-San ameliorates cognition deficits and attenuates oxidative stress-related neuronal apoptosis in d-galactose-induced senescent mice[J].Journal of Ethnopharmacology，2012，141（1）：386-395.

[21] 贺春香，余婧萍，李富周，等 . 当归芍药散含药血清对 Aβ1-42 诱导的 SH-SY5Y 细胞周期和凋亡的影响 [J]. 中成药，2020，42（11）：2875-2882.

[22] 李平，夏小芳，于文静，等 . 当归芍药散基于 TLR4/MyD88/NF-κB 信号通路对阿尔茨海默病模型大鼠神经炎症的影响研究 [J]. 中药新药与临床药理，2023，34（4）：494-500.

[23] 龙清华，朱麒行，麦合丽娅·艾斯卡尔，等 . 酸枣仁汤通过激活 AMPK/SIRT1/PGC-1α 信号通路改善阿尔茨海默病模型小鼠线粒体功能障碍 [J]. 中国药理学通报，2023，39（7）：1256-1262.

[24] 彭伟，夏军，陈云慧，等 . 基于网络药理学和实验验证探讨小柴胡汤治疗阿尔茨海默病的作用机制 [J]. 中国实验方剂学杂志，2022，28（5）：169-177.

七、多系统萎缩

多系统萎缩（MSA）是一种成年起病的进展性神经退行性疾病，其病因不明，临床主要表现为自主神经功能障碍、帕金森综合征和小脑综合征等多种组合，早期诊断相对困难，预后不佳。多系统萎缩根据首发运动症状和（或）运动症状严重程度分为 MSA-P 型和 MSA-C 型，以帕金森综合征为主的患者为 MSA-P 型，以小脑综合征为主的患者为 MSA-C 型。

(一) 名医经验

1. 国家级名老中医王宝亮教授运用柴胡加龙骨牡蛎汤治疗多系统萎缩经验

王宝亮认为，多系统萎缩的早期临床表现为运动障碍和自主神经紊乱。运动障碍，病在筋脉，责之少阳，少阳三焦遍布全身，属于半表半里，其气在筋骨间，若三焦壅遏，痰瘀滞留，筋脉不通，又肝风内动，筋脉不能任持自主，肢体牵动震颤。肝胆疏泄正常，三焦道路通畅，气机升降有序，精血、津液输布正常，则肢体运动自如。因此，和解少阳、宣畅三焦是多系统萎缩早期的重要治法。柴胡加龙骨牡蛎汤出自张仲景《伤寒论》，是和解少阳的代表方之一。柴胡加龙骨牡蛎汤和解少阳，宣畅三焦，气血、津液借助三焦通道，交通上下内外，温煦皮肉、腠理，濡养四肢、筋骨，维持机体的正常运动。若湿明显，可合用四妙散；风痰明显者，可合用半夏白术天麻汤；瘀滞明显，可加用桃仁、红花、赤芍；肢体强直、震颤，可加入虫类药物通络解毒，王宝亮常合用止痉散。

2. 国家级名老中医王新志教授运用芍药甘草汤治疗多系统萎缩经验

王新志认为，多系统萎缩阴血不足证以直立性低血压为主要临床表现，即突然站立时出现头晕、眩晕、黑蒙、视物模糊，甚或晕厥，亦可见不宁腿综合征。运用芍药甘草汤加减以养血充脉、滋阴舒筋。药物组成：白芍 15g，炙甘草 9g，当归 10g，熟地黄 25g，川芎 15g，阿胶 20g，木瓜 12g。方中当归、熟地黄、川芎、阿胶补血滋阴，养血充脉；木瓜、白芍、炙甘草酸甘化阴，充养阴血以舒筋活络，且白芍、炙甘草配伍治疗不宁腿综合征疗效显著。临床中视物模糊明显者，加白蒺藜10g，决明子15g养肝明目；伴四肢冰凉者，加桂枝12g温通经脉。

3. 首都名中医、岐黄学者张允岭教授运用栀子豉汤治疗多系统萎缩经验

张允岭认为，临证施治多系统萎缩肝郁不运，当补不足，损有余，以补虚为基，调实为兼，在补肾健脾的基础上，注重疏肝解郁、调畅气血，选方以柴胡疏肝散、越鞠丸、栀子豉汤加减化裁，其由柴胡、川芎、白术、香附、枳实、焦山楂、陈皮、栀子、淡豆豉等药组成，多为临床解郁常用药物。栀子豉汤出自《伤寒论》，原方主治伤寒汗吐下后虚烦不得眠、反覆颠倒、心中懊憹烦热等症。二方加减化裁合用，主治肝郁结滞所致病证，可有疏通气机、调畅气血、疏肝解郁、清散结滞之效。因郁多由气运失调、结滞不行而起，故当以调气、理气、顺气、行气为先，气调则郁滞之邪易解。

4. 广东省中医院名中医雒晓东教授运用真武汤治疗多系统萎缩经验

雒晓东认为，多系统萎缩患者最早出现的症状主要集中于自主神经系统功能障碍，包括头晕、晕厥、便秘、体位性低血压、尿频、尿失禁、性功能障碍等。脾胃虚衰，中气不足，清阳不升，脑部失养，即出现眩晕甚至晕厥，若有浊阴不降，可导致便秘。中医学辨治体位性低血压也从脾胃角度去考虑。脾主肌肉，脾胃虚衰，肌肉失养，收缩力下降，清阳不升而出现体位性低血压。多系统萎缩出现尿频、尿失禁的症状，其病机属于脾胃虚衰，中气下陷。《灵枢·口问》曰："中气不足，溲便为之变。"中焦脾胃虚衰，气机升运无力陷于下焦，导致膀胱气化失常，产生尿频、尿急、尿失禁等症状。雒晓东指出，肾阳亏虚，下焦水饮，可用真武汤加减治疗。真武汤除能温补脾肾阳气外，还有化气利水之功，若患者无水饮之证，不适宜久服。

5. 北京市著名中医张根明教授运用经方治疗多系统萎缩经验

张根明认为，多系统萎缩病情平稳时重在固本，以补肾为主，肾阳不足者，治疗当温补肾阳，可选择用右归丸、金匮肾气丸作为基础方加减；病情严重，肾阴阳两虚者，常选择地黄饮子进行阴阳双补。病情波动时重在祛邪，以祛湿为要，若治疗过程中忽视湿浊的表现，采用常规补益肝肾的治法，虽然有一定的改善作用，但治疗效果欠佳，症状改善幅度不明显。此外，补益药滋腻脾胃，不利于湿浊的祛

除，有闭门留寇之弊，使湿浊进一步困阻气机，疾病难愈。而此时若治以化湿除湿方药，抑制内生湿浊的产生或迅速将其祛除，则能提高整体疗效，临床上可选用真武汤、苓桂术甘汤、实脾饮作为基础方加减温阳化湿，佐以茯苓、炒白术、白豆蔻、泽泻、藿香、佩兰、石菖蒲、远志等健脾除湿、芳香化湿、开窍除湿之药。

（二）名医医案

1.国医大师石学敏运用针灸联合肾气丸治疗多系统萎缩医案

乔某，女，62岁。患者头晕伴双下肢步态不稳渐进加重4年余。患者于2013年12月逐渐出现头晕，起床、从坐位站起时症状明显，不伴复视、耳鸣、心悸等症，无头痛、呕恶及肢体活动不利，初期患者未重视，此后症状逐渐明显，伴左下肢步态不稳，排便无力，头晕症状不缓解，行走左下肢不稳逐渐加重。2014年3月，患者于天津医科大学总医院神经内科诊断为多系统萎缩，此后间断服用中药汤剂治疗，仍觉头晕，体位变动时明显，伴行走欠稳、大便无力。2018年初，患者症状明显，行走困难，为进一步治疗，遂来我院住院治疗。现症：神清，精神可，语言尚清楚，反应较迟缓，近期记忆力减退，双侧肢体活动不协调，双手持物不稳，步态迟缓不稳，夜寐欠安，小便可自控，大便无力，需开塞露辅助。西医诊断：多系统萎缩；中医诊断：眩晕，证属肝肾亏损证。治疗：①针灸取内关（双）、水沟、三阴交（患）、极泉（患）、尺泽（患）、委中（患）、风池（双）、完骨（双）、天柱（双）、太溪（双）、人迎（双）、头维（双）、曲池（双）、合谷（双）、足三里（双）、太冲（双）、顶颞前斜线、顶颞后斜线、肩髃（患）、臂臑（患）、手足腕踝关节附近穴位（患）。穴位处常规消毒，内关用捻转提插泻法1分钟，水沟用雀啄泻法至眼球湿润，三阴交用提插补法至肢体抽动3次，极泉、尺泽、委中用提插泻法至肢体抽动3次（不留针），风池、完骨、天柱用捻转补法1分钟，太溪用捻转补法1分钟，人迎、头维、曲池、合谷、足三里、太冲用捻转泻法1分钟；头皮针常规刺顶颞前斜线、顶颞后斜线，芒针刺肩髃、臂臑等，微针刺手足腕踝关节附近穴位。②予金匮肾气丸6g，每日口服2次（整取1盒分服），以温补肾阳。

按语：多系统萎缩属中医学"眩晕"范畴，眩晕属肝所主，与髓海不足、血虚、邪中等多种因素有关。《素问·至真要大论》云："诸风掉眩，皆属于肝。"《灵枢·海论》曰："髓海不足，则脑转耳鸣，胫酸眩冒。"《灵枢·卫气》说："上虚则眩。"患者年老体衰，阴阳两虚，阴虚则髓海不足，无以充盈于脑；阳虚则清阳不升，发为眩晕。故治疗以醒脑开窍针刺治疗为主，以醒脑开窍、滋补肝肾、疏通经络、补益脑髓、升举清阳。

2. 国家级名老中医李淑荣教授运用四逆汤治疗多系统萎缩医案

患者，男，64岁。患者头晕、行动迟缓、走路不稳3年，排尿困难1年，加重5天。患者3年前开始出现阵发性头晕、行动迟缓、走路不稳、小便困难，未予系统诊治，近期病情加重，于1个月前到某医院就诊，诊断为多系统萎缩。5天前患者因尿潴留在某医院留置导尿，医院建议给予膀胱造瘘长期留置尿管。患者拒绝手术，遂转来我院寻求中医治疗。现症：阵发性头晕，卧位时缓解，起立后出现，昏昏欲寐，声低息弱，少气懒言，行动迟缓，走路不稳，四肢肌肉有僵硬感，排尿困难，留置导尿，纳可，寐差，大便秘。察其神气不足，昏昏欲寐，体形消瘦，面色晦暗，口唇发青，手足冷凉，扪其双手冰寒彻骨，循其腹部亦温热不足。诊之舌淡暗，苔白，脉沉而无力。辨证为肾阳亏虚证，予温阳散寒、回阳救逆之法治疗。处方：四逆汤加减。制附子30g（先煎2小时），干姜20g，甘草10g，生黄芪50g，焦白术15g，茯苓15g，桂枝20g，豆蔻15g，党参30g，白芍30g，威灵仙15g，小茴香10g，川椒6g。每日1剂，水煎服。

二诊：患者服上药后，头晕略减轻，肢体冷凉略有改善，纳可，寐差，大便秘，舌淡暗，苔白，脉沉而无力。于前方基础上加附子用量以增温肾助阳之力，黄芪加量以增补气升阳之功，加山药、麦冬以补脾益阴，防辛燥伤阴损脾。处方：制附子50g（先煎2小时），干姜20g，炙甘草6g，生黄芪80g，焦白术15g，茯苓15g，桂枝20g，党参30g，白芍30g，威灵仙15g，山药30g，麦冬15g，小茴香10g。每日1剂，水煎服。

三诊：患者服上药后，肢体冷凉明显改善，四肢肌肉僵硬感减轻，偶有膀胱充盈时尿管外溢尿，声低息弱、少气懒言明显好转，纳可，寐差，大便秘，舌淡暗，苔白，脉沉而力弱。治疗有效，前方加天麻以平肝息风，加熟地黄、益智仁以补肾填精益髓。处方：制附子50g（先煎2小时），干姜20g，炙甘草6g，生黄芪80g，茯苓15g，桂枝20g，党参30g，白芍30g，威灵仙15g，山药30g，麦冬15g，小茴香10g，生白术30g，厚朴10g，天麻15g，益智仁15g，川椒15g，熟地黄15g。每日1剂，水煎服。

患者治疗10日，撤除导尿管后能够自行排尿，尿潴留征象消失，肢体冷凉、四肢肌肉僵硬感基本缓解，精神好转，谈笑如常，面色改善，扪其手足腹部可觉温热之感。准予出院，门诊继续服药调治。

按语：李淑荣认为，多系统萎缩缓慢起病，症状复杂，表现多样，当属于"杂病"范畴，中医古代医籍并无相关论述。但究此病例的临床表现特点，与《伤寒论》之少阴证极为相符，可辨证为少阴寒化证。分析病机，其头晕为清阳不升；欲寐为阳虚阴盛；面晦唇青、手足冷凉、腹部不温，为阳气虚衰、阴寒凝结所致；肾阳不足，火不生土，致气衰神疲、畏寒肢冷，生活中冬日寒冷常致橡胶等物由柔软变得僵硬，此即患者四肢肌肉觉僵硬感之理也；冬日阴寒常致水管冰冻而凝结，此即患者膀胱、大肠二经不通之理也；肾阳虚则膀胱气化失司而尿潴留，脾肾阳虚而为便秘；肾阳亏虚，脾阳不得温煦，脾气虚运化失司，则清阳不升，表现为头晕，属严重的阳气虚衰证。李淑荣认为，此患者为阳衰寒盛之重症，回阳是第一要务，非大辛大热之品不足以破阴寒、回阳气，故以四逆汤为主方加减以温阳散寒，回阳救逆。方中附子为君，回阳救逆，补火助阳。臣以辛热之干姜，入心、脾、肺经，温中散寒，助阳通脉。二药相须，一走一守，气味雄厚，可祛阴寒，回阳气。姜、附同用，既可减轻附子之毒性，又可增强温中散寒、回阳救逆之功效。桂枝可助阳化气，温经通脉，与附子配伍可温经散寒。方中配伍黄芪、白术、茯苓、党参以补气健脾，补后天以培先天，脾运正常，则水谷精微化生旺盛，肾精得以充养。黄芪、党参又能补气升阳，使阳气上达脑髓。另外，本方重用制附子，始用30g，服药后未见不良反应，遂加量至50g。据《中华人民共和国药典》记载，附子常用量为 3 ～ 15g，本方使用 30 ～ 50g，属大剂量应用，临床需谨慎。

3. 经方大家刘渡舟教授运用三黄泻心汤治疗多系统萎缩医案

杨某，女，57岁。患者患多系统萎缩，头晕头胀，全身无力且痛，手颤，失眠，心烦，足热，大便干，舌红，苔白腻，脉细数。处方：栀子金花汤。黄芩10g，黄连10g，栀子10g，黄柏10，大黄4g，羚羊角粉1.8g（分冲），钩藤15g，生地黄30g，当归20g，白芍30g，炙甘草10g。7剂。

二诊：患者服药后头胀减，已能行走，现身无力，活动受限，纳少，不欲食，寐差，大便干，舌红，苔白。处方：栀子金花汤。黄芩10g，黄连10g，大黄6g，栀子10g，黄柏10g，羚羊角粉2g（分冲），钩藤15g，白芍20g，炙甘草10g，当归16g，生地黄20g，枳实10g，桔梗10g，香附10g，陈皮10g，青皮10g。7剂。

三诊：患者服药有效，头晕胀，全身僵硬，舌硬，手凉而颤，舌红，苔薄。处方：三黄泻心汤合三甲复脉汤。大黄3g，黄芩8g，黄连10g，龟甲15g（先煎），鳖甲15g（先煎），生地黄30g，麦冬30g，阿胶10g（烊化），白芍20g，炙甘草10g，生石决明30g，牡丹皮10g。7剂。

按语：一诊抓心烦、失眠、大便干、脉细数，辨为三黄泻心汤证，火证重，用栀子金花汤。根据手颤，辨为火热生风，故取羚角钩藤汤法之羚羊角、钩藤、生地黄、白芍，平肝息风；加当归，合生地黄、白芍，滋阴血而济火敛阳。其白芍、甘草为芍药甘草汤，可止痉挛。二诊守法用前方，又根据纳少不欲食，合入化肝煎法，加青皮、陈皮、香附、枳实、桔梗疏利肝胃之气。三诊继续用三黄泻心汤，又根据全身僵硬、手颤，辨为三甲复脉汤证，合入该方以滋阴息风。

4. 国家级知名专家王松龄教授运用肾气丸治疗多系统萎缩医案

患者，女，62 岁。患者小便失禁 1 年，加重伴直立后头晕半年。患者 1 年前无明显诱因出现小便失禁，后逐渐加重，在当地医院妇科、泌尿科检查均无异常发现，半年前被别人骑自行车碰倒后出现直立性头晕、走路不稳，走路向一侧倾斜，症状时轻时重，遂来本院求诊。刻下症：头晕，站立位明显，走路不稳，走路向两侧倾斜，纳可，寐差，小便失禁。舌质淡，苔薄白，脉沉弱。神志清，精神可，轻度构音障碍，记忆力、计算力、理解力、判断力及定向力正常。双眼球居中，向各方向运动充分，双眼水平及垂直眼震，双侧瞳孔等大等圆，直径约 2.5mm，对光反射灵敏。四肢肌力 5 级，肌张力及腱反射稍低，无偏身感觉障碍及感觉障碍平面存在。左上肢指鼻试验及右下肢跟 - 膝 - 胫试验欠稳准。头颅示脑干轻度萎缩。西医诊断：多系统萎缩；中医诊断：风痱，辨证属肾元不足、气血虚弱。治宜培补肾元，益气养血。处方：肾气丸合四物汤加减。炒山药 30g，茯苓 12g，熟地黄 12g，山茱萸 15g，桂枝 6g，当归 12g，黄芪 20g，川芎 6g，淫羊藿 12g，怀牛膝 15g，生白术 15g，砂仁 10g，陈皮 12g，炙甘草 6g。21 剂，水煎服，每日 1 剂。配合龟鹿二仙胶加减胶囊方（本院院内制剂）加血竭 120g，石菖蒲 90g，琥珀 60g，茯神 120g，如法服用。

二诊：查三位血压：卧位 136/80mmHg，坐位 114/70mmHg，立位 100/70mmHg。小便控制有改善，头晕较前减轻，走路仍不稳，需人搀扶，继服上方药物治疗。3 周后来诊，查三位血压：卧位 140/90mmHg，坐位 120/76mmHg，立位 130/80mmHg。头晕明显减轻，走路不稳较前改善，大部分时间可自己独立行走，小便基本可控制，纳稍差，苔薄腻。去熟地黄、炙甘草；加建曲 15g，炒麦芽 30g。21 剂。

后患者随诊 1 年，病情未再继续进展。

按语：风痱是一种慢性虚损性疾病，以两手笨拙、动作失灵、取物不准、站立不稳、步履不正、行走摇摆、手足震颤、躯体晃动、动则加剧等运动失调症状为主要临床表现。本病可由先天禀赋不足，或后天旧病劳损，或老年体衰，或中气虚弱而引起肾元虚损，不能完成作强动作，肾虚不能上充髓海，而致肾之络脉不利。本病可分为多个证型：肾阳不足，肾阴虚损，肾元不足、封藏失职，肾气不足、脾气虚弱。辨证治疗如下：肾阳不足，治以温补肾阳，以右归丸加减；肾阴虚损，治以滋补肾阴，以左归丸加减；肾元不足，封藏失职，治以培补元气，固摄肾气，以肾气丸合金锁固精丸加减；肾气不足，脾气虚弱，治以培补元气，健脾益气，以肾气丸合补中益气丸加减。王松龄在临床上治疗风痱常以汤药方和龟鹿二仙胶囊方合用，汤药方按上述证型，辨证论治，胶囊方缓补，攻补兼施。两方合用，一缓一急，标本兼顾，常获良效。

5. 著名经方大家黄仕沛教授运用真武汤合麻黄附子细辛汤治疗多系统萎缩医案

患者，男，62 岁。患者 2014 年开始出现步态不稳，左右摇摆，当时查体：指鼻、轮替、跟 - 膝 - 胫试验（＋），闭目难立征（＋），并完善相关检查（具体不详），诊断为多系统萎缩。患者口服金刚烷胺、多巴丝肼、丁苯酞、司来吉兰等西药后症状未见缓解，并逐渐出现小便失禁、大便干结难排、饮水呛咳、言语欠清。2016 年 7 月，患者发热后开始出现头晕，每于卧立位转变时发生，站立时抖动得厉害，四肢乏力。查卧立位血压，卧位 140/90mmHg，立位 90/60mmHg。小便混浊，乳白色，口不渴，舌苔厚腻。处方：五苓散。泽泻 120g，桂枝 30g，白术 30g，茯苓 30g，猪苓 15g。4 剂。

二诊：患者服药后症状好转不明显，再细询其情况，有明显体位性低血压，起则头眩，行则振掉。处方：五苓散合麻黄附子细辛汤。麻黄 12g，附子 15g，细辛 12g，泽泻 120g，桂枝 30g，白术 30g，茯苓 30g，猪苓 15g，生姜 15g。4 剂。患者服完第 1 剂，自觉走路头不晕，尿量比服用前几剂药时稍少，一日的进水量有 2500mL 左右（包括饭汤），尿频好转，说话亦觉有力，精神明显好转。但站立时间长仍会发抖，仍觉尿无力，有尿不尽感。

三诊：处方：真武汤合麻黄附子细辛汤加泽泻。茯苓 60g，白术 30g，附子 25g，生姜 25g，白芍 15g，肉桂 20g，泽泻 120g，麻黄 18g（先煎），细辛 15g。

按语：本案是典型的多系统萎缩。虽说泽泻汤是仲景治疗眩晕的基础方，五苓散是基于泽泻汤而治癫眩的名方。但此患者头晕和一般的眩晕并不相同，尤其是舌苔厚腻、口不渴，显是少阴阳虚不振，水气不化。此与《伤寒论》第 82 条"太阳病，发汗，汗出不解，其人仍发热，心下悸，头眩，身𥆧动，振振欲擗地者"相似。类比《伤寒论》第 67 条："伤寒，若吐，若下后，心下逆满，气上冲胸，起则头眩，脉沉紧，发汗则动经，身为振振摇者。"同是有水气，但后者阳并不虚。附子虽可温阳，但振奋阳气，非麻黄莫属，故予真武汤合麻黄附子细辛汤。患者用此方 1 剂，症状明显缓解。

（三）临床研究

中医学治疗多系统萎缩具有显著优势，但临床上用经方治疗多系统萎缩只有少数研究结果。王燕等对多系统萎缩发热无汗患者，在常规应用抗生素的基础上，应用桂枝汤、黄连解毒汤、当归六黄汤观察其疗效，发现具有调和营卫作用的桂枝汤对多系统萎缩发热恶寒者具有一定的疗效。经方治疗多系统萎缩的临床研究值得进一步探索。

（四）基础研究

目前，中医经方治疗多系统萎缩的基础研究较少，在此不做讨论。

小 结

肾气丸、四逆汤、桂枝汤是治疗多系统萎缩的常用方，可有效改善多系统萎缩患者头晕、乏力、尿频、尿急、震颤等症状，防止疾病进一步发展。目前经方治疗多系统萎缩的研究临床研究只有少数，实验研究尚缺乏，需要进一步研究探索。

参考文献

[1] 陈媛朋，马晓红，袁昭宇，等.王宝亮分期论治多系统萎缩经验 [J].山东中医杂志，2023，42（10）：1111-1115.

[2] 杨海燕，刘彩芳.王新志应用温补脾肾法治疗多系统萎缩的经验总结 [J].中国民间疗法，2018，26（8）：12-13.

[3] 刘红喜，石静资，杜琬晴，等.基于虚实理论从"脾肾亏虚、肝郁邪阻"论治多系统萎缩 [J].上海中医药杂志，2022，56（11）：43-47，57.

[4] 周世雄，郑春叶，雒晓东.雒晓东治疗多系统萎缩经验 [J].中国中医基础医学杂志，2020，26（1）：119-120.

[5] 廖倩，王悦，高胤桐，等.基于"肾虚、湿浊"探讨多系统萎缩的病机特点及治法 [J].环球中医药，2022，15（12）：2449-2451.

[6] 石学敏.石氏醒脑开窍针刺法技术操作安全指南 [M].北京：中国医药科技出版社，2023.

[7] 王文刚，刘秀艳，杨环玮，等.名老中医李淑荣重用附子治疗多系统萎缩合并尿潴留 1 例 [J].中医临床研究，2020，12（32）：84-86.

[8] 张文选，王建红.跟刘渡舟学用经方 [M].北京：中国医药科学技术出版社，2019.

[9] 潘萍，丁瑞丛，王金秋，等.王松龄基于"脾肾互赞"论治多系统萎缩 [J].时珍国医国药，2021，32（5）：1234-1235.

[10] 黄仕沛，何莉娜.黄仕沛经方亦步亦趋录（续）[M].北京：中国中医药出版社，2017.

[11] 王燕，杨学青，田心.调和营卫法对多系统萎缩发热无汗的治疗作用及机理探讨 [J].辽宁中医杂志，2014，41（1）：53-54.

八、颅内感染

颅内感染也称为中枢神经系统感染，是由于各种病原体（如细菌、病毒、真菌、寄生虫等）侵犯脑实质、脑膜等相关组织所引起的炎症性疾病，包括脑炎、脑脓肿、硬脑膜下积脓及颅内静脉窦炎等。本病临床表现具有多样性，主要包括感染性症状和神经系统症状，感染性症状以发热为主；神经系统症状主要有意识障碍、头痛、恶心呕吐、视觉异常等。中医经方能改善颅内感染的临床症状。

（一）名医经验

1. 国医大师张琪教授采用大承气汤治疗颅内感染经验

张琪认为，颅内感染病情危急。暑温高热者，以暑温辨治。神昏抽搐者，多以清热、开窍、息风之法。本病的辨证病机关键在于燥屎内结、邪热上扰，不当予以清热开窍为主的凉开三宝，当以大承气汤通腑泄热，开窍息风。

2. 全国名中医白长川教授应用经方治疗颅内感染经验

白长川认为，颅内感染的中医病因病机多属外感毒热，因毒而生热并夹瘀，扰及在里之心神及元神。治疗当急则治其标，常用治法为清透泄开法，即清法、透法、泄法和开法。首选清法，清营凉血，防止气血壅滞而成瘀；透法与清法同用，凉血透邪，阻断病邪入里，防止邪气内陷，石膏、水牛角等辛散透达之品是透法的常用药；用泄法通腑导滞、排浊化瘀治疗大便秘结及瘀热互结，同时增强解热之力，常用方药为承气汤类方；以开窍法开心窍之闭，治疗神志异常，水牛角、冰片、麝香等药是首选。

🔖（二）名医医案

1. 名老中医蒲辅周教授采用小陷胸汤治疗流行性乙型脑炎医案

王某，男，28岁。患者入院3日，确诊为流行性乙型脑炎。会诊时，已服辛凉苦寒数剂，高热不退（体温40.2℃），头痛无汗，目微赤，胸腹满、微硬，大便未行，鼻塞，嗜睡，但神志清，舌苔中心秒干无津，舌质不绛，口不渴，尿少，微烦，脉浮，右大于左。总观脉证乃胃阴已伤、表里郁闭之候。详询病程经过，患者在入院前，误服辛温药2剂，胃阴被劫，入院后，又进辛凉苦寒，热邪被遏。故议其证：脉浮、头痛、鼻塞、壮热无汗是表邪郁闭之象；胸腹满、微硬、微烦、苔干、大便未行，乃里闭之征。治宜急救胃阴，宣通表里郁闭之邪热，从表里两解。此权变之法，合宜而施之，予瓜蒌仁15g，黄连4.5g，炒枳实6g，玄参9g，鲜芦根24g，青连翘9g，金银花6g，郁金6g，香豆豉15g，葱白3寸，紫雪散3g。

患者服药后，大便利，浑身微汗出，热退。次日复诊体温降至37℃，烦除睡安，舌上津回，诸症悉平，脉象缓和。继以益胃养阴之品。患者连进3剂，一切正常，胃纳亦佳，遂停药以饮食调理，痊愈出院。

按语：小陷胸汤出自《伤寒论》。此例初起头痛寒热，由伏暑夹湿感新秋凉风而发，医者认为寒疟，误用常山、桂枝辛温之剂，病势转剧。入院后经检验为流行性乙型脑炎，又误于辛凉苦寒并进，结果造成表里俱闭的局面。根据脉浮、头痛、高热、无汗乃表闭，胸腹满、微硬乃里结，必须法用双解，但又因非大实满不可予承气，舌津已干不可再发其表，唯宜清解。故主以小陷胸解胸中微结之热，复以葱、豉引导郁热从表而出；佐以玄参生水，金银花、连翘、芦根、郁金皆微苦微辛轻宣之品，不再耗津；使以紫雪散，直透三焦。本案虽不用表里双解之法，而直收表里两解的成效，并且能使里结自通而不碍正，表闭自透而不伤津，此乃法外求法。

2. 国医大师张琪教授采用大承气汤治疗病毒性脑炎医案

李某，女，16岁。患者1个月前始头痛、发热，伴有呕吐。当地医院以感冒诊治不效。1周后病情加重，高热39℃，神志不清，并频繁抽搐而转送某医院住院。经腰椎穿刺等检查确诊为病毒性脑炎，给以西药及牛黄安宫丸等治疗近1个月无明显改善，病情危急。刻下症：患者神志不清，高热39.7℃，躁动不宁，时有抽搐、牙关紧闭，遗尿不知。启其齿，舌红，苔黄燥。询其大便，其母每日鼻饲其奶粉，但患者2周大便未行。以手触其腹，硬满拒按，患者昏迷中尚知用手拒之。脉象沉数有力。综合脉证，诊为暑温，为暑热之邪传入阳明，热结成实，窍闭风动。治之以通腑泄热，开窍息风。处方：

大承气汤。生大黄 25g，芒硝 15g，枳实 20g，川厚朴 10g。水煎鼻饲，每剂分 2 次隔 6 小时温服，每日 2 剂。

患者用药后发热见轻，体温降至 38℃，抽搐未再发作，但大便未行，神志仍不清。药见初效，嘱原方再进 2 剂。

患者用药 2 剂后下硬屎块少许，躁动减轻，体温再降至 37.5～37.8℃，神志亦稍好转。因燥屎仍蓄积未下，故嘱前方再服。

患者又进 1 剂，大便日数行，泻下黏稠夹杂硬块，初为黑污，继则深黄，其量甚多，约半痰盂。患者躁动遂止，体温转至正常，至午夜苏醒，识其亲友。继以养阴清热之剂调理而渐康复。

按语：本例病毒性脑炎，病情危急，张琪以暑温辨治。据其腹满拒按，大便数日未行，认为病机关键在于燥屎内结，邪热上扰，故采用大承气汤通腑泄热，连进 5 剂，终使患者转危为安。大承气汤出自《伤寒论·辨阳明病脉证并治》，云："阳明病，脉迟，虽汗出不恶寒者，其身必重，短气，腹满而喘，有潮热者，此外欲解，可攻里也。手足濈然汗出者，此大便已硬也，大承气汤主之。"此提示大承气汤可治阳明腑实证。暑温高热，神昏抽搐，常多以清热、开窍、息风之法，前医用牛黄安宫丸即属之。其不效者，多因腑实故也。张琪抓住病机之要，一解百解。

3. 河北省名中医郭纪生教授采用白虎汤治疗病毒性脑炎医案

郝某，男，57 岁。患者频繁抽搐 6 个月，于某院诊断为病毒性脑炎，经多家医院治疗无效，病情进一步恶化。刻诊：体温 37～38℃，神志清楚，喉中痰鸣，呼吸急促，咳嗽，痰黏，痉挛性抽搐，发作时躯体后仰，角弓反张，转瞬间抽搐消失，每日频繁发作，夜间尤甚，常需 3～4 人照顾，小便短赤，大便时干，舌短，难伸出口外，牙关紧，舌质暗红而乏津，脉象弦数而大有力。西医诊断：病毒性脑炎；中医诊断：温疫，证属温疫气营两燔、肝风内动。治宜清气凉营，镇肝息风。处方：白虎汤加减，与安宫牛黄丸同用。生石膏 60g，大青叶 15g，天麻 10g，僵蚕 10g，钩藤 30g，鳖甲 15g，龙骨 30g，石决明 15g，珍珠母 30g，白茅根 30g，丹参 15g，射干 12g，地龙 15g，山药 30g，天花粉 30g，郁金 12g，全蝎 6g，蜈蚣 8 条。3 剂，每日 1 剂，水煎 2 次取汁 300mL，分 3～5 次频频喂下。

二诊：患者抽搐程度减轻，但仍频繁，喉中有痰，呼吸急促。上方石膏加量至 90g。15 剂。

三诊：患者抽搐次数减半，痰量明显减少，体温恢复正常。

后石膏逐渐加量达 150g，并配合西洋参益气养阴，恢复正气，经过近 5 个月治疗，患者最后基本康复。

按语：白虎汤出自《伤寒论》。此例温疫属里热炽盛，热极生风，气营两燔，治疗以白虎汤加减，清气凉营，镇肝息风，方中重用石膏，直入胃经，使其敷布于十二经，退其淫热，则甚者先平，而诸经之火自无不安矣。

（三）临床研究

临床上经方治疗颅内感染已有实例。小柴胡汤、白虎汤、大承气汤、小陷胸汤等是目前颅内感染临床研究的常用经方。闫建民等采用小样本临床试验，发现小柴胡汤能够明显改善小儿颅内感染的全身症状，临床退热疗效较佳。陈杰等采用小样本随机对照试验，观察白虎汤合大承气汤治疗 60 例流行性乙型脑炎患者的临床疗效，结果证明白虎汤合大承气汤具有较好的退热、止惊、苏醒效果，能改善流行性乙型脑炎患者的预后。由此可见，中药经方用于治疗颅内感染具有奇效，可提高患者的生存率。

（四）基础研究

目前，中医经方治疗颅内感染的基础研究较少，在此不做讨论。

小 结

小柴胡汤、白虎汤、大承气汤、小陷胸汤等是目前治疗颅内感染的临床常用经方，能改善颅内感染发热等全身症状，以及意识障碍等神经系统症状。但目前尚缺乏关于经方对颅内感染的相关基础研究。

参考文献

[1] 朱永志，张少林.张琪治脑病经验举隅 [J].上海中医药杂志，1995（10）：20-21.

[2] 白长川，邰贺，孙丕通，等.清透泄开法治疗颅内感染验案二则 [J].环球中医药，2019，12（7）：1081-1083.

[3] 蒲辅周.蒲辅周医案 [M].北京：人民卫生出版社，2005.

[4] 张学林，王素平.郭纪生教授治疗病毒性脑炎经验 [J].中国中医药现代远程教育，2011，9（15）：13-14.

[5] 闫建民，董秋燕，杨冬华.小柴胡汤加减治疗病毒性脑膜炎脑炎 21 例疗效观察 [J].实用中医内科杂志，2006（4）：421-422.

[6] 陈杰，张传明.中西医结合治疗流行性乙型脑炎 30 例 [J].山东中医杂志，1997（1）：27.

九、多发性硬化

多发性硬化是一种以中枢神经系统白质炎性脱髓鞘为主要病理特点的自身免疫病。本病好发于青壮年，女性多于男性。多发性硬化多表现为反复发作的神经功能障碍，病情每况愈下。本病最常累及的部位为脑室周围白质、视神经、脊髓、脑干和小脑。本病的主要临床特点为症状体征的空间多发性和病程的时间多发性。

（一）名医经验

1. 国医大师邓铁涛教授运用黄芪桂枝五物汤治疗多发性硬化经验

邓铁涛认为，多发性硬化多正虚邪实。正虚以脾胃气血亏虚为主，邪实以风湿痰瘀为主。脾主肌肉四肢，脾虚则四肢沉重无力，痿软不用；脾虚胃弱，气机升降不利，则语言不清、吞咽困难；脾虚气血生化乏源，肝血亦不足，肝开窍于目，双目失养，故见视蒙、复视、视力障碍；患者多见腰膝软、瘫痪、舌淡胖、有齿印、脉沉缓等脾肾两虚之象，当以补中益气、养血益精为治法。予黄芪桂枝五物汤，重用党参、黄芪等药，可加何首乌、枸杞子、鸡血藤、黄精，疗效比较满意。

2. 中国中医科学院李涛教授运用四逆散治疗多发性硬化经验

李涛认为，多发性硬化的空间多发性与中医学"风善行数变"的理论相合，肢体躯干症状符合"风胜则动"的特点，故将其病机归于肝风内动，且多发性硬化病程长，患者情绪低落，亦会导致肝郁气结，故治疗上以疏肝解郁为基本治法，采用四逆散为基础方。此外，李涛创新性地提出，多发性硬化应秉承"治痿独取阳明"的法则，合用黄芪、白术、甘草等；根据多发性硬化症状病变在脑和脊髓，将多发性硬化与肾相关联，肾阳虚证者予附子、桂枝；肾阴虚者用二至丸；肾精亏虚者用菟丝子、鹿角胶、紫河车。多发性硬化病程长，病久内生五邪蕴而为毒，或外感六淫之邪未除进而化毒，故祛风解毒对于长期多发性硬化患者至关重要，多选用白鲜皮、土茯苓、地肤子、蝉蜕等。

3. 首都国医名师周绍华教授运用肾气丸等治疗多发性硬化经验

周绍华提出"辨病为主，辨证之要在辨症"，主张根据多发性硬化之病变在脑，将病位定在脑髓，治法力主温补肝肾，以肾气丸为基础方治疗多发性硬化，临证加鹿角胶、阿胶等佐补肾精，阴中求阳。再随症加减，譬如，下肢无力加川续断、川萆薢强筋壮骨；视力障碍加当归、沙苑子、石斛、白菊花养血补肝明目；肢体麻木合黄芪桂枝五物汤、桃红四物汤益气养血，温阳活血；肌张力高加木瓜、白芍柔筋，止痉散、地龙、僵蚕等息风止痉；眩晕加黄芪、天麻、葛根益气养血，升举清阳；小便失禁加黄芪、益智仁、桑螵蛸益气固肾；大便难加大黄、枳实、厚朴、肉苁蓉、锁阳、火麻仁等。

4. 广东省著名中医招远祺教授从六经辨治多发性硬化经验

招远祺认为，可从伏寒理论论治多发性硬化，因其发病率与纬度高低有关，纬度愈高，平均温度越低，发病率越高。招远祺提出，多发性硬化的六经辨证不离少阴证、太阴证、厥阴证，脏腑辨证以脾阳虚证、肾阳虚证为主。其中，少阴证予麻黄附子甘草汤加减，太阴证予四逆汤加减，厥阴证予乌梅丸加减，脾阳虚者用理中汤化裁，肾阳虚者宜肾气丸加减。

5. 浙江省名中医裘昌林教授运用肾气丸治疗多发性硬化经验

裘昌林将多发性硬化辨证为肾阴亏虚、肾阳不足及肾元亏虚，用肾气丸加牛膝、杜仲、淫羊藿、乌梢蛇、蜂房、全蝎温阳补肾，搜风通络。便溏合四神丸；便秘合济川煎，或锁阳、麻仁、瓜蒌仁温阳润下；下肢浮肿加苓桂剂、车前子温阳利水；夜尿频、小便清长加缩泉丸、菟丝子、桑螵蛸温肾固涩。

6. 云南省名中医詹文涛教授运用经方治疗多发性硬化经验

詹文涛认为，多发性硬化病属本虚标实，予肾气丸加味补肾健脾，加阿胶、鹿角胶、鹿角霜益气生血，填精补髓；加太子参、何首乌、鸡血藤、黄精益气养阴生血；加杜仲、怀牛膝、菟丝子、桑寄生、熟地黄补肝肾，强筋骨；加麦冬、女贞子、墨旱莲滋阴；加附子、桂枝、干姜温阳；气郁加郁金、三七；痰盛予泽泻汤健脾和胃，燥湿祛痰；痰郁化火、痰热内扰则合黄连温胆汤；兼痰热互结之结胸证合小陷胸汤。

📠（二）名医医案

1. 国医大师涂晋文运用黄芪桂枝五物汤治疗多发性硬化医案

罗某，男，50岁。患者双下肢渐进性无力4月余。患者因双下肢无力于某院就诊，诊断为多发性硬化，予激素治疗，病情稍好转，仍反复。现双下肢无力、麻木疼痛，步态不稳，视力下降，面色无华，口干，腰背酸痛，大便无力，小便清长，舌淡红，苔淡白，中后微黄腻，脉细弱。血压160/100mmHg。诊断：痿证，证属肝肾阴虚、气血不足、湿热蕴结。治法：补肝肾强筋骨，和血通痹，清热利湿。处方：独活寄生汤合黄芪桂枝五物汤合四妙丸加减。黄芪30g，独活、黄柏、当归、制川乌、制草乌、知母、全蝎、生地黄、桂枝各10g，桑寄生、秦艽、炒苍术、怀牛膝、薏苡仁、赤芍、丹参、徐长卿、茯苓、威灵仙各15g。14剂，水煎服，早晚分服。

二诊：患者服药后双下肢无力、麻木较前好转，视力基本正常，小便频数，用加味缩泉丸补肾固精。

后患者坚持服药8个月，随症加减，双下肢无力逐渐好转，偶有麻木，行走正常，续服健脾益气方，随访症状未发。

按语：本案患者虚实夹杂，虚多实少。病机为肝肾阴虚，气血不足，湿热痹阻。患者阴虚，肢体失养，故肢体无力麻木、口干、脉细；肾阴虚，故腰背酸痛；肝阴虚，故视力下降；气虚则肢体无力，面色无华，舌淡，脉弱，肠道无力推动，故大便无力；患者虽无发热，但舌苔中后微黄腻，应有湿热，不可大补元气，故以独活寄生汤。桑寄生补益肝肾，独活除下肢痹证，秦艽、威灵仙、徐长卿祛风湿除痹。患者气虚，予黄芪桂枝五物汤调和营卫，补益阳气，和血通痹。因其病位在下，因势利导，以四妙丸清热利湿。二诊时病情好转，又有津液代谢异常，肾固摄失权，故加用缩泉丸。后期肝肾之虚渐消，转以补后天充养先天，又可防其滋腻碍胃。

2. 河南省名中医马云枝教授运用五苓散治疗多发性硬化医案

蔡某，女，54岁。患者有束带状感觉异常半个月，右侧肢体无力4天，加重伴言语不利1天。患者素体虚弱，于半个月前劳累后外感，后症状加重，右侧腰部呈现束腰状持续胀痛，于外院呼吸科治疗，诊断用药不详，出院时热退，腰痛持续加重，伴言语不利，遂急来我院。刻诊：精神烦躁，腰部束带状持续性胀痛，右侧肢体无力，言语不利，伴腰膝酸软，倦怠乏力，汗出，前额胀痛，纳差，失眠多梦，便秘，小便黄，舌质暗红，苔薄黄，脉弦细。查体：面色苍白，颈静脉怒张，第4~7胸椎水平范围内束带状感觉异常，呈持续性胀痛，粗触觉减退，记忆力下降，右侧肢体肌力4级，左膝腱反射亢进，左侧查多克征弱阳性，右侧巴宾斯基征、查多克征弱阳性。辅助检查：头颅 DWI 示左侧顶叶新近梗死可能性大；头颅 MRI 示中脑、双侧侧脑室后角旁、左侧顶叶、右侧额叶异常信号，考虑变性或炎性改变，建议结合临床；胸髓 MRI 示第 3～6 胸椎水平脊髓内异常信号，考虑为炎性病灶或脱髓鞘改变，多发性硬化可能性大；脑脊液常规示潘氏试验阳性。西医诊断：多发性硬化；中医诊断：痿证，证属肝肾阴虚、湿热浸淫。予甲泼尼龙 1000mg 静脉滴注，缓慢减量，丹红注射液活血化瘀，小牛血清去蛋白注射液营养神经，泮托拉唑保护胃黏膜，碳酸钙 D_3 片、氯化钾缓释片对症治疗。中药以健脾利湿清热为主。处方：泽泻、竹茹各 12g，桂枝 9g，猪苓、茯苓、白花蛇舌草、山慈菇、鸡血藤、土茯苓、木瓜各 30g，薏苡仁 15g，炙甘草 3g。7 剂，水煎服，每日 1 剂。配合消栓肠溶胶囊补气活血通络；通心络胶囊益气活血，通络止痛；乌灵胶囊补肾健脑，养心安神。

二诊：患者诉前症好转，仍构音不清，胸闷气短，倦怠乏力，舌暗，苔薄白，脉弦细。继服原方 12 剂。

三诊：患者诉肌肉疼痛，急查心肌酶、肌钙蛋白未见明显异常，仍倦怠乏力，余症好转。查体：束带状感觉异常消失，左侧腓肠肌轻度压痛。舌质暗，苔白腻，脉弦细。复查胸髓 MRI 示第 3～6 胸椎水平脊髓内异常信号，考虑为炎性病灶或脱髓鞘改变。中药加白术、盐杜仲、川牛膝各 15g，醋穿山甲（现用替代品）3g，予益气复脉注射液补气生血。

四诊：患者症状较前好转，后背轻微瘙痒，视物模糊，畏寒，复查头颅 MRI 示双侧侧脑室旁脑白质脱髓鞘，脑干异常信号消失。予泼尼松片每日 50mg 口服继续维持治疗，缓慢减撤。中药以滋补肝肾、化瘀通络为法。处方：生地黄、泽泻各 12g，淡附子 9g，干姜、全蝎、牡丹皮各 10g，肉桂 6g，炒僵蚕、山药、酒茱萸、茯苓各 15g，蜈蚣 2 条，炙甘草 3g，醋龟甲 30g。20 剂，水煎服。

后患者坚持门诊治疗，症状基本控制，未复发。

按语：患者一诊正邪交争，症见发热、肢体疼痛、四肢痿软、食少腹胀，病在肺、脾，以健脾利湿清热为主，方选五苓散加减，温阳健脾利水渗湿，加竹茹、木瓜、薏苡仁健脾清热利湿，白花蛇舌草清热解毒，鸡血藤补血活血通络，山慈菇、土茯苓清热除湿解毒，健脾祛湿，化气利水。三诊患者肌肉疼痛，倦怠乏力，正气已虚，邪实仍在，应扶正祛邪，加杜仲补肝肾、强筋骨，川牛膝祛风利湿、通经活血，白术健脾益气、燥湿利水，醋穿山甲（现用替代品）活血通经。四诊属恢复期，久病及肝肾，应滋补肝肾、化瘀通络，防止疾病复发，方选肾气丸加减。方中生地黄凉血养阴，山茱萸补益肝肾，山药补脾益肺补肾，泽泻利湿泄浊，牡丹皮清热凉血，茯苓淡渗脾湿，醋龟甲滋阴潜阳、补肾填精，患者畏寒，故加淡附子、干姜、肉桂温阳散寒，炙甘草调和诸药。患者服药 3 月余，诸症向愈。

3.首都国医名师周绍华教授运用葛根汤治疗多发性硬化医案

李某，女，29 岁。患者 6 个多月前腹泻后出现右上肢麻木，逐渐进展至全身麻木，胸腹部有束带感，低头颈部麻木，有串电感，步态不稳，便秘，月经后期，量少，舌淡红，苔薄白，脉弦数。外院诊断为多发性硬化，曾用地塞米松及甲泼尼龙治疗，病情好转。现口服醋酸泼尼松 20mg，每日 1 次。诊断：痿证，证属气血亏虚、风寒阻络。治以益气活血，息风通络。处方：葛根汤、当归补血汤合桃红四物汤加减。葛根、炙黄芪、熟地黄、紫丹参各 30g，白芍 20g，桂枝、红花、天麻、制香附、乌梢蛇、生姜、大枣、炙甘草、白僵蚕各 10g，当归、川芎、益母草、生杜仲、羌活各 12g，全蝎 3g，川牛膝 15g。14 剂，每日 1 剂。

二诊：患者上述症状减轻，背痛身痒，两腿笨拙，舌淡红，苔薄白，脉数。嘱继服上方 30 剂，煎服方法同上。

后随访，患者病情进一步好转，束带感亦轻，激素已减停，病情稳定。

按语：本案患者腹泻，伴低头颈项麻木，莱尔米（Lhermitte）征阳性，其症状、体征均属太阳、阳明，可用葛根汤益气养血，温阳活血，祛风通络。此案主要表现为肢体麻木，病位虽在脑髓，但精血同源，精亏而血虚。周绍华治疗多发性硬化麻木者，多合用当归补血汤益气养血，加桃红四物汤、益母草、丹参活血祛瘀，乌梢蛇、全蝎和白僵蚕养血祛风。肢体束带感，责之肝气郁滞，周绍华喜用香附疏肝降气，调理气机。患者双下肢无力，步态不稳，故加杜仲、牛膝强筋壮骨。

4.河南省中医院王松龄教授运用小柴胡汤治疗多发性硬化医案

患者，女，40 岁。患者半年前出现左下肢酸困无力，后逐渐累及左上肢，于外院行颅脑 MRI 示双侧脑室旁、右侧半卵圆中心、右侧颞叶白质多发异常信号，考虑炎性脱髓鞘病变可能性大。诱发电位检查示双侧视觉诱发电位异常，左下肢深感觉传导通路异常。脑脊液未见明显异常。诊断为多发性硬化。予维生素 B_1、甲钴胺口服。1 周前患者左侧肢体无力加重，遂来就诊。刻下：患者左侧肢体无力，左前臂酸困僵硬，拍打后缓解，平素情志不畅，易疲倦，晨起恶心，时有泛酸，口苦，咽干，偶舌尖麻木，纳呆，大便时溏，小便可，舌淡暗齿痕，苔黄腻，右脉沉细无力，左脉弦细无力，双尺脉弱。查体：四肢肌力、肌张力正常，双下肢腱反射减退，左侧肢体浅感觉减退，尤以上肢明显，试验稳准，闭目难立征（－），病理征未引出。西医诊断：多发性硬化；中医诊断：痿证，证属少阳失疏，太阴虚寒，伤及肾气，上热下寒。治法：疏肝解郁，温脾补肾。处方：小柴胡汤加减。柴胡、半夏、炙甘草、生姜各 6g，黄芩、党参、鸡内金、补骨脂、续断、桔梗、浙贝母、大枣各 10g，焦白术 30g，海螵蛸 20g。14 剂。每日 1 剂，水煎服。

二诊：患者上述症状减轻，双眼酸困，白天嗜睡、乏力，腹泻，眠可，舌暗有齿痕，苔黄腻，右脉沉细无力，左脉弦细无力。辨证：脾肾两虚，土壅侮木，痰浊内生，阻塞脉络。治法：健脾祛湿，补益肝肾。处方：四君子汤合二神丸加减。党参、黄芪各15g，炒白术、茯苓各20g，炮姜、炙甘草、柴胡、川芎各6g，补骨脂、煨肉豆蔻、当归、郁金各10g，半夏9g，鸡血藤30g。14剂。

三诊：患者前症好转，腰背困痛，左侧肢体时有酸软，怕冷，易出汗，纳眠、二便可，舌淡，苔稍腻，脉沉细无力。辨证：脾虚及肾，气血乏源，筋骨失养，中气下陷。治法：健脾补肝益肾，扶正固本。处方：补中益气汤加减。人参、桔梗、当归、补骨脂、煨肉豆蔻、怀牛膝、盐杜仲、续断各10g，黄芪20g，制升麻、桂枝、炙甘草、柴胡各6g，海螵蛸、炒山药各30g。同时予验方制丸：当归、炒薏苡仁各150g，白芍、鹿角胶、全蝎各120g，炒山药、山茱萸、熟地黄、肉苁蓉、巴戟天、龟甲胶、三七、白人参、益智仁各180g，砂仁90g，僵蚕100g。上药打粉，过120目筛，制成水丸，每次6g，每日3次，口服。

四诊：患者肢体无力明显缓解，仍有麻木。停服汤剂，续服丸药。

后电话随访，患者病情未加重，但易疲劳，不能长时间劳作。嘱其继服丸药，巩固疗效。

按语：本例患者禀赋不足，平素情志不畅，肝郁气滞，木伐脾土，伤及肾气，故治疗以疏肝解郁、温脾补肾为法。予小柴胡汤开郁调气，解郁利枢。加用浙贝母、海螵蛸调和肝脾，制酸收敛；鸡内金、白术健补脾胃；桔梗升载阳气；补骨脂壮火益土；续断通利关节。二诊时，木郁已达，脾土不堪攻伐，运化失司，则患者肢体无力症状加重；痰浊内生，累及肝肾，则双眼酸困。治以健脾祛湿、补益肝肾。予黄芪、党参、白术、半夏、茯苓益气健脾祛湿；补骨脂、肉豆蔻、炮姜健脾安肾止泻；柴胡、郁金行气开郁；当归养血柔肝；川芎补血润燥；鸡血藤补血舒筋通络。三诊时，邪已祛除，但正气耗伤，治以肝脾肾共补。此时脏腑虚弱，中气下陷，肝肾亏虚，若不及时扶正，则邪气乘虚而入，疾病缠绵难愈。补中益气汤调理脾胃；牛膝、杜仲、续断补肝肾强筋骨。诸药合用，健脾补肝益肾，扶正固本。疾病后期，正气渐复，邪气已衰，予丸药补力和缓，作用持久，巩固疗效，且能有效预防疾病反复。

🔬（三）临床研究

目前，中医经方治疗多发性硬化的临床研究较少，在此不做讨论。

📖（四）基础研究

宋鹏鹏等综述近年来中药治疗多发性硬化的临床及机制研究，指出中药治疗多发性硬化的机制可能包括以下 4 个方面：①调节 NF-κB、TLRs、MAPK、NOD、JAK/STAT3 等信号通路，抑制炎症因子释放，减轻炎症损伤；②减少 CD4$^+$T 细胞分化，调控 Th17 细胞与 Treg 细胞的比例，抑制免疫反应；③降低促凋亡因子 Bax 表达，提高抗凋亡因子 Bcl-2 表达，抑制凋亡蛋白 Caspase-12 表达，减少神经元凋亡；④激活 RhoA/ROCK 信号通路，上调脑源性神经营养因子（BDNF）、神经再生相关蛋白 GAP-43 表达，抑制轴突抑制因子 NogoA/NgR 及 Rho/ROCK 信号通路中 RhoA、ROCKI 蛋白的表达，促进轴突再生。

小 结

⌄

四逆散、黄芪桂枝五物汤、麻黄附子甘草汤、四逆汤、乌梅丸、理中汤、肾气丸、泽泻汤、小陷胸汤、小柴胡汤、葛根汤、五苓散等是目前治疗多发性硬化的常用经方，可用于改善多发性硬化引起的视力障碍、肢体无力、感觉异常、自主神经障碍等症状。其机制主要体现在抑制炎症反应、调节免疫、调控细胞凋亡、促进髓鞘再生等方面。关于经方用于治疗多发性硬化的高质量临床研究尚待进一步开展。

参考文献

[1] 邱仕君.邓铁涛教授对多发性硬化的辨治经验 [J].新中医,2000(8):9-10.

[2] 张奇,李涛.李涛教授从肝论治多发性硬化经验 [J].世界中西医结合杂志,2013,8(12):1199-1200.

[3] 万毅,曾文颖,张会莲.周绍华教授温补法治疗多发性硬化经验 [J].中华中医药杂志,2011,26(11):2599-2601.

[4] 崔志忠,刘珊珊,招远祺.从"伏寒理论"假说论治多发性硬化 [J].中国中医基础医学杂志,2019,25(9):1207-1208,1211.

[5] 裘辉,张丽萍,裘昌林.裘昌林补肾息风法治疗多发性硬化缓解期经验 [J].浙江中医药大学学报,2016,40(2):90-95.

[6] 李青,詹文涛.詹文涛教授从虚损论治多发性硬化经验 [J].云南中医中药杂志,2008,29(11):1-2.

[7] 常恒,丁砚兵.涂晋文教授治疗多发性硬化经验 [J].基层中医药,2023,2(3):14-18.

[8] 刘晓楠,王冰,钱前进.马云枝教授中西医结合治疗多发性硬化验案1则 [J].光明中医,2018,33(9):1245-1247.

[9] 郭春莉,周绍华.周绍华运用葛根汤加减治疗神经系统疾病医案3则 [J].新中医,2022,54(14):203-206.

[10]李小芳,刘志华,李方方,等.王松龄教授从肝、脾、肾共治多发性硬化经验 [J].中医研究,2021,34(10):74-77.

[11]宋鹏鹏,关东升,崔应麟.中药单体及复方治疗多发性硬化相关作用机制的研究进展 [J].中药药理与临床,2023,39(10):93-100.

十、视神经脊髓炎谱系疾病

视神经脊髓炎谱系疾病是一类由自身免疫介导的中枢神经系统炎性脱髓鞘疾病，主要累及视神经和脊髓。视神经脊髓炎谱系疾病在中国的发病率为每年每10万人0.278例，平均发病年龄约为40岁，女性患病率较高，3年内复发率约90%，50%的患者在5～10年内遗留严重的视觉障碍和运动功能障碍。临床表现为单眼、双眼的急性视力减退，肢体无力、麻木、疼痛等感觉异常，共济失调，二便障碍等。视神经脊髓炎谱系疾病新的诊断标准有六大核心临床证候：视神经炎、急性脊髓炎、极后区综合征、急性脑干综合征、急性间脑综合征和大脑综合征。其中血清AQP-4抗体（＋）的患者至少有1项核心临床特征。西医治疗急性期视神经脊髓炎谱系疾病以大剂量激素冲击、血浆置换、免疫吸附疗法为主，应用单克隆抗体、免疫抑制剂等序贯维持治疗。上述疗法虽疗效确切，但常伴有电解质紊乱、血糖异常、胃肠道反应等不良反应。中医学通过整体调理可降低本病的复发率，延缓恶化，减轻神经功能缺损。

（一）名医经验

首都名中医樊永平教授从肝肾阴虚兼痰瘀论治视神经脊髓炎谱系疾病经验

樊永平根据多年临床经验发现，视神经脊髓炎谱系疾病的中医证型主要为肝肾阴虚兼痰瘀，治以补益肝肾，活血化瘀。在此基础上，应根据运动障碍的不同进行辨证加减用药。上肢无力常为气虚血瘀型，以黄芪桂枝五物汤加减。黄芪桂枝五物汤治疗血痹，血痹为气血亏虚，微感外邪，气血痹阻，运行不畅，故与本病气虚血瘀型上肢无力病机相符。下肢无力证属气虚血瘀者，可予黄芪赤风汤加减。黄芪赤风汤为王清任《医林改错》中益气活血的经典方，该方由黄芪、赤芍、防风三味药物组成，主治瘫腿，视神经脊髓炎下肢痿软无力为其适应证。黄芪为君，大补元气；赤芍为臣，活血化瘀；佐以防风辛散透达，载黄芪达周身补气。"此方治诸病皆效者，能使周身之气通而不滞，血活而不瘀，气通血活，何患疾病不除。"下肢无力证属湿热者，可予四妙丸加减。

📠（二）名医医案

1. 国医大师张磊教授运用自拟方合大黄䗪虫丸治疗视神经脊髓炎谱系疾病医案

患者，女。患者 1 年前左眼视力下降，诊断为视神经炎，用激素治疗，半年前出现左下肢麻木掣痛，活动受限，痛感逐渐延伸发展至胸部，近 3 个月出现左下肢痿软。查体示左下肢肌力 2 级，膝反射亢进，腹壁反射消失，双侧病理征（＋），踝阵挛（＋）。MRI 示右侧侧脑室顶旁、第 1 颈椎及第 1 ～ 7 胸椎椎体水平脊髓异常强化灶，考虑炎性病变可能性大。脑脊液生化示蛋白 451mg/L，血清抗 AQP-4 抗体（＋）。刻下症：左下肢无力，不能行走，视物缥缈，胸闷憋气，急躁易怒，眠差易醒，易疲劳，排便困难，小腹急痛。舌质暗红，苔黄腻，有瘀斑，脉数滑，沉取有力。西医诊断：视神经脊髓炎谱系疾病；中医诊断：痿证，证属热毒侵髓。治以清热化浊，解毒益髓。处方：自拟化浊益髓汤。豨莶草 15g，白芍 15g，丹参 15g，生地黄 45g，黄芩 12g，炒栀子 12g，石菖蒲 15g，制远志 15g，桑枝 15g，川芎 15g，蒲公英 12g，土鳖虫 10g，半枝莲 15g，炙甘草 9g。15 剂，早晚温服。

二诊：患者已不胸闷、憋气，左下肢无力感仍较明显，行走需人搀扶，睡眠改善，大便较前通畅，黄厚苔渐褪，但视力仍未恢复，伴有舌质瘀斑，是毒热渐去，血分之痰瘀阻滞仍盛，当涤痰祛瘀，活血止痛。处方：身痛逐瘀汤加减。当归 20g，川牛膝 15g，制香附 10g，羌活 10g，黄芩 10g，川芎 10g，生黄芪 30g，苍术 15g，生黄柏 15g，桃仁 10g，五灵脂 15g，没药 10g，地龙 10g，红花 10g，炙甘草 10g，石菖蒲 15g，胆南星 15g，石南藤 15g。15 剂，服用如前法。

三诊：患者苔黄厚消，小腹急痛消失，视物较前清晰，左下肢无力改善，已尝试自主行走，舌质瘀斑已消失，瘀暗仍明显。此时痰、热、瘀交相裹挟已呈分离之势，络脉阻滞亦得以缓解，此时应着重祛瘀通络，使气血得以布散周身。方用身痛逐瘀汤原方加土鳖虫 6g，全蝎 6g。15 剂，服用如前法。同时合用中成药大黄䗪虫丸，每日早晚 2 次，每次 8g，开水送服。

四诊：患者视物清晰度显著改善，左下肢肌肉渐充，屈伸渐为灵活，已能自主行走 15 分钟左右，活动后亦觉乏力程度减轻。

按语：大黄䗪虫丸出自《金匮要略》。该方主要由熟大黄、土鳖虫、水蛭、虻虫、蛴螬、干漆、桃仁、苦杏仁、黄芩、地黄、白芍、甘草组成，具有活血破瘀、通经消癥的功效。本案患者半年内由肢体麻木发展至肢体渐痿，病情进展迅速，表现为肢无力，视物缥缈，烦躁，大便难，舌暗红，苔黄腻，有瘀斑，证属毒热侵髓。虽有瘀血滞留，但张磊认为"火热为瘀之先导迅急，热易清，瘀难除，清热则瘀无所凭借之力，以防邪传"，先予以清解热毒，使痰瘀无借毒热之力为患。二诊时毒热已去，应着力消除痰瘀之邪，方用身痛逐逐瘀汤加石菖蒲、胆南星、石南藤。三诊时经脉内、肠胃膏膜及脏腑间大络瘀堵之痰浊、瘀血已大减，唯络脉阻滞非一时可解，故用搜剔瘀浊之土鳖虫、全蝎破旧血，生新血。

2. 上海市著名中医俞晓飞教授运用橘皮汤合小半夏加茯苓汤治疗视神经脊髓炎谱系疾病医案

朱某，女，30岁。患者无明显诱因出现恶心、干呕，无呕吐胃内容物，在家未予以任何治疗，症状反复无好转，来我院消化科就诊，查上腹部 CT 未见明显异常，阴超未见明显异常，予对症处理后症状仍未缓解，遂于我科就诊。查头颅 CT 未见明显异常。胃镜检查示胃潴留，慢性浅表性胃炎伴糜烂。病理活检示（胃窦）慢性非萎缩性胃炎。颈髓 MRI 平扫＋增强示延髓异常信号，考虑脱髓鞘性或炎性病变可能。脑脊液常规示白细胞数 30 个 /μL，淋巴 90%，脑脊液蛋白正常，寡克隆带阴性，副肿瘤综合征全套阴性，自身免疫性脑炎（血＋脑脊液）阴性。脑脊液抗 NMO/AQP-4 抗体 IgG 为 1∶32，血清抗 NMO/AQP-4 抗体 IgG 为 1∶32。抗 ENA 抗体谱示抗 SSA 阳性，余阴性。抗核抗体（ANA）、抗中性粒细胞胞质抗体（ANCA）阴性。血沉、类风湿因子阴性。刻下症：呕声沉缓有力，得热则减，遇寒愈甚，胃脘不适，口不渴，舌质淡红，苔薄白腻，脉迟缓。西医诊断：极后区综合征，视神经脊髓炎谱系疾病；中医诊断：呕吐，证属脾胃虚寒、痰湿内阻。治法：温中健脾利湿。处方：橘皮汤合小半夏加茯苓汤加减。炙黄芪 30g，党参 15g，当归 30g，白芍 20g，炒白术 15g，茯苓 15g，半夏 12g，炒薏苡仁 15g，陈皮 9g，藿香 12g，天麻 12g，香附 9g，桃仁 9g，红花 9g，知母 9g，牡丹皮 9g。每日 1 剂，水煎服。配合双侧足三里穴位注射甲氧氯普胺注射液。西药处方：予甲泼尼龙 500mg 口服 5 天，240mg 口服 5 天，120mg 口服 5 天，80mg 口服 5 天；激素冲击治疗＋丙种球蛋白 0.4g/kg，5 天。

二诊：患者经大剂量激素冲击治疗之后出现颧红、盗汗，舌偏红，苔薄白腻，脉迟缓。予上方去藿香、天麻，加瘪桃干 9g，浮小麦 15g，黄芩 9g，黄柏 9g，仙鹤草 15g，补骨脂 12g，杜仲 9g，地龙 9g。以求滋阴敛汗之功。煎服法同前。配合双侧足三里穴位注射甲氧氯普胺注射液。

三诊：盗汗好转，无明显干呕，失眠，胃痛，舌质红，苔薄白腻，脉迟缓。上方加酸枣仁 15g，川芎 15g，黄连 6g，吴茱萸 6g，煅龙骨 30g，煅牡蛎 30g。煎服法同前。

后患者于门诊治疗，缓慢递减甲泼尼龙用量，加用硫唑嘌呤，症状未再复发。

按语：《金匮要略·呕吐哕下利病脉证治》对"干呕哕，若手足厥者"之胃寒气闭之呃逆，用橘皮汤通阳和胃。唐代孙思邈在《备急千金要方·呕吐哕逆》中总结了治疗呃逆的 10 个方剂，首次揭示痰呃的证治方法，提出治疗"膈间有水痰"所导致的呃逆，宜用小半夏加茯苓汤消痰利水。极后区综合征多为急性或亚急性起病，以风寒、痰饮之邪多见，故在治疗时多用温中健脾祛湿法。在治疗极后区综合征时，用黄芪、党参、白术、茯苓、陈皮，取仲景橘皮汤之意健脾通阳和胃，而半夏、薏苡仁、藿香、茯苓等取孙思邈小半夏加茯苓汤之意消痰利水。患者服药后干呕即止，效如桴鼓。

（三）临床研究

目前，中医经方治疗视神经脊髓炎谱系疾病的临床研究较少，在此不做讨论。

（四）基础研究

目前，中医经方治疗视神经脊髓炎谱系疾病的基础研究较少，在此不做讨论。

小 结

黄芪桂枝五物汤、橘皮汤、小半夏加茯苓汤、大黄䗪虫丸等是目前治疗视神经脊髓炎谱系疾病的临床常用经方，能改善视神经脊髓炎谱系疾病患者的单眼、双眼的急性视力减退，肢体无力、麻木、疼痛等感觉异常，共济失调，二便障碍等临床症状，但仍存在不足。由于本病发病率较低，大规模中医临床研究不多，存在作用机制研究不深入的问题。期待在今后的研究过程中通过多中心联合方式，在机制与作用靶点上进行更进一步的循证研究，为临床提供理论支持。

参考文献

[1] 简佳芳，赵晓漪，何钱昆，等.吴远华治疗视神经脊髓炎临证经验 [J]. 贵州中医药大学学报，2023，45（5）：41-45.

[2] 马振，赵凰宏，关东升，等.张磊治疗视神经脊髓炎临证经验 [J]. 中国中医基础医学杂志，2021，27（8）：1319-1321.

[3] 龚帆，俞晓飞.温中健脾祛湿法治疗极后区综合征的临床运用 [J]. 上海中医药杂志，2020，54（S1）：17-18.

十一、帕金森病

帕金森病是一种中老年人常见的神经系统变性疾病，临床主要表现分为运动症状和非运动症状。其中，运动症状主要表现为静止性震颤、肌强直、运动迟缓和姿势步态异常等；非运动症状主要有抑郁、焦虑、认知障碍、幻觉、睡眠障碍、便秘、嗅觉障碍等。中医经方在帕金森病的治疗方面积累了丰富经验，能改善帕金森病患者的运动症状和非运动症状。

（一）名医经验

1. 中国工程院院士王永炎教授采用桂枝龙骨牡蛎汤治疗帕金森病伴失眠惊悸经验

王永炎治疗帕金森病以固本培元、息风、活血、化痰为治疗通则。王永炎治疗毒邪败坏脑髓形体的患者，以解毒为主，以羚羊角为主要药物。羚羊角平肝清肝，息风解毒，对毒性火热之阳毒尤其适宜。在面对帕金森病伴有失眠惊悸的患者时，他常以温胆汤、桂枝龙骨牡蛎汤等进行治疗，患者在失眠惊悸好转的同时，帕金森病也得以缓解。

2. 广东省名中医庄礼兴教授采用小柴胡汤治疗左旋多巴引发的帕金森病异动症经验

服用帕金森病一线药物左旋多巴时间久后容易引起异动症。庄礼兴将帕金森病异动症分为肝阳化风型、肝肾不足型、痰湿中阻型、气血两虚型，以及少阳枢机不利型。庄礼兴认为，少阳枢机不利型临床表现模式呈现出帕金森症状—异动症状—改善—异动症状—帕金森症状的双相特征，异动症状多在服药15分钟后出现，持续15分钟左右，治疗当和解少阳，调达枢机，以小柴胡汤为主方随症加减。

3. 浙江省名中医裘昌林教授采用半夏厚朴汤合甘麦大枣汤治疗帕金森病伴焦虑抑郁经验

裘昌林认为，帕金森病作为一种常见的神经系统变性疾病，病程较长，症状迁延，患者多伴有抑郁、焦虑情绪，对其进一步康复非常不利，应当身心同调。若是梅核气，咽部有异物感，咽之不下，吐之不出，伴嗳气、情志不畅，则用半夏厚朴汤合甘麦大枣汤。

4. 广东省中医院名中医雒晓东教授采用经方治疗帕金森病经验

雒晓东认为，肝为风木之脏，主疏泄，疏泄太过，肝风内动，发为帕金森病；肝主藏血，濡养筋脉，厥阴脏虚，筋脉失养，则筋脉拘急，发为帕金森病。帕金森病两大主症均符合厥阴病主要病机，故帕金森病以六经辨证而言，病在厥阴，以乌梅丸为主方加减化裁。雒晓东创敛肝息风、养血濡筋的厥阴病独特治法，疗效斐然。雒晓东运用中医学理论结合临床实践，提出中医药在参与改善帕金森病非运动症状、提高生活质量方面有独特优势，擅长使用乌头桂枝汤、桂枝加葛根汤祛风除湿，行气活血，散寒止痛，治疗帕金森病疼痛。在此理论基础上，雒晓东通过丰富的临床实践进一步总结出了具有疏肝理气、养心安神、祛痰开郁功效的良方——柴甘解忧汤，对帕金森病痴呆患者疗效佳。柴甘解忧汤由四逆散、甘麦大枣汤之原方，以及开心散中的两味主药远志、石菖蒲组成，具有祛痰醒神开窍之功。

5. 江苏省名中西医结合专家李果烈教授应用肾气丸治疗晚期帕金森病经验

李果烈根据帕金森病病程的发生发展过程和临床症状，以肝肾阴阳为切入点，将其分为初、中、晚三期施治。其中，在晚期治疗时，应结合个体情况，补益肾阳时灵活采用阴中求阳、补气生血、补气助阳等法，伴有标实的应结合兼夹病邪的性质，采用相应的祛邪之法，如化痰、利湿、化瘀、行气等使阴阳和调、气血冲和。李果烈临证治疗多选用肾气丸、右归丸等补益肾阳为主，常用药物有熟地黄、怀山药、山茱萸、麦冬、牡丹皮、泽泻、肉苁蓉、桂枝、制附子、怀牛膝等。并发痴呆者，若由脾胃久虚、肾精不足、髓海空虚、神明失聪而致，常佐以益智仁、熟地黄、黄精等补肾填精，益髓充脑；若因气虚血瘀、瘀阻脑络、脑神失养、神机失聪而见痴呆，常予赤芍、丹参活血通络，开窍醒神。脾胃阳虚、中州失运导致大便秘结者，往往辅以济川煎加减温阳通便。

6. 首都中青年名中医李彬教授采用真武汤治疗帕金森病经验

李彬认为，帕金森病虽然以肢体震颤、僵硬、动作减少为主症，但常伴随头晕、畏寒肢冷、小便频数等，且常因活动减少出现下肢水肿等，符合真武汤证的表现。李彬认为，帕金森病是阴损及阳，阳虚不能化气行水，水气上犯清窍，故出现头晕，水聚于下，则下肢水肿，病属阳虚水泛，故主张采用真武汤温阳化水治疗。

（二）名医医案

1. 广东省中医院名中医雒晓东教授采用柴胡加龙骨牡蛎汤治疗帕金森病医案

余某，女，67岁。患者3年前起病，以行动迟缓、右侧肢体震颤为主要表现。就诊时右下肢拖步、筋肉拘紧，疲倦身重，夜间翻身困难，无姿势平衡障碍。近期睡眠质量差，梦多，且情绪较为低落，小便不利，大便秘结，舌淡红，苔黄腻，脉弦。西医诊断：帕金森病；中医诊断：颤证，证属少阳气郁、痰火内扰。治法：疏少阳，清痰火，镇肝风。处方：柴胡加龙骨牡蛎汤加减。柴胡15g，黄芩15g，龙骨20g（先煎），牡蛎20g（先煎），肉桂10g，酒大黄5g，天麻15g，白芍15g，茯苓15g，磁石20g，法半夏15g，党参15g。7剂，每日1剂，水煎服。

二诊：患者服药7剂后睡眠、情绪低落情况稍有改善，肢体震颤、僵硬等表现同前，大便不顺畅，稍干结。在原方基础上加枳壳15g，火麻仁30g。煎服法同前，续服7剂。

三诊：患者睡眠质量改善，晨起精神状态良好，日间不会因困倦而影响正常生活，情绪改善，较少出现情绪低落。自觉肢体拘紧状态较前改善，大便顺畅。

按语：患者病程相对较短，处于帕金森病早期，体质相对壮实，偏于实证。结合睡眠质量差、梦多、情绪低落及舌脉等表现，考虑辨证属少阳气郁、痰火内扰，予柴胡加龙骨牡蛎汤加减以疏少阳，清痰火，镇肝风。柴胡加龙骨牡蛎汤由小柴胡汤化裁而来，以小柴胡和解少阳、宣畅枢机，故能使气机调畅、三焦畅达，可改善情绪低落。本案患者使用柴胡加龙骨牡蛎汤加减，原方去生姜、大枣等温热之品，防止过伤阴血；易桂枝为肉桂，守而不走，以助膀胱气化；铅丹为有毒之品，易为磁石，与龙骨、牡蛎共奏安神息风之效；柴胡、黄芩和解少阳；黄芩、半夏、大黄、茯苓有清热泻浊之功；党参固护脾胃。经治疗，患者情绪、睡眠等症状较前改善，运动症状也随之好转。嘱患者适当运动，促进气血运行，以防气血郁滞。

2. 广东省中医院名中医雒晓东教授采用桂枝加葛根汤治疗帕金森病疼痛医案

患者，女，69岁。患者肢体震颤、动作迟缓3年，项背部僵痛1个月。患者于2016年开始出现动作迟缓、肢体震颤，左侧肢体明显，面部表情减少，夜间喊叫，大便秘结，反复于当地医院就诊，诊断为帕金森病，服用吡贝地尔缓释片，此后病情进展，1年前开始情绪低落，嗅觉减退，便秘加重，4~5日一行。近1个月出现项背部疼痛，伴紧缩感，夜间及受寒后明显，舌暗红，苔薄白，脉弦紧，遂来诊。神经系统查体：神清，面部表情减少，前倾屈曲姿势，小碎步，左侧摆臂减少，行走拖步，四肢肌张力增高，左侧明显，四肢肌力5⁻级，左侧肢体可见静止性震颤，四肢腱反射（++），双侧巴宾斯基征（-）。西医诊断：帕金森病疼病；中医诊断：颤病、痹证（太阳经证）。治法：调和营卫，温经通络。处方：桂枝加葛根汤。桂枝15g，葛根60g，白芍30g，生姜20g，大枣15g，炙甘草20g，酒大黄5g，火麻仁30g，枳壳15g。7剂，每日1剂。

患者服药后诉项背部疼痛明显减轻，续服4剂以巩固疗效。

按语：关于帕金森病引起的相关疼痛，古代医家素有立论。清代程钟龄《医学心悟》载："问曰：四肢拘急，何以是太阳证？答曰：寒主收引，热主舒伸。"《素问·皮部论》曰："寒多则筋挛骨痛，热多则筋弛骨消。"故拘急为太阳感寒证。帕金森病患者疼痛多以脊背疼痛为主，故从太阳寒凝论证；而治太阳寒证，则以桂枝加葛根汤见长。然单纯应用桂枝加葛根汤常效力不足，若患者阳气虚衰明显，加熟附子、肉桂壮少阴之气，同时可配合芍药甘草汤以滋养营阴、柔肝舒筋，或加川乌、郁金、延胡索等温经通络、疏肝止痛之药，方起舒筋通络止痛之效。

3. 广东省中医院名中医雒晓东教授采用乌头桂枝汤治疗帕金森病疼痛医案

郭某，女，69岁。患者行动迟缓，肢体拘急5年余，加重伴肢体、腰背部疼痛1月余。患者于2011年开始出现动作缓慢，情绪低落，言语低沉含糊，逐渐出现右侧肢体僵硬乏力，曾在当地医院就诊，诊断为帕金森病，先后服用金刚烷胺、多巴丝肼等药物治疗，病情逐渐进展，3年前病情波及左侧肢体，嗅觉差，夜间眠差，噩梦频频，偶有夜间惊叫，小便频，大便偏干、费力难解，2日1行。近1个月，患者出现肢体及腰背部疼痛不适，舌淡，苔白，脉弦，遂来求治。患者既往对磺胺过敏。神经系统检查：神清，面部表情减少，前屈姿势，步态细碎缓慢，无静止性震颤，双上肢摆动幅度小，精细动作笨拙，四肢肌力4⁻级，四肢肌张力呈铅管样增高，以右侧肢体明显，双上肢腱反射（++），双下肢腱反射（+），双侧巴宾斯基征（-）。西医诊断：帕金森病疼痛；中医诊断：痹证（营卫不和，寒凝血滞，筋失濡养）。治法：兴阳驱寒，温运气血，调和营卫。处方：制川乌15g（先煎），桂枝30g，赤芍、白芍各30g，生姜15g，大枣15g，葛根60g，延胡索30g，香附

15g，炙甘草 10g。14 剂，每日 1 剂。

患者服用上方 14 剂，诉肢体及腰背部疼痛明显减轻，继予 7 剂巩固治疗。7 剂后患者诉肢体及腰背部疼痛基本缓解。

后患者复诊，诉近期出现大便干燥，费力难解，甚至一周一行，伴干咳不适，口臭，口黏，口苦，胃脘胀满不适，食后尤甚，自觉心烦，易激惹，易发火，曾自用开塞露，疗效欠佳，舌红，苔黄白腻，脉弦，遂再次来院就诊。西医诊断：帕金森病合并便秘；中医诊断：便秘（肝气不舒，肺气郁闭）。治法：疏肝宣肺。处方：柴胡 25g，桔梗 15g，杏仁 9g，紫苏 15g，郁金 15g，郁李仁 15g，当归 15g，玄参 15g，枳实 15g，川厚朴 15g，酒大黄 5g，陈皮 5g。7 剂，每日 1 剂。

患者服药 7 剂后，口臭、口苦、口黏好转，干咳、胃脘胀满减轻，大便干燥较前明显改善，二三日一行，舌红，苔白略腻，脉弦。效不更方，继续守方调服。

按语：在临床上，帕金森病患者会合并诸多非运动症状，而这些非运动症状往往是影响帕金森病患者生活质量的重要因素。该患者来诊时最大的困扰是帕金森病疼痛。雒晓东认为，本案的病机为营卫亏虚，风寒湿邪稽留，针对此病机，运用调和营卫、祛风散寒、除湿止痛的方法，选用乌头桂枝汤加减治疗。患者再次来诊时，严重影响患者生活质量的是便秘。现在越来越多的学者认为，帕金森病患者自主功能障碍的常见表现之一为便秘，早于帕金森病运动症状前，便秘就长期存在。雒晓东提出，患者二次来诊时，四诊合参，当属肝郁肺阻之证，病机为肝气郁结，气机壅滞，致大肠传导失职，积滞内停，出现便秘、胃脘胀满；肝气犯胃，日久化热，出现口臭、口黏、口苦诸症；肺与大肠相表里，大肠传导失职，可致肺气不降，出现干咳。故治疗当用疏肝宣肺通便之法，以柴胡、陈皮、郁金疏肝解郁；桔梗、杏仁、紫苏宣畅肺气；郁李仁润肠通便；当归、玄参滋阴养血润燥；枳实、川厚朴消积理气行滞，以助大便之通；酒大黄荡涤肠胃。整个处方体现了"上病下取""下病上取""正本清源，启上通下"之效。便秘在临床多见，疾病看似简单，但往往严重影响患者的生活质量，给患者造成很大的困扰。临证治疗便秘，切记要从津液和动力两方面入手，常可取得较好的效果。

4. 广东省名中医庄礼兴教授采用小柴胡汤治疗帕金森病异动症医案

患者，女，76 岁。患者右上肢不自主震颤 7 年余，加重伴头部及四肢不自主抖动 2 个月。患者 7 年前无明显诱因出现右上肢不自主震颤，伴行动迟缓，诊断为帕金森病。规律服用多巴丝肼片，每次 125mg，每日 3 次；恩他卡朋片，每次 200mg，每日 3 次；卡左双多巴控释片，每次 1/2 片（含 25mg 卡比多巴及 100mg 左旋多巴），每日 3 次；盐酸普拉克索片，每次 0.125mg，每日 3 次。症状可基本缓解，病情稳定。2 个月前患者病情加重，开始出现头部及四肢不自主抖动，行动迟缓，未接受系统治疗，现为求进一步治疗前来就诊。刻下症：头部及四肢不自主抖动，早晨、下午及夜间异动频繁，服用抗帕金森病药物约15分钟后出现，其余时间常肢体僵硬，行动迟缓，肢体感觉无明显异常，纳可，入睡困难，夜间易醒，醒后难入睡，大便难解，三四日一行，便质干结如羊屎状，舌尖红，苔薄黄，脉弦。查体：神志清楚，面具面容，言语清晰，慌张步态，行走速度慢，四肢肌力5⁻级，四肢肌张力稍高，呈铅管样强直，病理反射未引出。统一帕金森病评分量表第3部分运动功能（UPDRS-Ⅲ）评分34分，第4部分并发症（UPDRS-Ⅳ）评分15分。西医诊断：帕金森病异动症；中医诊断：颤证（少阳枢机不利证）。治法：和解少阳，通利枢机。处方：小柴胡汤加减。北柴胡15g，黄芩10g，法半夏15g，生姜10g，党参15g，大枣15g，炙甘草5g，白芍30g，姜厚朴15g，冬瓜仁30g，酸枣仁15g，首乌藤15g。7剂，每日1剂，水煎煮至250mL，早晚2次温服。嘱患者继续服用抗帕金森病药物，剂量保持不变。

二诊：患者诉早晨、下午及夜间头部及四肢异动症状较前有所缓解，其余时间肢体僵硬、行动迟缓较前稍好转，口干，纳可，睡眠情况未改善，大便二三日一行，便质仍干结，舌尖红，苔白，脉弦。初诊方基础上加石斛15g，女贞子15g，墨旱莲15g。7剂，煎服法同前。嘱患者继续服用抗帕金森病药物，剂量保持不变。

三诊：患者诉异动症状均明显减轻，其余时间肢体僵硬、行动迟缓明显好转，纳可，睡眠情况未见改善，大便日一行，质软成形，舌边尖红，苔薄白，脉弦细。初诊方去酸枣仁、首乌藤；冬瓜仁减至15g；加龙骨30g（先煎），牡蛎30g（先煎）。7剂，煎服法同前。嘱患者继续服用抗帕金森病药物，且剂量保持不变。

四诊：患者诉现已无明显异动症状，肢体较灵活，行动较流畅，纳可，睡眠较前好转，夜间仍易醒，但醒后易入睡，大便调，舌淡红，苔薄白，脉弦。继续予三诊方7剂，煎服法同前。嘱患者继续服用抗帕金森病药物，剂量保持不变，不适随诊。

后门诊随访3个月，患者诉异动症状控制满意，行动稍迟缓，肌张力稍高，纳可，眠可，二便调，无口干、口苦，无其他不适症状，舌淡红，苔薄白，脉弦。UPDRS-Ⅲ评分15分，UPDRS-Ⅳ评分10分。嘱患者按时服用抗帕金森病药物，不适随诊。

按语：此患者左旋多巴诱导的异动症诊断明确，异动症状在服药后15分钟左右出现，属于双相型，辨证属少阳枢机不利。邪郁少阳，枢机不利，引动肝风，经筋开阖失常，开阖过度则见异动频繁，开阖受阻则见肌张力升高，肢体僵硬，行动迟缓；邪气郁滞，郁而化热、化火，故见大便难解、舌尖红、苔薄黄、脉弦。久病愁思郁结，肝魂不宁，心神受扰，故见睡眠不佳。方予小柴胡汤加减以和解少阳、调达枢机、疏理肝胆，佐以白芍柔肝舒筋，姜厚朴、冬瓜仁行气通便，酸枣仁、首乌藤养心安神。二诊时，患者早晨、下午及夜间异动症状较前有所缓解，眠差，大便难解，便质干结，口干，舌尖红，苔白，脉弦，乃少阳邪火伤阴，故予初诊方加石斛、女贞子、墨旱莲滋阴。三诊异动症状明显减轻，睡眠仍未好转，大便得解，无口干，提示肠腑之气得以舒畅，阴津得以滋养，然仍有心神受扰，故予初诊方去酸枣仁、首乌藤，冬瓜仁剂量减半，加龙骨、牡蛎重镇安神。四诊时，患者已无明显异动，肢体活动较灵活，睡眠较前好转，提示少阳枢机得以条达，心神得安，故继续予三诊方。门诊随访 3 个月，患者诉异动症状控制满意，无其余不适，治疗显效。在治疗过程中，庄礼兴根据患者运动症状的特点辨为少阳枢机不利型，方以小柴胡汤和解少阳，调达枢机，补虚泻实，随症加减，最终患者异动症状得到控制。

🎙 （三）临床研究

中医药治疗帕金森病具有显著优势，临床上经方治疗帕金森病已经取得了诸多研究成果。乌梅丸、真武汤、芍药甘草汤、酸枣仁汤、柴胡加龙骨牡蛎汤等是目前帕金森病临床研究的常用处方。

郑春叶等采用小样本随机对照试验，对比多巴丝肼和乌梅丸治疗帕金森病的疗效，结果显示乌梅丸加减方能显著改善帕金森病患者的整体非运动症状，对睡眠障碍、便秘疗效确切，同时乌梅丸具有敛肝息风、养血濡筋等功效，可缓解帕金森病的运动症状。

李彬用真武汤加减治疗 32 例帕金森病，结果显示，以真武汤为主治疗帕金森病能有效缓解和控制震颤、僵直等主要临床症状，还能够缓解疼痛、流涎、多汗、下肢肿胀等伴随症状，明显提高患者的生存质量。

周晓辉采用小样本随机对照试验，发现一贯煎合芍药甘草汤联合多巴丝肼治疗可以显著改善多巴丝肼患者的肌肉强直和震颤麻痹，从而提高患者的生活质量。

除此之外，中药经方还可以调整肠道菌群，促进益生菌的繁殖，提高患者的生活质量。周紫薇等发现柴胡加龙骨牡蛎汤加减方联合抗帕金森西药可显著改善帕金森患者的整体非运动症状，同时可以上调人体益生菌丰度，抑制致病菌生长，调整肠道菌群。

吞咽障碍在帕金森病中很常见，吞咽反射是用于评估吞咽障碍的简单方法，常用于评估帕金森病患者的吞咽障碍。有研究报道半夏厚朴汤可以显著改善帕金森病患者的吞咽反射，缩短吞咽时间，预防帕金森病患者发生吸入性肺炎。综上所述，中医经方治疗帕金森病患者具有显著的疗效，可提高患者的生活质量。

📖 （四）基础研究

中医经方治疗帕金森病在机制主要体现在减少神经元损伤、保护多巴胺能神经元、调节神经递质等方面。

柴胡加龙骨牡蛎汤可以调节多巴胺水平，缓解帕金森病大鼠的抑郁状态。康大力等长期进行应激刺激建立帕金森病伴慢性应激抑郁大鼠模型，并观察柴胡加龙骨牡蛎汤对慢性应激大鼠行为学及血浆促肾上腺皮质激素（ACTH）、皮质酮（CORT）浓度的影响，结果表明柴胡加龙骨牡蛎汤可抑制慢性应激引起的下丘脑 - 垂体 - 肾上腺轴（HPA）功能亢进，从而改善大鼠抑郁状态。

黄忠明采用纹状体注射 6- 羟多巴胺制作帕金森病痴呆大鼠模型，观察酸枣仁汤对帕金森病痴呆大鼠脑组织神经肽 Y（NPY）的影响，结果显示酸枣仁汤可显著改善帕金森病痴呆大鼠行为学异常，促进脑组织神经肽 Y 的释放，增加 5-HT、去甲肾上腺素（NE）等神经递质的含量，进而使神经元生存，促进脑内神经递质因子释放，发挥抗抑郁作用。刘彦云等采用中药系统药理学筛选酸枣仁汤的生物活性成分和靶点，并使用蛋白质数据库（UniProt）对其靶点进行标准化，一共预测了 135 种中草药成分和 41 个相应的靶点，结果表明，酸枣仁汤通过多组分、多靶点、多通路在帕金森病相关睡眠障碍的治疗中发挥着重要作用。

芍药甘草汤对帕金森病模型动物具有较好的神经保护作用。秦劭晨等采用腹腔注射 1- 甲基 -4- 苯基 -1,2,3,6- 四氢吡啶（MPTP）建立帕金森病小鼠模型，观察芍药甘草汤对小鼠的神经保护作用，发现芍药甘草汤能减缓运动障碍，提高黑质区胱抑素 -C（Cys-C）、SOD、谷胱甘肽过氧化物酶（GSH-Px）、酪氨酸羟化酶（TH）和 Bcl-2 的水平，减少神经元特异性烯醇化酶（NSE）、MDA、α- 突触核蛋白（α-syn）和 Bax 的含量，抑制氧化损伤和细胞凋亡，保护帕金森病小鼠神经元。赵贝贝等采用纹状体注射 6- 羟多巴胺制备帕金森病大鼠模型，予以芍药甘草汤干预，结果显示芍药甘草汤可有效调节帕金森病大鼠脑内神经递质水平，提高黑质区酪氨酸羟化酶的水平，缓解肌强直，提高大鼠自主活动度，抑制 PI3K/Akt/mTOR 通路，促进自噬，保护帕金森病大鼠黑质区神经元。黄汝成等采用单侧纹状体损毁术建立帕金森病大鼠模型，以芍药甘草汤进行干预，结果显示芍药甘草汤可调节帕金森病大鼠神经递质多巴胺（DA）、高香草酸（HVA）、乙酰胆碱（Ach）水平，缓解肌强直，提高帕金森病大鼠的自主活动度。

当归芍药散是治疗帕金森病的常用方剂，倪炯臣等采用网络药理学方法发现，当归芍药散可通过作用于白细胞介素 -6、血管内皮生长因子 A、肿瘤坏死因子、过氧化氢酶、前列腺素内过氧化物合酶 2 等多靶点，调节 TNF 信号通路、钙信号通路、缺氧诱导因子 1 信号通路、Toll 样受体信号通路等，发挥治疗帕金森病的作用。还有研究采用细胞实验进行验证，发现当归芍药散可调节 PINK1、Parkin、α-syn、Caspase-9、Caspase-3 等蛋白的表达水平。

真武汤是治疗阳虚型帕金森病的常用经方。有研究者用真武汤干预以 MPTP 建立的帕金森病小鼠模型，结果显示真武汤能改善模型小鼠游泳实验、悬尾实验及旷场实验等行为学评分，其机制可能与调节纹状体、额叶皮质区 DA、HVA、5-HT、5- 羟基吲哚乙酸（5-HIAA）等神经递质水平相关。

三黄泻心汤对帕金森病模型多巴胺能神经元具有较好的保护作用。有研究报道，三黄泻心汤可缓解 1- 甲基 -4- 苯基吡啶（MPP$^+$）诱导的中脑多巴胺能神经元丢失和死亡，其机制可能与减轻氧化应激损伤、减少细胞凋亡相关。动物实验发现，三黄泻心汤预处理能减少帕金森病造模剂 MPTP 诱导的酪氨酸羟化酶阳性多巴胺能神经元丢失，改善 MPTP 模型小鼠的运动功能。

小 结

小柴胡汤、柴胡加龙骨牡蛎汤、乌梅丸、芍药甘草汤、真武汤、肾气丸、酸枣仁汤、半夏厚朴汤和三黄泻心汤等是目前治疗帕金森病的常用经方，能改善帕金森病患者的震颤、肌强直和动作迟缓等运动症状，以及焦虑、抑郁、失眠、吞咽困难、便秘等非运动症状。其机制可能与调节肠道菌群、调节神经递质、保护多巴胺能神经元相关。

参考文献

[1] 孙雪，梁建庆，何建成，等.帕金森病的中医辨证治疗 [J].西部中医药，2021，34（2）：131-133.

[2] 许铠瀚，李嘉玲，段礼宁，等.庄礼兴分型论治左旋多巴引发的帕金森病异动症经验 [J].中医杂志，2023，64（21）：2179-2183.

[3] 张丽萍，裘辉，陆佳宁，等.裘昌林学术经验述要 [J].浙江中医杂志，2023，58（9）：625-627，622.

[4] 郑春叶，雒晓东.雒晓东辨治帕金森病学术思想与经验探析 [J].中国民间疗法，2018，26（8）：6-10.

[5] 郑春叶，吕少华，雒晓东.雒晓东主任治疗各种帕金森病非运动症状经验 [J].中国医药导报，2019，16（4）：6.

[6] 陆艳.李果烈教授辨治中医脑病学术思想及临床经验研究 [D].南京：南京中医药大学，2016.

[7] 李彬，冯毅，周德安.真武汤加减治疗帕金森病 32 例临床观察 [J].中国中医药信息杂志，2006（11）：73-74.

[8] 沈颀，李哲，苏巧珍，等.柴胡加龙骨牡蛎汤治疗帕金森病的理论与实践概述 [J].中国临床新医学，2022，15（12）：1112-1116.

[9] 吕少华，毛振辉，雒晓东.雒晓东治疗帕金森病相关疼痛的经验总结 [J].中国民间疗法，2020，28（18）：22-25.

[10]郑春叶，连新福，詹秀菊，等.乌梅丸加减治疗帕金森病疗效评价 [J].中华中医药杂志，2013，28（3）：857-859.

[11]周晓晖.帕金森综合征应用多巴丝肼联合一贯煎合芍药甘草汤加虫类药物治疗效果 [J].中国中医基础医学杂志，2014，20（5）：646-648.

[12]LIU Y，YU L，ZHANG J，et al.Network pharmacology‑based and molecular docking‑based analysis of Suanzaoren decoction for the treatment of Parkinson's disease with sleep disorder[J].BioMed Research International，2021，2021（1）：1752570.

[13]周紫薇，张姝媛，都文渊，等.柴胡加龙骨牡蛎汤加减对帕金森病非运动症状及对肠道菌群的影响研究 [J].河北中医，2023，45（5）：717-722.

[14]IWASAKI K，WANG Q，SEKI H，et al.The effects of the traditional Chinese medicine，"Banxia Houpo Tang（Hange-Koboku To）" on the swallowing reflex in Parkinson's disease[J].Phytomedicine，2000，7（4）：259-263.

[15]康大力，瞿融，朱维莉，等.柴胡加龙骨牡蛎汤对抑郁动物下丘脑‑垂体‑肾上腺轴的影响 [J].

中国临床药理学与治疗学，2005（11）：1231-1235.

[16]黄忠明.酸枣仁汤对帕金森病抑郁大鼠行为学及脑内 5-HT 表达的影响 [J]. 中国老年学杂志，2022，42（12）：3089-3091.

[17]秦劭晨，王爱梅，李若瑜.芍药甘草汤加减对 MPTP 诱导的帕金森病模型小鼠的影响 [J]. 中国实验方剂学杂志，2019，25（13）：15-21.

[18]赵贝贝，崔晓峰，金远林，等.芍药甘草汤通过调控 PI3K/Akt/mTOR 通路对帕金森病大鼠多巴胺能神经元自噬的影响 [J]. 中成药，2023，45（9）：3058-3062.

[19]黄汝成，赵贝贝，孔杰，等.芍药甘草汤对帕金森病大鼠脑内神经递质及肌强直的影响 [J]. 中医学报，2019，34（4）：760-765.

[20]倪炯臣，张雷雷，李思诗，等.基于网络药理学方法探讨当归芍药散治疗帕金森病的作用机制 [J]. 广西医学，2022，44（9）：1003-1012.

[21]LI X M，MA H B，MA Z Q，et al.Ameliorative and neuroprotective effect in MPTP model of Parkinson's disease by Zhen-Wu-Tang（ZWT），a traditional Chinese medicine[J].Journal of Ethnopharmacology，2010，130（1）：19-27.

[22]LO Y C，SHIH Y T，TSENG Y T，et al.Neuroprotective effects of San‐Huang‐Xie‐Xin‐Tang in the MPP+/MPTP models of Parkinson's disease in vitro and in vivo[J].Evidence‐Based Complementary and Alternative Medicine，2012，2012（1）：501032.

十二、肝豆状核变性

肝豆状核变性是一种常染色体隐性遗传的铜代谢障碍性疾病，以铜代谢障碍引起的肝硬化、基底节损害为主的脑变性疾病为特点。目前，对肝豆状核变性发病机制的认识已深入分子水平。肝豆状核变性好发于青少年，男性比女性稍多，如不恰当治疗将会致残甚至死亡。临床表现主要为神经系统损害，认知功能障碍作为肝豆状核变性常见的非运动症状，可表现为注意、理解、记忆、视空间及执行功能障碍。肝豆状核变性也是少数几种可治的神经遗传病之一，关键是早发现、早诊断、早治疗。

（一）名医经验

全国名中医、岐黄学者杨文明教授从阳明论治湿热型肝豆状核变性经验

正常人体内的铜主要来源于水谷饮食，主要通过胃肠吸收和胆汁排泄保持动态平衡，依靠肝脏贮存和调节。故杨文明认为，阳明阖降失司致铜毒留滞是本病发病的基础，阳明燥化失常致湿热内生。对于女性患者，阳明湿热致冲脉失调，扰乱经水月行。基于此，杨文明根据《伤寒论》第206条："阳明病，面合色赤，不可攻之，必发热，色黄者，小便不利也。"主张阳明热证与腑实相兼，不应单纯使用下法，而应清下同用，因下后有形结聚去，但无形之热仍在与水湿互结，郁蒸于表，湿热发黄，临床常运用三黄泻心汤化裁的肝豆汤。对于合并肾虚的湿热证肝豆状核变性，加用何首乌、枸杞子、川牛膝等健脾固肾之剂。

（二）名医医案

全国名中医崔世麟教授运用苓桂术甘汤合二陈汤治疗肝豆状核变性医案

罗某，男，23岁。患者手足抖动，说话不清，流涎10年。患者自1981年起渐行动费力，上下肢不自主抖动，言语含混，黏涎盈颐，脘痞，腹部膨隆。1986年底，患者于某医学院诊断为肝豆状核变性，服青霉胺略减轻。1986年因缺该药，随之症状加剧。近

2 年，患者行走更觉动作迟缓僵笨，肢体震颤，今年步履维艰。刻下症：苔腻，脉滑，口涎连绵难休，肢强挛缩，抖动不已，腹胀痞满，纳谷欠香。家族中 1 兄 1 弟均少年起病，死于肝豆状核变性。检查：角膜色素环（K-F 环）（+），四肢肌张力铅管样增高，肝于肋下 5cm 可触及，无压痛，脾左肋下可触及，铜蓝蛋白 0.02g/L。西医诊断：肝豆状核变性。因患者青霉素皮试阳性，予中药治疗。辨证论治证属中州阳微，痰湿内留。治宜悦脾醒胃，化湿祛痰。处方：苓桂术甘汤合二陈汤。茯苓 12g，桂枝、白术、陈皮各 10g，甘草 3g。

患者服药 30 余剂后，震颤减轻，口涎已收。

按语：崔世麟在纷乱的临床表现中紧抓脘痞与涎黏两点，从脾胃论治，脾胃气复，中阳振，阴霾自散，湿浊得化。该例最初为震颤妨碍进食咀嚼，影响言语和书写，然后唾涎外流，呈"面具脸"，实际上肝部疾患早已发生，仅不易被察觉。

（三）临床研究

目前，中医经方治疗肝豆状核变性的临床研究较少，在此不做讨论。

（四）基础研究

中医经方治疗肝豆状核变性的机制研究已取得了部分成绩。

茵陈五苓散可以调节脂质代谢。刘宇等采用高铜饲养喂饲法进行肝豆状核变性小鼠模型的制备，将茵陈五苓散通过腹腔灌胃注入肝豆状核变性小鼠体内，其余组用硫酸铜灌胃，并观察 ATP7B siRNA 转染 24 小时、48 小时、72 小时后 HepG2 细胞的转染效率及固醇调节元件结合蛋白（SREBP1）mRNA 和蛋白表达，结果说明茵陈五苓散可上调 SREBP1 水平，进而改善肝脏组织脂质代谢障碍。

小　结

苓桂术甘汤、茵陈五苓散是目前治疗肝豆状核变性的临床常用经方，能改善肝豆状核变性患者的临床症状。其机制可能与上调 SREBP1 水平、改善肝脏组织脂质代谢障碍相关。中医经方对于肝豆状核变性的基础研究甚少，缺乏对于这方面的高级证据支撑。因此，科研人员今后应进一步加强本领域研究的广度和深度，丰富中医药经方治疗肝豆状核变性的科学内涵。此外，有关中医药经方在治疗肝豆状核变性的名医医案较少，笔者仅查询到少量文献，在现有数据库中查询不到更多高质量的文献报道。

参考文献

[1] 宋宇琪，杨文明，杨玉龙，等.从阳明论治湿热型肝豆状核变性[J].江西中医药大学学报，2025，37（2）：4-8.

[2] 崔世麟.肝豆状核变性的中医治疗[J].上海中医药杂志，1992（10）：7-10.

[3] 刘宇，朱宏，李若梦，等.固醇调节因子结合蛋白-1在肝豆状核变性脂代谢中的作用及茵陈五苓散对其影响的研究[J].中华中医药杂志，2020，35（1）：346-349.

十三、癫痫

癫痫是多种原因导致的脑部神经元高度同步化异常放电所致的临床综合征，临床表现具有发作性、短暂性、重复性和刻板性的特点。异常放电神经元的位置不同及异常放电波及的范围差异，导致患者的发作形式不一，可表现为感觉、运动、意识、精神、行为、自主神经功能障碍或兼有之。临床上每次发作或每种发作的过程称为痫性发作，一个患者可有一种或数种形式的痫性发作。在癫痫发作中，一组具有相似症状和体征特性所组成的特定癫痫现象统称为癫痫综合征。

（一）名医经验

1. 岐黄学者马融教授采用桂枝加桂汤治疗小儿癫痫经验

马融认为，小儿癫痫的主要病机为痰伏脑络，气机逆乱，窍闭风动。痰伏脑络是病理基础，气机逆乱是启动因素，治疗须以顺气、豁痰、息风为要，而又当以顺气为先，气机通畅，则邪有出路，痰化风息，而痫证自止。桂枝加桂汤出自《伤寒论》，为治疗奔豚病的经典方剂。奔豚病以发作性气从少腹上冲心胸，发作欲死，复还止为主要特征，与癫痫临床表现相似。马融拓宽辨治思路，临床运用桂枝加桂汤治疗小儿癫痫，以桂枝、白芍、干姜、大枣、甘草、沉香、全蝎为基础方，方中重用桂枝"不特御寒且制肾气，又味重则能达下"，干姜易生姜取其温中降逆止呕之力更强，加沉香助其降逆气，加全蝎佐其息风止搐。全方共奏温通降逆、平冲止搐之功，收效甚佳。

2. 辽河医派著名医家胡万魁先生采用小青龙散治疗癫痫经验

胡万魁守仲景之法，从饮论治癫痫，认为肝气郁结，疏泄失常，横犯脾胃，脾失健运，饮邪内停，引动经络是癫痫发病的主要原因。胡万魁采百家之长，创新小青龙汤剂型发挥，改汤为散，师古不泥，古为今用，治疗癫痫颇有心得。其所著的《古方今病》中记载了其运用经方与时方变通剂型转换与药物增减，令痫疾消灭，莫不奏效。他运用小青龙汤，改汤为散，治疗癫痫昏迷，痊愈者颇多。

3. 全国著名经方大师王付教授采用加味桂枝茯苓丸治疗癫痫经验

桂枝茯苓丸出自《金匮要略·妇人妊娠病脉证并治》，本治妇人癥病，具有化瘀生新、调和气血的功效。王付本着辨证论治的原则，开辟了一条活血化瘀之经方治疗癫痫的幽径。王付以桂枝茯苓丸为基础方加味组方，如痰盛加胆南星、石菖蒲。《本草纲目》指出，胆南星："治惊痫，口眼歪斜，喉痹，口舌疮糜，结核，解颐。"石菖蒲开窍宁神，化湿和胃，善治痰蒙神机之癫痫抽搐。瘀血甚者加虫类搜络之品如虻虫、水蛭。虫类药乃血肉有情之品，其性攻冲走窜，搜剔滞留经络间的瘀滞，络道通畅，气血行，脑髓得以荣养。虚者加红参、黄芪以益气养血。郁甚加柴胡、枳实来疏肝解郁，理气行滞。这些丰富了活血化瘀法在中医学治疗癫痫方面的应用。

（二）名医医案

1. 辽河医派著名医家胡万魁先生采用小青龙散治疗癫痫医案

牛某，男，25岁。患者原系河北人，背井离乡于辽宁做杂役，琐事繁多，工作辛苦，外加家乡年景收成较差，心系家乡，苦闷不舒，抑郁不乐，某日饭后睡于冷榻凉房，卒发抽搐，时发时止。发时患者不省人事，两目上视，项背强直，角弓反张，牙关紧闭，汤水不入，手足尚温，指甲青白，每次发作20分钟左右。发后精神状态较差，出现行动不便，言语不利，食欲降低，唇淡舌淡，脉微弦。多方诊治，认为此病为癫痫，由痰气郁结化火所致，他医投以羚羊角、犀角（现用替代品）、黄芩、黄连、大黄、芒硝等药，服用无效，更服琥珀丸、牛黄丸等，罔效。胡万魁诊为痰饮内停，浊饮上犯，引动经络，治以辛散水饮，窜通经络，投以小青龙汤，原方改汤为散。处方：麻黄9g，五味子3g，白芍9g，细辛3g，干姜6g，桂枝9g，半夏9g，炙甘草9g。早晚分服。

患者服药5日后，遍身微汗，疾病发作时间缩短，明显好转，间隔时间延长；又服5日后，共发作3次，患者能正常饮食，肢体轻巧灵活，语言流利不涩；继服10日，抽搐已止，病告痊愈，未再复发。

按语：癫痫一病，诸医家多责于痰与风，治以重坠镇惊、息风泄热，多用苦寒清凉之品，系硝、黄、犀（现用替代品）、羚、芩、连等，诸医家运用多方治之无效。《幼幼集成·痫证》指出，痫证患者多"肌肥面白，神慢气怯"，并非先天不足，而是苦寒重镇攻伐太过，伤气伤血，气血被伐，筋脉失于濡养，而致癫痫抽搐更甚。胡万魁审查病因，观患者面色无华、手足尚温、神疲乏力、食少便溏、指甲青白、食欲降低、唇淡舌淡等，知其脾虚生饮，察其百忧感其心，万事劳其形，此乃患病之伏机也，脉弦提示火郁于内，加之睡冷榻凉房，寒侵于外，内热外寒，相引相斥，发而为病。胡万魁从饮论治，确立处方小青龙散解除表寒，辛散内郁，药到病除。患者服药 5 日后遍身微汗，使饮邪有所出路，诸症悉愈。

2. 岐黄学者马融教授采用旋覆代赭汤治疗胃虚痰阻、肝胃气逆证小儿癫痫医案

胡某，9 岁。家属诉患者疑因情绪受到刺激，突然意识丧失，双目右上斜视，牙关紧闭，口周发白，四肢强直抽搐，未出现二便失禁，约持续 1 分钟后缓解，缓解后无不适。现患者平均每月发作 2 次，发作时表现为意识丧失，双目右上斜视，双手握固，不伴四肢抽搐，持续 4 ~ 5 分钟，被家人唤醒后左侧前额疼痛，头晕，呕吐 2 ~ 3 次。患者平素无不适，纳可，寐安，二便调，舌淡红，苔白，脉滑。处方：涤痰汤加减。石菖蒲 15g，胆南星 6g，天麻 15g，川芎 10g，陈皮 10g，茯苓 15g，羌活 10g，铁落花 10g，煅青礞石 10g，煅磁石 15g，炒僵蚕 10g，麸炒枳壳 10g，甘草片 6g，党参片 10g，清半夏 10g，全蝎 3g，菊花 10g，蜈蚣 1 条，并加用奥卡西平。

二诊：患者服药后平均 1 个月至 1 个半月发作 1 次，表现大致同前，仍属控制不佳。处方：柴桂龙牡汤。北柴胡 10g，龙骨 15g，牡蛎 15g，党参片 10g，黄芩片 10g，白芍 15g，炒僵蚕 10g，干姜 6g，甘草片 6g，煅磁石 15g，清半夏 10g，全蝎 3g，沉香 3g。

患者服药后 2 周发作 2 次，表现为意识丧失，四肢强直抽搐，双目紧闭，口唇发绀，持续 2 分钟，家长呼唤及按水沟后缓解，缓解后头痛，恶心呕吐。故又改回涤痰汤加减治疗，仍然控制欠佳，平均 1 个月发作 1 次。

三诊：家长代诉，前日患者发作 3 次，表现为意识丧失，双目凝视，双手反弓，全身僵直，持续 3 ~ 4 分钟，被家长唤醒后感觉前额疼痛，头晕，呕吐 2 ~ 3 次，为胃内容物，吐后头晕缓解。舌淡红，苔薄白，脉弦滑。马融反复斟酌患者的症状、体征后，投以旋覆代赭汤。处方：旋覆花 10g，煅赭石 10g，清半夏 10g，大枣 3 枚，吴茱萸 3g，党参 15g，醋青皮 10g，生姜 3 片，全蝎 3g，佛手 10g，玫瑰花 10g，沉香 3g，藁本 10g，蜈蚣 1 条，甘草片 6g。

患者服用此方后即未见发作。后守方加减，随访 8 个月，患者未再发作。

按语：本案患者因平素脾胃运化不利，水湿积聚为痰，阻滞气机，加之土虚木乘，肝风内动，肝胃之气夹痰上逆，痰蒙神窍，发为癫痫。患者脉象滑或弦滑，滑为痰象，弦为肝脉。故本病属胃虚痰阻、肝胃气逆证，病位在肝、脾、胃，治法当以健脾疏肝为本，降逆化痰为标。因此马融选用旋覆代赭汤降逆化痰。方中旋覆花下气消痰，降逆止呕；代赭石质重而沉降，善镇冲逆，下痰涎；生姜、半夏和胃降逆以止呕，宣散水气以化痰；党参、大枣、甘草益脾胃，补气虚，扶助已伤之中气；并在此基础上加用吴茱萸降厥阴、阳明之逆气；青皮疏肝理气，沉香降气化痰；玫瑰花、佛手柔肝行气；全蝎、蜈蚣通经络，止惊厥；藁本引清气上行，使逆气下降，兼止头痛。全方共奏疏肝和胃、降逆化痰、息风通络之功。本案初诊时，马融投以涤痰汤、柴桂龙牡汤等治疗癫痫的验方，但疗效欠佳，究其原因如下：涤痰汤主要针对脾虚痰盛、痰蒙神窍、阻塞经络而发的癫痫，重在健脾祛痰，开窍息风，镇惊止痉，较前方欠缺疏肝及降脏腑经脉逆气之力，故疗效欠佳。柴桂龙牡汤主要针对胆枢机不运、胆火扰心型癫痫，此类患者因胆气上逆可见头晕、头痛、呕吐等症状，但其头晕、头痛并不局限于前额，且诸症平素即可见，情绪不宁时加重，平素亦可见心烦不安、脾气暴躁、夜寐不安，或合并神经症，此为枢机不利、胆火扰心所致。较旋覆代赭汤，柴桂龙牡汤和解少阳枢机、安神定志之力强，而祛痰降逆、调和肝脾之力不及，故疗效不佳。

3. 著名方剂学专家邓中甲教授采用半夏厚朴汤治疗癫痫医案

陈某，女，52岁。患者有癫痫病史，春冬易发作，过去1年发作2次，生活如常，但精神容易紧张，情绪忧郁，遂来我处就诊。刻下症：精神尚可，心中有焦虑，喉中有痰难咳出，纳眠尚可，其余未诉特殊不适，舌淡，苔薄黄腻，脉弦滑。辨证为痰阻气滞。处方：半夏厚朴汤合温胆汤加味。法半夏12g，厚朴15g，紫苏叶15g，生姜6g，陈皮12g，茯苓20g，竹茹15g，枳实15g，生甘草3g，牡丹皮15g，栀子15g，当归12g，白芍15g，柴胡15g，白术15g，紫菀15g，百部15g。4剂，水煎服。

二诊：1周后患者诉喉中黏痰感基本消失，情绪明显好转。处方：法半夏12g，厚朴15g，紫苏叶15g，生姜6g，陈皮12g，茯苓20g，竹茹15g，枳实15g，生甘草3g，柴胡15g，神曲10g，炒稻芽15g，炒莱菔子15g。再服10剂，巩固疗效，并嘱患者尽量保持心情舒畅。

后随访半年，患者诉发作次数减少。

按语：中医学称癫痫为"痫病"，俗称"羊痫风"，临床以突然意识丧失甚则仆倒，不省人事，强直抽搐，口吐涎沫，两目上视或口中如作猪羊叫声，移时苏醒，一如常人为特征。痫之为病，总以痰为主，每由风、火触动。《丹溪心法·痫》云："非无痰涎壅塞，迷闭孔窍。"邓中甲认为，此案为积痰内伏，方用半夏厚朴汤加温胆汤加味主治。温胆汤出自《三因极一病证方论》，云："温胆汤治心胆虚怯，触事易惊，或梦寐不祥，或异象惑，遂致心惊胆慑；气郁生涎，涎与气搏，变生诸证，或短气悸乏，或复自汗，或四肢浮肿，饮食无味，心虚烦闷，坐卧不安。"邓中甲用此方，加强半夏厚朴汤行气散结之功。考虑患者舌苔薄黄腻，有痰湿化热的倾向，加用牡丹皮、栀子宣发郁热；柴胡疏肝解郁，使肝气条达；当归、白芍养血活血，补肝体而助肝用；白术合茯苓健脾，还能燥湿化痰；紫菀合百部化痰止咳，增强化痰散结之功。诸药合用，共奏降逆散结、理气化痰之效。

4. 全国名中医张士卿教授采用柴胡加龙骨牡蛎汤治疗癫痫医案

刘某，男，44岁。患者反复神志丧失、倒地抽搐25年。患者25年前无明显诱因出现忽然尖叫、倒地抽搐、神志丧失、口吐白沫等症状，持续数十秒至数分钟缓解，每年发作10余次，发作后精神疲乏，头晕、头痛，且在感冒后容易发作，长期服用卡马西平、苯巴比妥等西药，病情控制不佳。近来发作频繁，现诊面色黧黑晦暗，舌暗红，苔白厚，边有齿痕，脉弦滑。中医诊断：痫证，证属痰瘀阻窍，风阳上扰。治以涤痰息风，化瘀通窍，镇惊安神。处方：柴胡加龙骨牡蛎汤合平痫汤加减。柴胡、当归、赤芍、白芍、茯苓、白菊花、白蒺藜、丹参各15g，黄芩、法半夏、桂枝、陈皮、郁金、石菖蒲、胆南星、蝉蜕、僵蚕、天麻（先煎）、青礞石（先煎）、焦神曲各10g，淡竹茹、炙甘草各6g，生龙骨、生牡蛎各30g（先煎），钩藤20g（后下）。

二诊：患者诉服药6剂后大发作1次，发作后头晕、头痛、记忆力减退，易感冒。去上方青礞石、焦神曲、丹参；予益智仁15g，生黄芪30g，防风、川芎各10g。继服6剂。

三诊：患者诉未再发作，头痛、头晕较前减轻。去前方石菖蒲、竹茹、益智仁、川芎；予天竺黄6g，代赭石20g，丹参15g。继服12剂。

患者服药后，病情基本得到控制，后以本剂，缓图以治本。

按语：癫痫是一种反复发作性的神志异常病证，临床以突然意识丧失，甚至仆倒，不省人事，强直抽搐，口吐涎沫，两目上视或口中怪叫，移时苏醒，醒后一如常人为主要证候。发作前可伴眩晕、胸闷等先兆，发作后疲倦乏力，有反复发作、缠绵难愈的特点。张士卿认为，癫痫的病因多为风、痰、瘀为患，治疗上应该重视对心、肝、脾的调理。对于本案患者，张士卿予以柴胡加龙骨牡蛎汤合其治疗癫痫经验方平痫汤加减（郁金、丹参、代赭石、天麻、僵蚕、石菖蒲）。两方合用，共奏平肝调脾、涤痰息风、化瘀通窍、镇惊安神之功，故获良效。

5. 湖南省名中医周慎教授应用柴胡加龙骨牡蛎汤治疗癫痫医案

徐某，男性，13岁。患者发作性抽动1年，加重3天。患者近1年出现发作性抽动，每于夜间睡眠中发作，历时1~3分钟，发作后如正常人，多次在某医科大学第一附属医院神经内科就诊，经脑电图诊断为癫痫，曾经用西药卡马西平治疗，仍每个月发作1次，遂自行停药2个月，近3天每个晚上均发作1次。现夜间睡眠中出现发作性抽动，口吐白沫，有尖叫，平时夜卧不安，心烦，纳食可，大小便正常，舌质红，苔薄白，脉弦细。查儿童觉醒脑电图广泛异常。西医诊断：癫痫；中医诊断：痫证，证属肝风痰浊。治法：平肝息风，化痰镇痫。处方：柴胡加龙骨牡蛎汤加减。柴胡10g，白芍30g，法半夏10g，黄芩10g，太子参15g，生龙骨30g（布包先煎），生牡蛎30g（布包先煎），白薇30g，当归 10g，郁金 10g，蝉蜕 10g，僵蚕 10g，酸枣仁 30g，磁石 30g（布包先煎），朱茯苓 10g，甘草 10g。7 剂。

患者先后服上方近 70 剂，夜间抽动一直未发作，遂自行间断服用上方，但 3 天前头部外伤，昨晚发作抽动 1 次，刻下无明显不适，舌质淡红，苔薄白，脉弦细。仍用原方治疗。

后随访，患者已 2 年半未以相同病证就诊。

按语：根据昼夜阴阳消长规律，"日入阳尽而阴受气"（《灵枢·营卫生会》），并且"合夜至鸡鸣，天之阴，阴中之阴也；鸡鸣至平旦，天之阴，阴中之阳也……腹为阴，阴中之阴，肾也；腹为阴，阴中之阳，肝也"（《素问·金匮真言论》），表明夜间为肝肾所主。此案癫痫每发作于夜间，乃因肝之风阳偏旺，在这一"阳尽而阴受气"的时刻，反而未尽而安动，遂致病病发作。风阳夹上扰，清窍被蒙，故不省人事、四肢抽搐，亦即《素问·阴阳应象大论》"风胜则动"之意；痰随风升，故尖叫、吐沫；风阳动扰于上，故心烦不寐；舌红、脉弦细，乃肝阴化风之象。其治疗宜用柴胡、郁金疏肝理气；白芍、当归养血柔肝；蝉蜕、僵蚕息风止痛；龙骨、牡蛎、磁石潜阳息风，重镇安神；朱茯苓、酸枣仁养心安神；法半夏化痰降逆；黄芩、白薇清心肝之热；太子参、甘草健脾，以防止肝病传脾，寓治未病之意。全方心肝同治，重在治肝，风痰兼顾，重在息风，风痰平则癫痫自然缓解。

（三）临床研究

中医药在癫痫治疗中表现出独特优势，相关临床研究已经取得显著成果。多项研究显示，经方可以调节癫痫患者的神经系统功能，提高疗效。常用经方包括柴胡桂枝汤、黄芪桂枝五物汤、小柴胡汤、柴胡加龙骨牡蛎汤等。

成晓岚等通过随机对照试验评估加味柴胡桂枝汤对癫痫患者的疗效，结果显示，中药复方加味柴胡桂枝汤配合抗痫西药治疗癫痫具有良好的临床疗效，可明显降低患者癫痫的发作次数。

一项研究使用黄芪桂枝五物汤治疗 79 例癫痫患者，结果显示，黄芪桂枝五物汤对患者的癫痫发作频率、持续时间及中医证候积分均有一定程度的改善，使用黄芪桂枝五物汤治疗癫痫安全性较好。临床中癫痫伴有涎多、倦怠乏力、畏寒、肢体麻木、自汗症状时可选用黄芪桂枝五物汤治疗。

周加信等以小柴胡汤合温胆汤加味治疗小儿癫痫 36 例，结果显示，治愈 11 例，显效 8 例，好转 11 例，无效 6 例，有效率达 83.3%。

对于卒中后癫痫患者，有研究以 168 例卒中后癫痫患者为研究对象，结果表明醒脑开窍针刺联合柴胡加龙骨牡蛎汤治疗能够有效改善患者的中医证候及癫痫发作情况，提高患者认知功能及治疗效果，降低患者血清学指标。

综上，这些经方在癫痫治疗中显示出了一定的疗效，特别是在减少发作频率、降低不良反应发生率方面具有优势。其作用机制可能涉及多种活性成分对多个靶点的调控，然而仍需更多高质量的随机对照试验和长期随访研究以进一步验证其安全性和有效性。

（四）基础研究

经方治疗癫痫的机制主要体现在神经保护、抗氧化、抗炎和免疫调节方面。

柴胡桂枝汤在癫痫的治疗中发挥了重要作用。黄倬伟等研究柴胡桂枝汤对神经元的缺血性损伤具有保护作用。在有癫痫放电特征表现的突发性活动中，细胞内贮存的钙释放并向细胞膜区移动，细胞膜区附近的钙结合状态改变，使与钙相关的细胞内蛋白质也发生变化，致使细胞膜离子通道改变，终于使正常而规则的触发型变成有关神经元病理放电的突发型。柴胡桂枝汤可使突发活动中这些连续的钙相关性改变的每个步骤都受到抑制，从而表现出对癫痫发作现象的全身性抑制作用。

柴胡加龙骨牡蛎汤的相关研究表明，该方剂在癫痫治疗中具有较大潜力。赵霞等采用惊厥性癫痫模型研究柴胡加龙骨牡蛎汤的功效。研究发现，柴胡加龙骨牡蛎汤能够显著改善惊厥性癫痫模型大鼠的行为学异常，减少癫痫发作的频率和持续时间。进一步的分析表明，柴胡加龙骨牡蛎汤通过调节神经递质平衡和改善神经保护作用，减轻了惊厥性癫痫模型大鼠的神经炎症反应，促进了脑血流的改善，从而起到抗癫痫的作用。

酸枣仁汤在抗癫痫的应用中也取得了积极成果。吴艳等采用电刺激法诱导癫痫模型大鼠，观察酸枣仁汤的作用。结果显示，酸枣仁汤能显著降低癫痫大鼠的发作频率，改善癫痫大鼠的神经功能。有研究者通过进一步的机制研究，发现酸枣仁汤能够通过调节脑内神经递质水平，下调炎症因子如IL-1β、TNF-α水平，抑制癫痫发作时的神经炎症反应，以及保护神经元免受氧化损伤。除了减轻神经炎症，酸枣仁汤还可通过调节神经系统和体内的神经递质，增强GABA的合成及其受体的激活，改善抑制性神经传导，减少异常放电。

小 结

桂枝加桂汤、旋覆代赭汤、小青龙汤、半夏厚朴汤、加味桂枝茯苓丸、柴胡加龙骨牡蛎汤、酸枣仁汤等是目前治疗癫痫的临床常用经方，能改善癫痫患者的发作次数、频率、持续时间等，缓解症状，降低不良反应发生率。其机制可能与调节钠、钙、钾等离子通道，抑制神经传导，减少异常放电，抑制炎症反应，改善脑血流相关。

参考文献

[1] 张盈. 马融教授运用桂枝加桂汤治疗小儿癫痫临床疗效观察及方证特点探索 [D]. 天津：天津中医药大学，2023.

[2] 刘赛男，王树鹏，等. 近代辽宁名医胡万魁运用小青龙散治疗癫痫探微 [J]. 辽宁中医药大学学报，2022，24（10）：161-164.

[3] 晁利芹. 王付教授运用加味桂枝茯苓丸治疗癫痫经验 [J]. 中医学报，2014，29（193）：813-814.

[4] 王智元，闫海虹. 马融运用旋覆代赭汤治疗小儿癫痫验案 1 则 [J]. 湖南中医杂志，2021，37（6）：81-82.

[5] 李纯. 邓中甲教授运用半夏厚朴汤临床经验举隅 [J]. 云南中医中药杂志，2017，38（11）：1-3.

[6] 王柏清，王秀妮. 张士卿应用柴胡加龙骨牡蛎汤验案举隅 [J]. 湖南中医杂志，2016，32（2）：122-124.

[7] 周慎. 周慎医案精华 [M]. 北京：人民卫生出版社，2015.

[8] 成晓岚，何嘉琪，陶斯湄. 加味柴胡桂枝汤配合西药治疗癫痫的临床效果分析 [J]. 现代医院，2015，15（10）：60-61.

[9] 安子萌. 黄芪桂枝五物汤加减治疗儿童癫痫临床疗效观察及网络药理学研究 [D]. 天津：天津中医药大学，2023.

[10] 周加信，景红. 小柴胡汤合温胆汤加味治疗小儿癫痫 36 例 [J]. 齐齐哈尔医学院学报，2015，36（3）：385.

[11] 李中建，王润芳，吕翔. 醒脑开窍针刺联合柴胡加龙骨牡蛎汤治疗卒中后癫痫的效果观察 [J]. 长春中医药大学学报，2024，40（3）：296-300.

[12] 黄倬伟. 柴胡桂枝汤的临床应用与实验研究 [J]. 中医药信息，1992（6）：36-38.

[13] 赵霞，赵贝贝. 柴胡加龙骨牡蛎汤对癫痫的治疗作用及机制研究. 中国中医药研究，2022，13（3）：113-118.

[14] 张丽萍，王伟. 柴胡加龙骨牡蛎汤治疗癫痫的临床研究. 中国中医药研究，2021，13（3）：113-118.

[15] 吴艳，陈晨，李俊. 酸枣仁汤对癫痫大鼠的治疗作用及机制研究. 中国实验方剂学杂志，2020，26（12）：101-105.

十四、面神经炎

面神经炎是一种常见疾病，也称为面瘫，是面神经受损导致面肌瘫痪的一种神经缺损疾病。本病通常急性起病，面神经麻痹在数小时至数天达高峰，临床主要表现为患侧面部表情肌瘫痪，额纹消失，不能皱额、皱眉，眼裂不能闭合或闭合不全，部分患者起病前 1～2 日有患侧耳后持续性疼痛和乳突部压痛。中医经方在面神经炎的治疗方面积累了丰富经验，早期正确的干预与治疗可提高疾病的治愈率，缩短病程。

（一）名医经验

山西省名中医杜秀娟教授采用小柴胡汤治疗面神经炎经验

杜秀娟主张运用协调疗法治疗面神经炎，以调和气血、平衡阴阳为目的，以扶正祛邪、补偏救弊为总则，在协调整体气血平衡的基础上，针对不同的局部病证自选不同的方药，灵活运用协调基础方与局部方药化裁，运用小柴胡汤治疗各种复杂的症状表现，全方有补有泻、有升有降、有清有温，如此便可宣通表里、通调上下、平调寒热。

（二）名医医案

河南省著名中医张太敬教授采用小柴胡汤治疗面神经炎医案

侯某，男，19 岁。患者 1 周前患感冒，发热、头痛、咽痛、周身疼痛、流黄涕，服复方氨酚烷胺片 1 粒，每日 2 次，发热退，诸症减轻，但出现口㖞眼斜，不能随意皱眉，右眼闭合不严，眼裂增大，右侧鼻唇沟变浅，鼓腮漏风，面部牵向左侧，右侧耳后茎乳突区，舌红苔黄，脉弦滑。此乃热毒外袭，累及少阳，面络受邪，面肌失养所致。处方：小柴胡汤加减。柴胡 12g，条参 10g，半夏 10g，党参 12g，甘草 6g，金银花 20g，连翘 12g，板蓝根 10g，薄荷 10g，生姜 4 片，大枣 4 枚。5 剂，每日 1 剂，水煎服。

二诊：患者眼已能闭合，诸症好转，原方续服 5 剂。

三诊：患者眼能自行闭合，皱额时额纹恢复，口㖞眼斜得到纠正，面部对称性及基本运动功能恢复如常。

患者停药 3 个月，症状未反复。

按语：面神经炎属中医学"面瘫"范畴，多为风寒引起，亦有风热毒邪所致者。手少阳支脉沿耳后直上，再屈而下行，经颞部至面颊到达眼眶下。足少阳胆经起于目外眦，向上达颞部，下行耳后，耳后压痛，即邪及少阳，以小柴胡汤为主进行治疗，多有效验。口㖞眼斜症状也会随着耳后茎乳突压痛的减轻而好转。

（三）临床研究

中医学治疗面神经炎具有显著优势，特别是针刺治疗、推拿、外治法等传统疗法作用显著。黄海珍通过桂枝加葛根汤联合耳穴压豆治疗面神经炎，总有效率达到 95%，显著改善面神经功能。综上所述，中药经方治疗面神经炎具有显著的疗效，可加速患者康复，且安全性较高。

（四）基础研究

目前，中医经方治疗面神经炎的基础研究较少，在此不做讨论。

> ### 小 结
>
> 小柴胡汤、桂枝加葛根汤等是目前治疗面神经炎的临床常用经方，能缓解面神经炎患者面部神经麻痹程度，可加速患者康复，且安全性较高。目前，中医经方治疗面神经炎的机制研究较少。

参考文献

[1] 续旭，郭丹丹，赵雪杉，等.杜秀娟运用协调疗法辨证面神经炎经验撷菁 [J]. 中医临床研究，
2022，14（11）：47-50.

[2] 张太敬.小柴胡汤治疗面神经炎验案三则 [J]. 实用中医药杂志，2014，30（9）：879.

[3] 黄海珍，杜永怡.桂枝加葛根汤联合耳穴压豆治疗面神经炎的临床疗效 [J]. 内蒙古中医药，
2020，39（4）：115-116.

十五、面肌痉挛

面肌痉挛，又称面肌抽搐，中医学称其为面䐃、面风等，为一种半侧面部不自主抽搐的疾病，抽搐呈阵发性且不规则，程度不等，可因疲倦、精神紧张及自主运动等而加重。起病多从眼轮匝肌开始，然后涉及整个面部。本病多在中年后发生，常见于女性。本病病因不明，西医学对此尚缺乏特效治法。中医经方在面肌痉挛的治疗中运用广泛，疗效明显。

（一）名医经验

1. 国医大师刘祖贻教授运用芍药甘草汤治疗面肌痉挛经验

刘祖贻常用芍药甘草汤治疗面肌痉挛，认为面肌痉挛多属于血虚风动，采用芍药甘草汤化裁养血育阴、息风止痉。处方：白芍30g，甘草15g，生地黄30g，天麻10g，全蝎10g，僵蚕10g。加减法：兼夹虚热，加牡丹皮、地骨皮；失眠多梦，加酸枣仁、首乌藤；大便燥结，加火麻仁、玄参；脘胀食少，加佛手片、炒麦芽、鸡内金。

2. 山西省名中医杜秀娟教授运用柴胡加龙骨牡蛎汤治疗面肌痉挛经验

面肌痉挛的病位在头面部，其为足阳明胃经、足厥阴肝经等所循行部位，故杜秀娟认为，面肌痉挛与肝、胃二经密切相关，故用柴胡加龙骨牡蛎汤加减调畅气机。临证可加用葛根、天麻等肝经及胃经的引经药，引诸药到病所，事半功倍。研究表明，葛根能增加脑血流量，改善脑部微循环。天麻既能祛内风，又能祛外风，为祛风之要药，可祛除面肌痉挛的主要致病因素——风邪，故可有效缓解面肌痉挛。

📠（二）名医医案

山西省名中医杜秀娟教授运用柴胡加龙骨牡蛎汤治疗面肌痉挛医案

患者，女，30岁。患者右侧面部跳动1月余，加重3天。患者1个月前夜间外出受风后出现右侧面部跳动、酸痛不适，当时未予重视，亦未到当地医院系统诊治。近3天患者右侧面部跳动症状加重，遂来门诊就诊。现症：右侧面部跳动、酸痛不适，麻木，头闷，平素易心烦，情绪较差，呃逆，纳可，眠差，夜眠3~6小时，大便干，二三日一行，小便调，舌红苔薄黄，脉浮数。中医诊断：面瞤，证属肝胃不和、风热袭络。治以疏肝和胃，清热活血，祛风通络。处方：柴胡加龙骨牡蛎汤合牵正散加减。柴胡12g，黄芩、菊花、紫苏子、红花、北沙参、桃仁各15g，甘草、川椒、全蝎、桂枝、薄荷（后下）各6g，白僵蚕10g，蜈蚣2条，茯苓18g，白芍、生石膏（先煎）、生龙骨（先煎）、葛根、生牡蛎（先煎）各30g，大枣5个。14剂，水煎服，每日1剂。

二诊：患者服上药后右侧面部跳动症状明显改善，纳可，眠稍差，二便调。

患者在上方基础上加减调服1个月后，右侧面部跳动、酸痛症状消失。随访至今，症状未再发作。

按语：风为阳邪，易袭头面（阳位）。患者发病时正值小暑节气，易感受风热之邪。患者平素容易心烦，情绪较差，易致肝气不舒，肝郁日久则生热，热盛生风，又遇外风侵袭，两风相合，则出现面部抽动症状。呃逆乃肝气犯胃之证候。肝风挟胃气上逆，上扰头面，则出现头闷、面部不适等症状。结合症状及舌脉，辨证本案为肝胃不和，风热袭络。故治以柴胡加龙骨牡蛎汤，疏肝和胃，清热活血，祛风通络。

🔬（三）临床研究

中医学治疗面肌痉挛具有显著的优势，芍药甘草汤、柴胡加龙骨牡蛎汤等是目前面肌痉挛临床研究的常用经方。

申红琴将60例面肌痉挛患者随机分为2组，治疗组予芍药甘草汤联合牵正散治疗，对照组仅予牵正散治疗，经14天治疗，治疗组总有效率为100%，对照组总有效率为80%，表明用芍药甘草汤联合牵正散的治疗效果更佳。解坤运用芍药甘草汤治疗8例面肌痉挛患者并进行临床疗效观察，结果显示临床治愈率达到100%。周志军对27例原发性面肌痉挛患者用芍药甘草汤联合牵正散加减治疗，观察结果显示完全缓解24例，观察半年以上，无复发病例。

（四）基础研究

目前，中医经方治疗面肌痉挛的基础研究较少，在此不做讨论。

小　结

⌄

柴胡加龙骨牡蛎汤、芍药甘草汤等是目前治疗面肌痉挛的临床常用经方，能缓解面肌痉挛患者面部抽动的情况。目前，中医经方治疗面肌痉挛的基础研究较少。

参考文献

[1] 卜献春, 刘芳. 刘祖贻临证精华 [M]. 北京: 人民卫生出版社, 2013.

[2] 季东方, 徐进杰, 张秀梅. 段海辰教授治疗面肌痉挛经验 [J]. 光明中医, 2023, 38 (10): 1867-1869.

[3] 伍小霞, 李鹏, 赵治国, 等. 杜秀娟运用柴胡加龙骨牡蛎汤治疗面肌痉挛经验 [J]. 中医临床研究, 2019, 11 (14): 90-92.

[4] 申红琴. 用牵正散联合芍药甘草汤治疗面肌痉挛的效果探究 [J]. 当代医药论丛, 2014, 12 (21): 27.

[5] 解坤, 韩雪花. 芍药甘草汤加减治疗面肌痉挛 8 例体会 [J]. 中国民族民间医药, 2014, 23 (16): 134-135.

[6] 周志军. 牵正芍药甘草汤治疗面肌痉挛观察 [J]. 山西中医, 2007 (2): 19.

十六、吉兰－巴雷综合征

吉兰－巴雷综合征是常见的脊神经和周围神经脱髓鞘疾病，又称急性特发性多神经炎或对称性多神经根炎，临床上表现为进行性（通常为上升性）、对称性麻痹、四肢软瘫，以及不同程度的感觉障碍，患者呈急性或亚急性临床经过，多数可完全恢复，少数严重者可引起致死性呼吸麻痹和双侧面瘫。中医经方在吉兰－巴雷综合征的治疗方面积累了丰富经验，可以促进吉兰－巴雷综合征患者痊愈。

（一）名医经验

1. 中国工程院院士王永炎教授采用桂枝去芍药加麻黄细辛附子汤治疗吉兰－巴雷综合征经验

桂枝去芍药加麻黄细辛附子汤记载于《金匮要略·水气病脉证并治》："气分，心下坚，大如盘，边如旋杯，水饮所作，桂枝去芍药加麻辛附子汤主之。"其方证所述症状与吉兰-巴雷综合征之症状未有相同之处，但王永炎曾报道其用此方治疗吉兰-巴雷综合征的验案。王永炎认为，此病由于素常阳虚气弱，感受寒湿而起病，辨证属于寒湿下注下焦，消耗肾命之阳气，进而心阳不振，肺脾气虚，出现痿病，主张采用桂枝去芍药加麻黄细辛附子汤进行治疗。

2. 四川省名中医江尔逊教授采用续命汤治疗吉兰－巴雷综合征经验

续命汤治疗中风的医案古今比比皆是，而鲜有医家将其用于吉兰-巴雷综合征的治疗。江尔逊及其门人善用此方，并有用此方治疗吉兰-巴雷综合征的验案。结合古人对此方的认识，陈鼎三、江尔逊等进一步将其进行拓展：脾主四肢，四肢瘫痪，病在脾胃，此方石膏、干姜寒热并用为调理脾胃阴阳所设，并且认为此病的产生是由于脾胃气机升降失调所致，故用之甚效。

3. 江西省名中医姚荷生教授采用麻杏苡甘汤合三妙散治疗吉兰－巴雷综合征经验

姚荷生曾用麻杏苡甘汤合三妙散治愈吉兰-巴雷综合征的患者。医案中所述患者冒暑营生，突遇暴雨，因而致痿，与《素问·生气通天论》所言"因于湿，首如裹，湿热不攘，大筋软短，小筋弛长，软短为拘，弛长为痿"的病因病机相类似。患者冒暑营生，暑气湿热则汗出，后遇暴雨则取冷，致使"湿热不攘"，发为痿病。由此可见，姚荷生用麻杏苡甘汤合三妙散治此病着眼于"湿热不攘"之病因病机，故用之有效。

4. 云南省著名中医王瑞凤教授采用黄芪桂枝五物汤治疗吉兰－巴雷综合征经验

王瑞凤选用黄芪桂枝五物汤治疗吉兰-巴雷综合征，便是着眼于患者素体虚弱，卫阳不固，过度劳累又加淋雨，风寒湿邪流注经络、肌肉、关节，气血运行不畅而成痿痹之证，治疗效果显著。所以说，黄芪桂枝五物汤治疗此病主要基于因劳汗出、外感风邪之病因病机，临床应用时须结合患者之起病诱因，仔细辨别。

（二）名医医案

1. 云南省著名中医王瑞凤教授采用黄芪桂枝五物汤治疗吉兰－巴雷综合征医案

李某，女，35 岁。患者上周因天气突阴被大雨淋湿，回家后即感恶寒乏力，四肢酸重疼痛，自服解热镇痛药并肌内注射柴胡注射液无效，4 天后仍恶风寒，双下肢痿软无力，十趾麻木，有袜子样感觉障碍，纳呆，经某医院确诊为吉兰-巴雷综合征。经处理后病情似仍有发展，应用激素后疗效不明显，故用轮椅推来就诊。刻下症：四肢厥冷，皮肤苍白，双下肢尤甚，并麻木疼痛，痿软乏力。舌质淡，苔白润，脉细涩而紧。此乃气虚感受寒湿之邪，殃及经脉，血液运行受阻所致，治拟益气温经，和营通痹。处方：黄芪桂枝五物汤加减。黄芪 30g，桂枝 10g，芍药 15g，当归 15g，丹参 15g，全蝎 5g，地龙 10g，秦艽 15g，生姜 3 片，大枣 5 枚。4 剂，水煎服。

二诊：患者四肢厥冷减轻，皮肤颜色基本正常，仅双手指尖指腹尚苍白，双下肢痿软减轻，但仍感乏力，食欲较差。原方重用黄芪 60g，再加砂仁 10g，石菖蒲 6g。2 日 1 剂。

患者又进上方半个月，食欲好转，厥冷，双下肢痿软基本消失。随访 2 年，症状未复发。

按语：黄芪桂枝五物汤出自《金匮要略·血痹虚劳病脉证并治》，云："血痹，阴阳俱微，寸口关上微，尺中小紧，外证身体不仁，如风痹状，黄芪桂枝五物汤主之。"

该方由黄芪、芍药、桂枝、生姜、大枣组成。本方原治血痹证，益气温经，和营通痹。凡见肌肤麻木不仁、脉微而涩紧者，均可用此方。王瑞凤以此方治疗吉兰－巴雷综合征亦取得显效。此例患者乃素体虚弱，卫阳不固，过度劳累，又加淋雨，风寒湿邪流注经络、肌肉、关节，气血运行不畅而成痿痹之证，故投以黄芪桂枝五物汤益气温经，和营通痹。方中重用黄芪，加丹参、当归、全蝎、地龙、秦艽更增强其补气、活血、祛瘀、祛风、除湿、活络、强痿、通痹之功而获显效。另外，可在治疗中辅以针灸、推拿及体育疗法，收效更加快捷。

2. 首都名中医赵勇教授采用桂枝加附子汤治疗吉兰－巴雷综合征愈后心动过速医案

患者，男，35 岁。患者感寒后出现发热，四肢乏力，肢体麻木，于北京某医院诊断为吉兰－巴雷综合征，予丙种球蛋白、维生素 C、激素治疗后，乏力、麻木症状消失，但逐渐出现心慌汗出，肢体关节疼痛不适，心动过速，血压升高。患者平素心率 90 次 / 分，轻微活动后即可达到 110 ~ 120 次 / 分。服用厄贝沙坦 150mg，每日 1 次，血压维持在（150 ~ 160）/（90 ~ 100）mmHg。患者曾服补脾益气、清热解毒、滋补肝肾、活血祛湿等汤药治疗，无效，遂至我科就诊。刻下症：心慌神疲，恶风汗出，关节疼痛，行走困难，头痛背凉，手足欠温，性欲减退。舌淡，苔白，脉沉细。西医诊断：心律失常，窦性心动过速，高血压 2 级（高危组），吉兰－巴雷综合征；中医诊断：心悸（营卫不和，阳虚水泛），痹证（邪陷少阴，筋脉失和）。治法：疏少阳，清痰火，镇肝风。处方：桂枝加附子汤加减。桂枝 10g，白芍 10g，生姜 10g，大枣 10g，炙甘草 5g，炒苍术 10g，炮附子 10g，生龙骨 30g，生牡蛎 30g。7 剂。

患者服上药 3 剂，心率降至 65 次 / 分左右，血压降至 120/70mmHg，恶风汗出、关节疼痛、行走困难、头痛缓解，背、手足转温。服满 7 剂后，患者心慌肢痛、恶风头痛症消失，唯纳差，神疲，腹胀。继予补中益气汤 10 剂调理得愈。

按语：吉兰－巴雷综合征是一种多种因素诱导的急性免疫性周围神经病，病变可累及运动神经或运动与感觉神经。大约一半以上患者有前驱感染病史，因此从病史来看，吉兰－巴雷综合征应属于伤寒范畴，宜采用六经辨证。《伤寒论》第 20 条载："太阳病，发汗，遂漏不止，其人恶风，小便难，四肢微急，难以屈伸者，桂枝加附子汤主之。"其中，附子辛温大热，善于温中散寒，回阳救逆，祛寒除湿，无论表里，寒重者均可应用。患者汗出恶风、身疼痛，具太阳表虚证，以桂枝汤调和营卫；邪入少阴，加附子以温阳散寒，解表蠲痹；苍术配附子，解在表之寒湿，为胡希恕常用对药；心阳不足，心神不宁，故心慌汗出，予龙骨、牡蛎敛浮越之阳气。全方温阳祛邪，标本兼治，余邪得尽，正气得复。两虚相得，乃客其形。患者平素嗜食肥甘，脾胃受损，气血生化乏源，致营卫不足，感受外邪发病，故余邪除后，以补中益气汤收功。

🔬 （三）临床研究

中医学治疗吉兰 - 巴雷综合征具有显著优势，临床上经方治疗吉兰 - 巴雷综合征已经取得诸多研究成果。续命汤、麻黄附子细辛汤和黄芪桂枝五物汤等是目前吉兰 - 巴雷综合征临床研究的常用处方。

南柏红选用黄芪桂枝五物汤结合针刺治疗吉兰 - 巴雷综合征 46 例，临床治愈 33 例（71.74%），显效 12 例（26.09%），好转 1 例（2.17%），绝大多数患者症状消失，肢体功能恢复。综上所述，经方治疗吉兰 - 巴雷综合征患者具有显著疗效，可提高患者的生活质量。

📖 （四）基础研究

目前，中医经方治疗吉兰 - 巴雷综合征的基础研究较少，在此不做讨论。

小 结

桂枝去芍药加麻黄细辛附子汤、续命汤、麻杏苡甘汤合三妙散、麻黄附子细辛汤、黄芪桂枝五物汤及桂枝加附子汤等是目前治疗吉兰 - 巴雷综合征的临床常用经方，能改善吉兰 - 巴雷综合征患者的上升性、对称性麻痹、四肢软瘫，以及不同程度的感觉障碍症状。但由于其发病率较低，大规模中医临床研究不多，存在作用机制研究不深入的问题。

参考文献

[1] 陈彤云 . 燕山医话 [M]. 北京：北京科学技术出版社，1992.

[2] 余国俊 . 余国俊中医师承讲记 [M]. 北京：中国中医药出版社，2019.

[3] 李赛美 . 名师经方讲录第 4 辑 [M]. 北京：中国中医药出版社，2014.

[4] 王瑞凤，李锦鸣 . 黄芪桂枝五物汤治疗格林 - 巴利综合征体会 [J]. 云南中医中药杂志，2004，
25（3）：36.

[5] 赵勇 . 中医药治疗吉兰 - 巴雷综合征愈后心动过速 [C].// 第二届长城国际中西医结合心脏病论
坛论文集，2011：176-177.

[6] 南柏红 . 针药并用治疗格林 - 巴利综合征 46 例 [J]. 中国中医药科技，2009，16（4）：326.

十七、自发性多汗症

自发性多汗症是以全身或局部出汗异常增多、自主神经功能失调、汗腺分泌功能亢进为主要表现的疾病。本病以全身、半身或身体两侧较局限的对称部位，如头面、手足、腋窝、胸部、颈部等处阵发性出汗过多，在紧张、兴奋、受热或进食刺激性食物后更显著为临床特点。本病临床以青年男性较多见，属中医学"汗证"范畴。中医经方在汗证的治疗方面积累了丰富经验，能缓解自发性多汗症患者的多汗症状。

（一）名医经验

1. 江苏省淮安市名中医陶春祥教授采用桂枝加龙骨牡蛎汤治疗自发性多汗症经验

陶春祥将自发性多汗症分为全身自汗和局限性自汗。其针对营卫不和型多汗症，表现为身体一侧多汗、汗侧肌肤不温、皮肤划痕阳性、舌苔薄白或薄黄、脉细缓者，治宜调和营卫，固涩止汗，方选桂枝加龙骨牡蛎汤加减，药用桂枝、白芍、龙骨、牡蛎、炙甘草、生姜、大枣；对气虚汗多者，则加黄芪、党参、白术（苔黄有热者，去生姜，加地骨皮、麦冬）。

2. 岐黄学者李浩教授运用桂枝甘草龙骨牡蛎汤治疗自发性多汗症经验

李浩认为，自发性多汗症病因病机复杂，或因外感，或因内伤，虚、火、湿、瘀等均可造成汗液疏泄失常，且常相兼而见。但无论是自汗还是盗汗，其病机总属阴阳失调，营卫不和。桂枝甘草龙骨牡蛎汤能调和营卫，敛神固脱，使阴阳和，达止汗之功。李浩以此方加减治疗汗证，遣方时注重临证配伍，尤其强调龙牡生用、煅用之别，生用长于重镇安神、滋阴潜阳，煅用偏于收涩固脱。

3. 国医大师刘志明教授运用桂枝加龙骨牡蛎汤治疗自发性多汗症经验

刘志明认为，桂枝加龙骨牡蛎汤，其桂枝汤内证得之，化气调阴阳。《神农本草经》载："龙骨，味甘平，主心腹，鬼注，精物老魅……牡蛎，味咸平，主治伤寒寒热，温疟洒洒，惊恚怒气，除拘缓。""阴平阳秘，精神乃治"，知阴藏精气于内以生养阳气，阳护卫于外以固腠理，只有阳气固秘，阴精充盈，阴阳二气调和，始能气血畅行，健康无病。自汗，其治不二法门，唯和调营卫耳。故临床上，刘志明应用桂枝加龙骨牡蛎汤治疗的病证不局限于遗精之一端，而是圆机活法，灵活施用。

4. 国家级名老中医刁本恕教授运用经方治疗自发性多汗症的临床经验

刁本恕认为，自发性多汗症虽有寒热虚实之分，但总属阴阳失调所致，其治疗当调和阴阳，阴平阳秘则汗出可止。对于虚劳之自汗、盗汗，证属心血亏虚、肝血不足兼气虚者，酸枣仁汤即可对证治疗；对于心肾不足、阴虚火旺的自发性多汗症患者，黄连阿胶汤即可对证治疗。刁本恕强调，经方不局限于对应一种病，只要辨证准确，便可大胆运用，经方不拘泥于某个病症，只要抓住病机，便可灵活运用。

5. 全国名中医吕书勤教授运用经方治疗自发性多汗症经验

吕书勤治疗自发性多汗症常用桂枝加龙骨牡蛎汤、桂枝加附子汤、五苓散等经方，并将其灵活组合在一起，根据不同患者、不同症状以辨证施治。一般而言，汗出、营卫不固、失眠者，善用桂枝加龙骨牡蛎汤；汗出身冷、恶寒，或伴关节痛者，善用桂枝加附子汤；汗出、小便不利、口渴不欲饮者，善用五苓散。吕书勤常言：中医治病强调个体化，即因人制宜，临床辨证重在"活化"；辨证的基本要求则是审证求机，抓住了病机，等于抓住了病变实质，治疗也更有针对性；在审证求机中做到知常达变、圆机活法，才能真正掌握中医辨证的实质和灵魂。

6. 江苏省名老中医王顺贤教授运用桂枝加龙骨牡蛎汤治疗自发性多汗症经验

王顺贤认为，汗者于临床，须首辨常汗与病汗。常汗之成因，每于运动、劳作、饮食、炎热等引发，属机体正常反应，诱因去除则自止；而病汗之汗出，量多且不为机体所控，为邪迫或体虚所致，尚有自汗、盗汗之别。王顺贤治疗自发性多汗症，首重辨明阴阳虚实，认为自发性多汗症以虚者多，自汗多属气虚不固，盗汗多属阴虚内热。但因肝火湿热等邪热郁蒸所致者，则属实证；久病重病者，则易见阴阳虚实错杂的状况。自汗久则伤阴，盗汗久则伤阳，出现气阴两虚或阴阳两虚之证。邪热郁蒸，病久伤阴，则见虚实兼夹之证。然现今之患者，以实证见汗者，往往以他症为主要表现，汗出居于其次；而以汗出为主诉就诊者，多为久病耗气伤阴，或为太阳中风，腠理开泄，或为情志内伤，营卫不和。因此，王顺贤提出，汗者多虚，在于表虚、气虚、阴虚、血虚，重当益气养阴、调和营卫，佐以清热降火，故取桂枝加龙骨牡蛎汤合当归六黄汤随症化裁，治疗自发性多汗症颇为合拍。

7. 辽宁省名中医李吉彦教授运用经方治疗自发性多汗症临床经验

李吉彦从医数十载，发现盗汗并非均属阴虚。以阳虚论治盗汗者亦不少见，因此，临证时若拘泥于旧法，未能细致辨证，而一味滋阴降火，养血敛汗，不去扶阳益气，则难成其效。李吉彦认为，卫阳虚弱，不能卫外，自身卫气虚弱者，阴液不能固护于内，阳虚盗汗的病因是血行外泄而盗汗，醒后卫阳复出于表，阴阳内外协调，则汗止。阳虚所致盗汗，治当以温阳益气为法。李吉彦治疗阳虚盗汗多以经方立论，并善用附子。盗汗实质上是疾病过程中的一个特殊症状，是由于阳气亏耗日久，无法固护阴液，致使心液不能内藏而外泄，如果一味滋阴养血，不去温阳益气，则不仅无功，反而有害。因此，临床治疗盗汗时，应视其阴阳属性，然后施治，就能收到预期效果。同时兼顾考虑固表敛汗及脏腑之间的相互关系，正邪兼顾，标本兼用，其中至要者，常观其脉证，知犯何逆，随证治之。

8. 国家级名老中医陈瑞春教授运用五苓散治疗自发性多汗症经验

陈瑞春认为，汗出可是自汗，亦可为盗汗，甚至是漏汗。不拘其汗出形式，重在四诊合参，综合分析，不可落入盗汗必阴虚，自汗、漏汗为阳虚的俗套。治疗膀胱气化不利汗证，针对病机通阳化气利水，以五苓散为主，往往不行加减，直取原方。方用桂枝温通膀胱阳气，膀胱腑气调畅，则太阳经气得以运行，温煦腠理毫毛，营卫调和，汗出自已，此所谓"见汗休止汗"，治病必求于本也。阳气振则气化利，膀胱腑气化复常，小便通利，水饮得去，正合仲景"病痰饮者，当以温药和之"之意。若阳气亏虚，陈瑞春常以肉桂易桂枝温补阳气或据情桂枝、肉桂并用，温通与温补并举。白术健脾崇土，以固堤防；茯苓、泽泻、猪苓淡渗利水，予水饮以出路。药后往往在小便增多的同时，汗出减少。汗出身冷多为阳伤气耗之故，常加玉屏风散补气固表。关于五苓散的剂型，今人多以汤剂取代散剂。陈瑞春认为，散剂利水作用强于汤剂，且用白饮（米汤）和服，助养胃气，可加强五苓散利水之功。

📠（二）名医医案

1. 广东省名中医张霄霖采用桂枝加龙骨牡蛎汤治疗自发性多汗症医案

中某，女，60岁。患者平素体质羸弱，因常在国外工作，每每感冒均服西药治疗，1个月前起病亦然，但感冒已瘥，却时时全身性汗自出，运动及情绪激动时更甚，伴有畏寒、恶风、手足心热、夜寐差而夜尿频、腹胀纳呆、大便稀溏、稍食不慎即腹泻，服中西药治疗未果。来诊时，虽值广州春暖时期，却以围巾裹首，身穿御寒冬衣。患者面白神倦，声低气弱，舌质淡红，舌边有齿痕，舌苔白腻，脉细无力。此为屡次诱汗而发的病证。因患者年老体虚，脾阳素弱，而解热镇痛类西药又有类似中药发汗之剂的作用。发汗不当会损阳伤阴，汗多则气随外泄，久之则气虚不固，卫外失司，致肺脾两虚。病似与"发汗后，腹胀满者，属厚朴生半夏甘草人参汤"类似。但考虑患者起病已久，阴阳俱损，正气虚而汗外泄，非收敛固摄难截病势，故用桂枝加龙骨牡蛎汤治之。处方：桂枝9g，白芍12g，生姜2片，甘草6g，大枣15g，龙骨20g，牡蛎20g，浮小麦15g，白薇10g。

患者服药2剂后来诊，面露喜色，去头巾，减衣服，但背上毛巾仍有潮气。原方去浮小麦和白薇，加黄芪20g。10剂。

后患者复诊，诸症已除。此后至今，患者偶染微恙来诊，也非原症所见。

按语：中医学对自汗本质的认识和治疗有独到之处，常用的有玉屏风散（《世医得效方》）治表虚自汗，牡蛎散（《和剂局方》）治体虚自汗；《伤寒论》也有汗后表虚漏汗用桂枝加附子汤，汗后里虚恶寒用芍药甘草附子汤，汗后里虚亡阳用桂枝甘草汤，汗后表解里阳虚用干姜附子汤等。但这些都不如桂枝加龙骨牡蛎汤切中本例病机，此因疏散不当使腠理疏松、卫阳不固，使汗液妄泄，加之素体虚弱，气血生化不足，脾不健运，内生湿阻，而成虚劳病。如用固涩剂对脾虚湿阻不利，用桂枝加附子汤、桂枝甘草汤、芍药甘草附子汤等则辛热难固汗泄，而桂枝加龙骨牡蛎汤恰补其不足，辅以浮小麦增强疗效，佐用白薇清虚热。后加黄芪更是固卫健脾，标本同治。

2. 岐黄学者李浩教授运用桂枝甘草龙骨牡蛎汤治疗自发性多汗症医案

患者，女，65岁。患者诉自汗10年余，近半年加重，曾于当地诊所服中药治疗（具体不详）无效。患者日间动则汗出，以上半身为甚，汗出如水洗，夜间无汗，项背恶风，平素易感冒，脾气急躁，右胁肋部胀满，口干，偶有心悸，夜眠梦多，纳食可，小便调，大便干，舌红，苔水滑，脉弦细。中医诊断：自汗，证属卫表不固、阳郁化热。治法：和营固表，清热敛汗。处方：桂枝甘草龙骨牡蛎汤合栀子豉汤加减。黄芪40g，桂枝

12g，炙甘草 10g，煅龙骨 40g（先煎），煅牡蛎 40g（先煎），茯苓 30g，炒白术 12g，白芍 12g，柴胡 12g，郁金 12g，炒栀子 10g，淡豆豉 6g，陈皮 10g。14 剂，水煎服，每日 1 剂，早晚分服。

二诊：患者汗出基本消失，仍觉胁胀，多梦，偶见耳鸣。增柴胡用量至 15g；加莲子心 5g，黄芩 10g，炒川楝子 6g，增强疏肝清热之力。14 剂。

患者继服 14 剂后痊愈。

按语：患者年老体虚，平素恶风，易感外邪，肺卫气虚，无力布散阳气达于体表。卫阳不能固表，汗孔开阖失司，而阳气郁里化热，反迫津液外出，如此表里阴阳失调，表现为白日动辄汗出。血汗同源，心、肝、脾各为主血、藏血、统血之脏，汗液过泄则伤血，损及三脏。由此互为因果、循环往复，使病情日重。方以桂枝甘草龙骨牡蛎汤调和营卫，敛正固脱，合栀子豉汤清胸中郁热，重用生黄芪可益气固表，且气能生血、生津而滋养脏腑，茯苓、白术可与桂、甘相配，取苓桂术甘汤温阳健脾、胜湿化饮之意，柴胡、郁金疏肝解郁，白芍养血柔肝、敛阴止汗，陈皮理气兼有防黄芪滋腻之功。多药相配，补泻兼施，标本同治，共起止汗之效。

3. 岐黄学者李浩教授运用桂枝甘草龙骨牡蛎汤治疗自发性多汗症医案

患者，男，60 岁。患者近 1 年夜间每临 12 点前后汗出致醒，但见头汗出，醒后再难入睡，自服知柏地黄丸无效。平素气急易怒，常感胃中嘈杂不舒，口干不欲饮，眠差，纳食可，小便黄，大便黏腻不爽，舌质红，苔黄腻，右脉弦滑，左脉沉濡。中医诊断：盗汗，证属阴阳失调、湿热熏蒸。治法：滋阴潜阳，清热祛湿。处方：桂枝甘草龙骨牡蛎汤加减。桂枝 12g，炙甘草 10g，生牡蛎 60g（先煎），生龙骨 30g（先煎），生地黄 12g，苍术 12g，薏苡仁 30g，夏枯草 10g，黄芪 40g，陈皮 12g，桑叶 12g，浮小麦 60g。7 剂，每日 1 剂。

二诊：患者服药后盗汗减轻，自觉口苦，心烦急躁。改夏枯草用量为 30g；另加炒栀子 12g，淡豆豉 10g，清胸中郁热。

患者继服上方 7 剂后盗汗未再出现。

按语：患者肾阴亏虚，阴阳失调，则子时阴不能入阳；子时又为胆经之气循行之时，肝胆相表里，肝胆湿热循经熏蒸于上。两者并作，故夜间 12 点前后但头汗出，不得安眠。方以桂枝甘草龙骨牡蛎汤调和阴阳，畅营解表，敛正而不留邪。其中，重用生龙骨达 60g 以增强滋阴潜阳功效；生地黄滋肾养阴；黄芪益气固表生津；夏枯草清肝胆郁热；苍术、薏苡仁健脾化湿；陈皮理气，防生地黄、黄芪壅滞之嫌；浮小麦收涩敛汗；桑叶为止汗妙药，不论自汗盗汗、寒热虚实均可使用。诸药合用，滋阴潜阳、清热祛湿而汗止。

4. 国医大师王自立教授运用桂枝加龙骨牡蛎汤治疗自发性多汗症医案

患者，女，71 岁。患者汗多 6 月余。现症：汗出甚，白天略动即大汗淋漓，晚上睡觉汗出湿被，纳眠可，大便不成形。舌淡红，舌体胖，苔薄，脉沉缓。西医诊断：自主神经功能紊乱，自发性多汗症；中医诊断：自汗，证属气阴两虚、卫阳不固。处方：桂枝加龙骨牡蛎汤加味。桂枝 10g，白芍 10g，制附子 10g（先煎半小时），甘草 10g，生龙骨、牡蛎各 30g（先煎半小时），黄芪 15g，炒麦芽 15g，大枣 6 枚，生姜 3 片。14 剂，每日 1 剂，水煎服。

二诊：患者出汗明显减少，唯大便不成形，在原方的基础上将生姜加至 5 片。

患者服上方 10 剂后，家人代述，患者汗出基本正常。

按语：自汗、盗汗是指由于阴阳失调，腠理不固而致汗液外泄失常的病证。《素问·阴阳别论》载："阳加于阴谓之汗。"这指出自汗的病机属阴阳失调，腠理开合失常，营卫失和。王自立认为，桂枝汤为天下第一方，其作用就是调理阴阳。《素问·阴阳应象大论》载："治病必求于本。"《素问·六节藏象论》载："生之本，本于阴阳。"故治疗汗证用桂枝汤调理阴阳，调和营卫，加龙骨、牡蛎，潜阳敛汗，作为治疗汗证的基础方。临床上自汗以虚证居多，常合并气血、阴阳的虚损，应根据虚损的情况加减变化。气虚者，加黄芪、白术；血虚者，加当归；阴虚者，加五味子、麦冬；阳虚者，加制附子。标本兼治，治疗多种汗证疗效显著。

5. 国家级名老中医邱保国教授运用桂枝加龙骨牡蛎汤合玉屏风散治疗自发性多汗症医案

患者，男，48 岁。患者周身汗出 1 月余。现症：遍身汗出，畏风恶寒，倦息。舌质红，苔白，脉沉细。患者 1 个月来周身汗出，不分昼夜，湿透衣衫，曾在外院服补阴敛汗中药，多剂不效。中医诊断：自汗，证属阴阳失调、卫不外固、营卫不和。治宜调和营卫，益气温阳，养营敛阴，涩汗止汗。处方：玉屏风散合桂枝加龙骨牡蛎汤加减。生黄芪 30g，白术 10g，防风 12g，桂枝 10g，白芍 15g，当归 10g，炒黄柏 10g，知母 10g，五味子 10g，煅龙骨、煅牡蛎各 15g，麻黄根 15g，浮小麦 30g，炙甘草 6g。3 剂，水煎服。

二诊：患者诉服第 2 剂即感昼夜汗出明显好转。患者按原方再服 5 剂，以期巩固疗效。

三诊：患者诉汗已止，效不更方，再服 5 剂，病告痊愈。

按语：本案汗出不止，昼夜汗出浸湿衣衫，可看出本案不能单纯以自汗属阳虚、盗汗属阴虚来论治。《景岳全书·汗证》载："自汗盗汗亦各有阴阳之证，不得谓自汗必属阳虚，盗汗必属阴虚也。"本案主要从阴阳失调、营卫不和定论，治宜调和营卫，以玉屏风散、桂枝龙骨牡蛎汤加减，重用黄芪实卫固表，治其本；用黄柏、知母、五味子敛阴养阴，防过汗伤阴，配桂枝调和营卫；再以麻黄根、浮小麦、煅龙骨、煅牡蛎涩敛止汗，治其表。标本兼顾，获良好效果。

6. 国医大师刘志明教授运用桂枝加龙骨牡蛎汤治疗自发性多汗症医案

患者，女，42岁。患者自汗、盗汗1个月。1个月来，患者自感汗出甚多，入夜尤甚，汗出不止，恶风，周身酸楚，时热时寒，于当地医院就诊，未明确病因，故前来求诊于刘志明。现症：精神欠佳，面白色淡，唇淡，口微干，易出汗，恶风，周身酸楚，身微热，纳可，眠差，二便尚可。舌质淡，苔薄白，脉缓。患者患胃溃疡多年。中医诊断：汗证，证属营卫不和。治法：调和营卫。处方：桂枝加龙骨牡蛎汤加减。桂枝9g，白芍9g，黄芪15g，浮小麦15g，牡蛎24g（先煎），甘草6g，生姜3片，大枣4枚。7剂，每日1剂，水煎服。

患者服上药7剂，自汗、盗汗明显好转，原方稍事调整，嘱患者继续服用7剂，以巩固疗效。

按语：早在《黄帝内经》中就有关于汗证的记载，如《灵枢·决气》载："腠理发泄，汗出溱溱，是谓津。"《素问·阴阳别论》更阐释了出汗原因为人体阳气蒸发阴液，说："阳加于阴，谓之汗。"刘志明认为，只有当人体因内外之邪侵袭，阴阳失调，营卫不和，腠理开阖不利，而引起汗液外泄异常时，才为病理性出汗，即所谓汗证，自汗、盗汗等皆属此。患者汗出恶风、周身酸楚、身微热，为营卫失和、腠理失固之象；面白色淡、唇淡，则是营血不足、失于荣养之征；荣卫失和，卫外失司，津液妄泄，故见多汗、舌质淡、苔薄白、脉缓，俱为气血亏虚之表现。据此分析，患者所得之病，当辨为营卫不和之汗证。故治以调和阴阳，和解营卫，益气固表止汗。桂枝加龙骨牡蛎汤为仲景名方，虽为男子失精、女子梦交而设，实具调理阴阳、和解营卫、敛阳固涩之功，证机相合，临床治疗汗证疗效显著。此外，刘志明认为，正如《素问·宣明五气》指明了汗为心所主，谓："五脏化液，心为汗。"《医宗必读·汗》云："心之所藏，在内者为血，在外者为汗。"结合《难经·第十四难》"损其心者，调其荣卫"之论，桂枝汤外可解肌调营卫，内补虚和阴阳，以桂枝为君，温阳化气，白芍益阴敛营，桂芍合用，既温阳又和阴，生姜、大枣调和营卫，甘草调和药性，同时合桂枝辛甘化阳以实卫，合白芍酸甘化阴以和营，浮小麦、牡蛎敛汗益阴，助芍药和营之功，甘草一味，合桂枝、生姜化阳，合白芍、大枣益阴。诸药伍用，共奏调和营卫、收敛止汗之效。

7. 孟河医家周春祥教授运用桂枝加龙骨牡蛎汤合四妙丸治疗自发性多汗症医案

患者，男，53岁。患者自汗5年余，腰臀部出汗明显，动则尤甚，质黏而黄，自觉局部灼热，晨起口苦，伴有耳鸣，夜间干咳，大便质软，便中常夹不消化食物，腰时酸痛，手足觉冷，舌边有微齿印，苔白微黄腻，舌质暗红，脉弦滑。辨证属下焦湿热，逼津外泄，兼肾阳虚衰。治当清泄下焦湿热，固表止汗，益肾强腰。处方：苍术 10g，黄柏 10g，生薏苡仁 15g，川牛膝 10g，桂枝 9g，白芍 30g，炙甘草 6g，大枣 10g，生姜 6g，煅龙骨 15g（先煎），煅牡蛎 15g（先煎），茯苓 10g，泽泻 15g，制附子 5g，补骨脂 9g，槲寄生 9g，续断 10g，杜仲 10g，仙鹤草 15g，桑叶 10g。常法煎服。

按语：四妙丸清热利湿，治湿热下注。方中苍术、黄柏、生薏苡仁、川牛膝四味合用为清泄下焦湿热之妙剂。桂枝加龙骨牡蛎汤调阴阳，和营卫，交通心肾，止汗。方中桂枝、白芍合用，一散一收，调和营卫；桂枝、甘草辛甘化阳，芍药、甘草酸甘化阴，使阳能生阴。该患者湿热壅盛于上，肾阳亏虚于下，且长期汗出，迁延不愈，必致营卫不和，阴阳失调，阳不摄阴，最终阴阳两虚。方中用大量白芍益阴敛阴，相对少量桂枝通阳，寓补阴求阳之意，二者通阳敛阴，相得益彰，使营卫调和。甘草、生姜、大枣和中上焦之营卫，再加龙骨、牡蛎潜阳敛阴，收敛固涩。方中用茯苓、泽泻取五苓散利水渗湿之意，重用泽泻，其直达肾与膀胱，能利水祛湿，兼能清热；茯苓增强泽泻利水祛湿之力。由于患者有完谷不化、四肢觉冷等脾肾阳虚症状，故加制附子、补骨脂，在清热利湿的同时补火助阳，温肾健脾止泻。槲寄生、续断、杜仲加强益肝肾、强筋骨之功，从而减轻腰背部酸痛的症状。仙鹤草味苦、涩，可收敛止泻，补虚强壮，在加强止汗止泻作用的同时强健体质，防治过汗、过泻后损伤正气。桑叶味苦、甘，性寒，功善疏散风热，清肺润燥，平抑肝阳，清肝明目，用在此处，取其有止内热出汗之功。《本草经疏》中记载："桑叶，甘所以益血，寒所以凉血，甘寒相会，故下气而益阴，是以能主阴虚寒热及因内热出汗。"

8. 北京市著名中医刘喜明教授运用黄芪桂枝五物汤治疗自发性多汗症医案

患者，女，62 岁。患者自汗，活动易汗出 1 年。现前额紧，头部无发凉，时轻时重，遇风冷易感冒，无恶寒，饮水不多，咽部憋闷，大便干稀不调，食欲尚可。患者患高血压 5 年，患糖尿病 6 年，胆囊切除术后 8 年，目前口服二甲双胍，每次 0.5g，每日 2 次，时而服用牛黄降压片。现空腹血糖控制在 7mmol/L 左右，餐后血糖 10mmol/L，糖化血红蛋白 6.2%，冠状动脉造影未见明显异常。舌偏暗，苔薄黄，脉沉缓。辨证为表气虚，汗液外泄。治法：调和营卫，固表止汗。处方：黄芪桂枝五物汤加减。生黄芪 30g，桂枝 9g，炒白芍 12g，炙甘草 3g，生姜 3 片，大枣 6g，浮小麦 30g，旋覆花 10g（包煎），生白术 10g，炒白术 10g。7 剂，水煎服，每日 2 次。

二诊：患者诉服药后汗出减少，恶寒消失，饭后右眼睑沉重，大便二三日一行，舌红，苔薄黄干，脉弦缓。守上方去炒白术；加羌活 3g，火麻仁 10g。

按语：本案患者汗出以活动汗出为特点，结合遇风冷易感冒，乃卫阳不足、营卫失合、汗液外泄的表现。正如《医学正传》载："其自汗者，无时而濈濈然出，动则为甚，属阳虚，胃气之所司也……大抵自汗宜补阳调卫。"《丹溪心法》载:"自汗属气虚、血虚、湿、阳虚、痰。"因此,选用黄芪桂枝五物汤,以桂枝益卫,白芍和营,一散一敛,一开一合,营卫和,则汗泄有度。黄芪合桂枝,益气通阳之力更强,姜、枣坐镇中州,滋脾胃之化源,助桂、芍调和营卫。故此方可用于治疗营卫不和之汗液外泄之证。加浮小麦以止汗治标。患者咽部憋闷,用旋覆花以降气化痰。大便干稀不调加生炒白术既能健脾止泻,又固表止汗。另外,黄芪桂枝五物汤可扩大应用于辨证属营卫不和如慢性荨麻疹、肩痛、心悸、失眠、胃肠道疾病等多种疾病。

9. 国家级名老中医刁本恕教授运用酸枣仁汤治疗自发性多汗症医案

匡某,女,25岁。患者手足汗出5年,症见汗出肢冷,畏寒,寐中易醒,醒后难眠,肢倦乏力,面色苍白无华,大便虚发努责,舌淡嫩,苔薄白,脉细。辨证:心血亏虚,肝血不足,虚热内生。治法:养阴清热,宁心安神。处方:酸枣仁汤加减。酸枣仁30g,茯苓30g,知母12g,川芎6g,炙甘草10g,当归30g,白术10g,生地黄30g,白芍30g。每日1剂,水煎服。

二诊:患者服药15剂后,手足心汗出明显改善,仍觉肢倦乏力,寐中易醒。上方加太子参30g,五味子10g,以益气养心,收敛固涩。

患者服上方3剂后,病告痊愈。

按语:本案自发性多汗症为虚劳之自汗、盗汗,证属心血亏虚、肝血不足兼气虚,气虚卫外不固,则津液易泄。《医方考》曰:"卫气一亏,则不足以固津液而自渗泄矣,此自汗之由也。"《金匮要略·血痹虚劳病脉证并治》载:"虚劳虚烦不得眠,酸枣仁汤主之。"本案以酸枣仁汤养阴清热,宁心止汗。白术、茯苓、甘草补脾益气;白芍、生地黄滋养心血;当归、川芎入血分而理气,养血通络;太子参、五味子益气生津,收敛固涩,使津气互生,营卫调和。全剂配合,共收气血双补之功。本案药虽平淡,但与病症合拍,故获效迅速。

10. 国家级名老中医孙浩教授运用桂枝加黄芪汤治疗小儿自发性多汗症医案

赵某,男,7岁。患者自3岁入托儿所以来稍运动则大汗出,夜间睡眠时背部及头汗出,湿衣被,易感,曾于多方诊治,效果不佳,遂来孙浩处就诊。现症:面色稍白,体形适中,流少许清涕,偶咳,手心湿润。舌质淡白,苔薄白,脉细。证属脾肺气虚,营卫不和。治宜补益脾肺,调和营卫。处方:桂枝加黄芪汤加味。生黄芪10g,煨白芍9g,桂枝9g,炒白术8g,防风5g,瘪桃干8g,炒山药8g,炒麦芽8g,生姜3片(如一元硬币大小),大枣4枚,生甘草3g。

患者服药5剂后汗出减轻,继续服用上方5剂,诸症明显好转,后用上方3剂,制水泛丸调理而愈。

按语: 小儿自发性多汗症临床常自汗、盗汗二者皆具。病因病机为阴阳失调, 腠理不固, 而致汗液外泄。《三因极一病证方论》对自汗、盗汗做了鉴别: "无问昏醒, 浸浸自出者, 名曰自汗; 或睡着汗出, 即名盗汗, 或云寝汗。"朱丹溪认为, 自汗属气虚, 盗汗属血虚、阴虚。张景岳对汗证做了系统的整理, 认为一般情况下自汗属阳虚, 盗汗属阴虚, 但"自汗盗汗亦各有阴阳之证, 不得谓自汗必属阳虚, 盗汗必属阴虚也"(《景岳全书·汗证》)。本例患者自入托儿所后易感多病, 耗伤肺气, 表虚不固, 腠理开泄而致自汗; 或因表虚卫弱, 微受风邪, 致营卫不和, 卫外失司而汗出。方中黄芪益气固表; 少佐防风达表; 桂枝、白芍两药合用, 一散一收, 调和营卫; 姜、枣相合, 可以升腾脾胃生发之气而调和营卫; 炒白术、炒山药健脾补肺; 瘪桃干敛汗。故脾肺健、气自壮而表自固, 营卫调而汗自止。

11. 安徽省江淮名医方朝晖教授运用葛根芩连汤治疗自发性多汗症医案

葛某, 女, 41岁。患者自汗、盗汗8月余。患者诉8个月前无明显诱因出现自汗、盗汗, 入睡后颈项、后背、手足汗出, 夜寐差, 辗转反侧, 易醒, 醒时汗止, 近几天加重明显。平日汗出增多, 易口干, 口渴, 前额疼痛, 纳可, 大便偏干, 舌红, 苔黄腻, 边有齿印, 脉濡数。西医诊断: 自主神经功能紊乱; 中医诊断: 汗证, 证属阳明盗汗。治法: 清热解肌, 滋阴敛汗。处方: 葛根芩连汤加味。葛根30g, 炒黄芩15g, 炒黄连9g, 炙甘草8g, 炒栀子10g, 煅龙骨、煅牡蛎各30g(先煎), 知母15g, 生石膏30g, 金银花20g, 干连翘15g, 麻黄根12g。14剂, 水煎服, 每日1剂, 每剂分2次服。

二诊: 患者因工作原因, 2个月后复诊。患者诉服药后夜间盗汗较前明显减轻, 前额疼痛较前缓解, 仍有夜寐差, 易早醒, 现动则汗出, 咳嗽, 有黄痰, 纳尚可, 二便调, 舌质红, 苔薄黄, 边有齿印, 脉细沉弦。处方: 葛根15g, 炒黄芩15g, 黄连9g, 炙甘草8g, 黄芪30g, 细生地黄30g, 牡丹皮15g, 防风12g, 夏枯草12g, 地骨皮15g, 墨旱莲12g, 百合12g, 赤芍12g。14剂, 水煎服, 每日1剂, 每剂分2次服。加服甲钴胺片, 每次0.5mg, 每日2次, 早晚各1片。嘱患者按时复诊, 以巩固疗效。

三诊: 患者诉服用上方后夜间盗汗及咳嗽黄痰较前明显好转, 仍有自汗, 饮食尚可, 寐欠安, 二便调。舌红, 苔薄白, 脉数。处方: 茯苓15g, 茯神15g, 五味子10g, 麻黄根10g, 煅龙骨、煅牡蛎各30g, 升麻12g, 浮小麦20g, 生麦冬15g, 法半夏10g, 广陈皮15g, 桑白皮15g, 柏子仁20g, 苦杏仁10g, 生龙齿30g。14剂, 水煎服, 每日1剂, 每剂分2次服。甲钴胺片按原法继服。

患者服药后多汗症状消失, 寐可, 恢复如初。嘱停用甲钴胺片。

按语: 方朝晖认为, 该患者初诊为热邪炽盛, 陷于胃肠, 导致脾胃湿热, 故有大便偏干, 舌红, 苔黄腻, 边有齿印, 脉濡数。前额是胃经循行之处, 胃经多气多血, 血汗同源,而热邪入于阴分，迫津外泄，汗出气损，阳明经气血不畅，此为阳明盗汗。方以葛根芩连汤清解中焦湿热。葛根甘辛而凉，外解肌表之邪，内清阳明之热，又生津止渴；金银花、连翘，助葛根疏散热邪；黄芩清上焦之热邪；生石膏大寒，透热出表，以清肺胃之热；知母与石膏相须为用，增强清热生津之功；栀子、黄连苦寒清热下行，用黄连既除脾胃湿热，又和栀子除心经之火；煅龙骨、煅牡蛎固表收敛，止汗，安神；麻黄根助龙骨、牡蛎固表止汗之功。二诊考虑患者病久体虚，营阴已伤，故重用黄芪补气益卫，固表止汗，少佐防风走表散邪，且助黄芪固表；生地黄清热凉血，养阴生津，重用生地黄可滋补肝肾之阴，滋阴使阴液得养，以致阴可以制阳，阳不再亢盛，不再生内热；配以赤芍、牡丹皮、地骨皮、墨旱莲清热凉血，共助生地黄养阴之功；夏枯草祛痰止咳；百合养阴润肺。三诊时患者病机已发生改变，痰热蕴肺日久，故肺气不畅，卫表不固，自汗难愈。汗为心之液，考虑到患者睡眠改善不佳，方用伏苓、伏神健脾化痰，宁心安神；重用煅龙骨、煅牡蛎镇静安神，收敛止汗；柏子仁、生龙齿加强安神之功；麻黄根、浮小麦固表止汗；五味子收敛固涩，一助麻黄根止汗，二与煅龙骨、煅牡蛎共助茯苓宁心安神；配以半夏、陈皮、桑白皮、苦杏仁理气燥湿，行气化痰；麦冬养阴生津，润肺清心，以防阴液再伤。诸药合用，标本兼治，切中病机，正对患者上述症状，故药到病除。

12. 辽宁省名中医李吉彦教授运用桂枝加附子汤合黄芪桂枝汤治疗自发性多汗症医案

王某，男，45岁。患者盗汗6月余，加剧伴疲乏7天，遂前来我院就诊。患者晚间寐后汗出，以肩颈部为主，醒后方止，晨起四肢稍冷、头稍沉，曾服用知柏地黄丸、六味地黄丸、玉屏风散和当归六黄汤等药物无效。7天来，盗汗程度加重，次数增加，汗后全身发凉，皮肤湿冷，白天困倦乏力嗜卧，精神欠佳，无法集中精力工作。观其神疲气短，面色白，舌淡胖，边有齿痕，苔薄白，脉沉细。此属阳气虚衰，阴寒内盛。处方：桂枝加附子汤合黄芪桂枝汤。黄芪100g，赤芍、白芍各15g，桂枝10g，炒白术10g，炮附子20g（先煎），细辛5g，党参15g，土茯苓20g，防风15g，羌活、独活各20g，葛根20g，生甘草10g，海风藤15g，青风藤15g，白芥子10g，片姜黄15g，浮小麦35g，川芎10g。姜枣引。

患者服用7剂，盗汗减轻，睡眠改善，继服原方7剂，盗汗停止，后恢复正常工作。

按语：盗汗由阴虚所致较为多见，但不应忽略阳虚所致之证。对出现阳虚之证者，投以滋阴养血之药不但无功反而可能有害。李吉彦认为，该患者符合《伤寒论》第20条："太阳病，发汗，遂漏不止，其人恶风，小便难，四肢微急，难以屈伸者，桂枝加附子汤主之。"方中浮小麦配黄芪益气固表敛汗；细辛、海风藤、青风藤、白芥子、片姜黄祛风湿，止痹痛；附子、桂枝、生姜扶阳固表止汗；防风、葛根达表解肌；白芍配桂枝调和营卫；白术、党参、土茯苓健脾；川芎、赤芍活血化瘀。

13. 全国名中医史载祥教授运用黄连阿胶汤治疗阴虚型自发性多汗症医案

患者，男，71岁。患者盗汗15年，每夜衣服尽湿，需更衣3次，消瘦，失眠，每天睡眠4~5小时，睡前有燥热感，口干，尿频，下颌颤抖，手指麻木，舌质紫红，苔白，脉细缓，两寸弱。患者40年前曾患肺结核。处方：黄连阿胶汤。黄芩15g，白芍15g，黄连10g，阿胶10g（烊化），煅牡蛎30g（先煎），生地黄10g，当归20g，鸡子黄1个。7剂，水煎服。

二诊：患者盗汗减半，仍失眠。上方加生黄芪10g，知母10g，三棱15g，莪术15g。7剂，煎服法同前。

三诊：患者盗汗十去其七，睡眠达6小时，口干、手麻减轻，原睡前燥热感转至凌晨。上方加浮小麦30g，苍术10g。7剂。

四诊：患者服上方3剂后盗汗完全消失，早醒恶风。改用酸枣仁汤加丹参30g，石菖蒲8g，炙龟甲15g。

随访半年，症状未复发。

按语：此患者为阴虚燥热之结核体质，以黄连阿胶汤为主治疗盗汗、失眠共20余剂，使15年顽疾获愈。《伤寒论·辨少阴病脉证并治》载："少阴病，得之二三日以上，心中烦，不得卧，黄连阿胶汤主之。"黄连阿胶汤扶阴散热。方中黄芩、黄连之苦以除热；阴不足，则甘补以鸡子黄；阿胶之甘以补血；芍药酸收阴气而泄邪热。合方用之，盗汗、失眠两症悉除。

14. 国医大师梅国强教授运用五苓散治疗自发性多汗症医案

患者，女，39岁。患者饮水后汗出、恶风半年。就诊时症见饮水后汗出，恶风，饮冷水后尤甚，后背冷，口干欲饮。月经周期正常。脉沉缓，舌苔白厚。患者有颈腰骶椎病变史，有轻微腰酸痛。辨证属痰饮，乃膀胱气化失职、津液输布失常所致。治以温阳化气利水，兼活血止痛。处方：五苓散加减。桂枝10g，猪苓10g，茯苓30g，焦白术10g，泽泻10g，枳实20g，藿香10g，佩兰10g，丝瓜络10g，荷叶10g，浮小麦30g，刘寄奴25g，徐长卿25g。7剂。

二诊：患者服用上方7剂后，汗出减少，口干、腰痛及后背冷均减轻，脉缓，苔白略厚。上方有效，略施加减。处方：桂枝10g，猪苓10g，茯苓30g，焦白术10g，泽泻10g，炙甘草6g，黄芪30g，枳实15g，桔梗10g，当归10g，川芎10g，法半夏10g，陈皮10g。7剂。

三诊：患者又服药7剂后，汗出不明显，背部冷及口干多饮显著减轻，脉弦，苔白略厚。守上方加鹿角霜10g。

患者继服上方7剂，饮水后汗出及背冷消失。

按语：本病属膀胱气化失职，津液输布失常致水饮内停，水饮内停致厥冷，痰饮阻滞，阳气不通。《金匮要略·痰饮咳嗽病脉证并治》谓："夫心下有留饮，其人背寒冷如手大。"先治其水后治其厥，拟五苓散加减，获良效。

15. 全国名中医张志明教授运用五苓散治疗自发性多汗症医案

林某，男，25岁。患者自汗3年，时时周身津津汗出，尤以手足及腋下为甚，常似水洗。若情绪紧张，可顿时汗流如注，内衣尽湿，伴恶寒发热，疲倦乏力，手脚冰凉，鼻塞口干，小便短少，大便干结，无夜间出汗现象，饮食如常，舌淡红，苔薄白，脉浮数。患者3年来多次就医无效，苦不堪言。证属太阳气化失常，水湿外溢肌肤。处方：五苓散加减。桂枝15g，猪苓20g，泽泻30g，白术20g，伏苓20g，柴胡12g，白芍15g，防风12g。

患者服上药5剂后，自汗缓解，其余诸症均消失。效不更方，继进5剂，自汗明显减轻，一天中已有无汗时。随后随症加减10余剂而愈，随访1年未复发。

按语：本例病案外邪不解，寒邪束表，太阳客寒，阳气不展，膀胱气化乏力，不能行气布津，津聚成水湿，水饮内停，出现自汗、恶寒发热、疲倦乏力、鼻塞口干、小便短少、大便干结、脉浮数等。清阳不展则手脚冰凉；肝失疏泄，气机郁滞，故情绪紧张后自汗加重。方中白术健脾补土治水；桂枝辛温通阳化气行水；猪苓、泽泻及茯苓淡渗利水行津；佐以柴胡合白芍疏理肝脾之气；防风散寒解表，助桂枝鼓舞阳气达于四肢。全方温阳利水，宣通太阳膀胱气化功能，则水津四布，五经并行，自汗自止。

🎙 （三）临床研究

中医药治疗自发性多汗症具有显著优势，临床上经方治疗自发性多汗症已经取得诸多研究成果。

刘慧敏针对临床上符合肺卫不固、营卫不和诊断的78例患者，运用桂枝加龙骨牡蛎汤加减治疗，结果显示治愈47例，好转26例，未愈5例，总体有效率为93.6%。高宏振根据病情差异采用玉屏风散联合桂枝加龙骨牡蛎汤加减治疗自汗患者56例，14天为1个疗程，1~3个疗程后，45例患者的自汗症状基本消失，11例患者症状减轻，总有效率达100%。

🔍 （四）基础研究

目前，中医经方治疗自发性多汗症的基础研究较少，在此不做讨论。

小 结

⌄

桂枝加龙骨牡蛎汤、桂枝加黄芪汤、桂枝加附子汤、黄连阿胶汤、五苓散等是目前治疗自发性多汗症的临床常用经方，能改善自发性多汗症患者的头面、手足、腋窝、胸部、颈部等处的阵发性出汗过多等临床症状，以及在紧张、兴奋等神经功能异常情况下的出汗过多症状。但中医经方治疗自发性多汗症的基础研究甚少，缺乏对于这方面的高级证据支撑。因此，科研人员今后应进一步加强本领域研究的广度和深度，丰富中医经方治疗自发性多汗症的科学内涵。

参考文献

[1] 陶春祥. 自发性多汗症有何特征？怎样辨治？[J]. 中医杂志，2004，45（12）：946.

[2] 高洁，李浩. 李浩运用桂枝甘草龙骨牡蛎汤治疗汗证经验 [J]. 北京中医药，2014，33（11）：824-826.

[3] 关宣可，刘如秀，刘志明. 国医大师刘志明运用桂枝加龙骨牡蛎汤经验 [J]. 世界中西医结合杂志，2021，16（11）：1997-1999.

[4] 吕霞，刁本恕. 刁本恕运用经方治疗汗证经验 [J]. 上海中医药杂志，2015，49（1）：16-17.

[5] 刘述梅，吕书勤. 吕书勤教授治疗汗证验案 1 则 [J]. 新疆中医药，2017，35（3）：50-52.

[6] 蔡蕊. 王顺贤运用桂枝加龙骨牡蛎汤合当归六黄汤治疗汗证经验探赜 [J]. 江苏中医药，2016，48（12）：15-16.

[7] 赵慧燕，李薇，高奎亮，等. 李吉彦教授对阳虚盗汗的独特见解 [J]. 中国中医药现代远程教育，2019，17（12）：31-34.

[8] 龚莉，胡珂，洪婷，等. 陈瑞春运用五苓散治疗汗证经验 [J]. 江西中医药大学学报，2014，26（5）：27-28.

[9] 张霄霖. 桂枝加龙骨牡蛎汤的临床活用 [J]. 中医研究，2003（2）：58-59.

[10] 卢永锋，王煜，郭乾乾，等. 王自立教授运用桂枝加龙骨牡蛎汤经验 [J]. 中医研究，2014，27（3）：41-43.

[11] 吴瑷，杜文森. 邱保国研究员汗证治疗五则 [J]. 中医研究，2014，27（3）：43-45.

[12] 胡谦锋，陈沁磊. 周春祥清利温阳法治疗自汗验案 1 则 [J]. 江苏中医药，2014，46（2）：62.

[13] 王春霞，刘喜明. 刘喜明应用经方经验举隅 [J]. 山东中医杂志，2015，34（5）：387-388.

[14] 高军. 孙浩运用桂枝加黄芪汤治疗儿科疾病验案 4 则 [J]. 江苏中医药，2009，41（12）：54-55.

[15] 巫玉童，张栋飞，方朝晖. 方朝晖运用葛根芩连汤治疗汗证经验 [J]. 中医药临床杂志，2021，33（1）：74-77.

[16] 李格. 史载祥教授治疗汗证验例 [J]. 中医研究，2006（5）：56-57.

[17] 梅琼，曾祥法. 梅国强运用清化湿热法论治汗出异常经验举隅 [J]. 中华中医药杂志，2017，32（1）：159-162.

[18] 张志明. 汗证五苓散治验三则 [J]. 四川中医，2008（8）：122-123.

[19] 刘慧敏. 桂枝龙骨牡蛎汤加味治疗汗证 78 例疗效观察 [J]. 新中医，2010，42（9）：82-83.

[20] 高宏振. 桂枝加龙骨牡蛎汤合玉屏风散加减治疗自汗证 56 例 [J]. 中国当代医药，2010，17（28）：88-92.

十八、重症肌无力

重症肌无力是由乙酰胆碱受体抗体介导的一种获得性神经肌肉接头（NMJ）传递障碍的器官特异性自身免疫性疾病。本病主要累及NMJ突触后膜的乙酰胆碱受体（AChR），临床表现为全身骨骼肌波动性无力与易疲劳，活动后加重，休息后好转。中医学对治疗重症肌无力具有独特心得与优势，可有效缓解肌无力症状，并防止其复发与进展。

（一）名医经验

1. 国医大师周仲瑛运用甘草麻黄汤及五苓散治疗重症肌无力经验

周仲瑛认为，本病在脏为脾，在气为湿。寒邪侵入太阴与湿相搏，于是寒湿阻滞经络，精微物质不得上承，眼睑失养，以致上胞肿垂，无力开合。寒湿内困于阴土难以消除之际，仅用补中益气、升阳举陷之常规方药，不能除其寒湿之邪，故效果不显；应散寒除湿以祛邪，脾阳得伸，运化复常，精微物质得以上承，此才是治病之本。故遵仲景太阴病亦可以从外而解之变法，"于寒湿中求之"。先投以甘草麻黄汤，促使邪从皮毛速去，并以五苓散除余邪，其效良矣。

2. 国家级名老中医李兴云教授运用麻黄附子细辛汤治疗重症肌无力经验

李兴云认为，重症肌无力属太、少二阴合病，脾肾阳虚，病在于脾，根在于肾。其眼睑下垂，下肢稍乏力，大便稀，均为脾阳衰弱，脾虚湿盛，运化失权，不能输精微于眼睑，而困倦，精神差，舌有齿痕，苔白厚腻，显系肾阳衰惫，阴气弥漫。五脏之伤，穷必及肾，肾气之伤，又令脾失温养。故用麻黄细辛附子汤，并根据国医大师邓铁涛的理论，重用黄芪峻补脾胃，后期用补中益气汤及补中益气丸调护。

3. 岐黄学者、全国名中医范永升教授运用黄芪桂枝五物汤治疗重症肌无力经验

范永升认为，本病的病因病机十分复杂，以脾胃虚损为基础，与五脏均有密切关系，临床常见的症状以肌肉和四肢的表现为主。脾在体合肉，主四肢，主升清；胃主受纳腐熟、主通降。二者相互协作，同为后天之本、气血生化之源。中焦为脾胃气机升降之枢纽。"治中焦如衡"不可理解为应用性味平和、不升不沉之药物，应当理解为治法上不偏不倚，纠正阴阳水火偏盛，所以"治中焦如衡"的本质应为正治原则。重症肌无力患者以痿证表现最为突出，故当以健脾气、和胃气为基础，运用"治中焦如衡，非平不安"理论，治以补中气、畅气机之法。对于合并有肌肤肢体麻木不仁、末梢神经炎、脉微涩而紧者，范永升尤其善用黄芪桂枝五物汤加减以益气健脾，通络行气。

4. 国家级名老中医张怀亮教授运用小柴胡汤治疗重症肌无力经验

张怀亮根据前人经验和自己多年的临证体会，认为肝旺克脾是重症肌无力的常见证型，提出从肝论治本病的基本思想。张怀亮认为，现代生活中，人们常面临较大的工作、生活压力，思虑偏多，情志不遂，则肝脏往往易受其累，表现出心烦急躁、心慌胸闷、纳差、寐差、乏力、脉弦等肝旺特征。肝旺则脾土受克，脾不能主于肌肉，则变生痿证。亦有研究证明，长期焦虑、抑郁等不良情绪和本病发生及程度加重有较强的关联性。针对这种情况，张怀亮以小柴胡汤为基础方加减治疗。张怀亮强调，本方和一般疏肝之剂不同，其能和解少阳枢机，疏泄肝胆，更能清降胆火，柴胡更有升举阳气的功用。施用本方，俾肝胆之火清降，上不致刑金而肺热叶焦，中不致克脾，则脾气得升，脾肺得保，从而使重症肌无力得到有效治疗。若见明显情志抑郁不舒、肝气郁滞者，可加重疏肝药物比例。悲伤欲哭、数欠伸者，合甘麦大枣汤。

5. 贵州省名中医况时祥教授运用麻黄附子细辛汤治疗重症肌无力经验

况时祥认为，重症肌无力不仅常见脾肾肺气虚，还可见胸腺虚损，因虚生毒，此为其发生发展之关键，故不仅应补益诸脏，还要峻补胸中元阳之气，令正盛而毒驱，促进胸腺功能改善，纠正免疫异常，才能较快地稳定病情，改善肌无力症状。况时祥在重症肌无力发病之初，或针对危重及顽固难治性病例，通常在复方中配以麻黄附子细辛汤，以激发强化黄芪、党参等的补气效应，改善胸腺功能。此外，由于疾病气虚日久，元阳亦损，胸腺功能更难恢复，故况时祥又常在元阳未虚之际配用淫羊藿、巴戟天、补骨脂等温助肾阳之品，以截断病情发展势头，促进病情早期康复。

6. 云南省名老中医李广文教授运用四逆散治疗重症肌无力经验

四逆散原治少阴病，后世亦多用作疏肝解郁理脾之肝脾失调证的常用方剂。此方用于治疗重症肌无力兼肝脾失调证时疗效肯定，但要注意的是，重症肌无力的整个治疗过程中要以顾护正气为主，谨防破气。因此，应将四逆散原方中下气破结的枳实易为行气除胀之枳壳；若以柔肝止痛为主，则芍药用白芍；以散瘀止痛为主，则芍药用赤芍。如此灵活调整，方能切中病机。

7. 岐黄学者魏玮教授运用经方治疗重症肌无力危象经验

魏玮认为，重症肌无力危象以大气衰竭、阴阳欲脱为核心病机，以重症温阳、大气以运为治法。重症肌无力危象患者外感致汗出不止，选桂枝加附子汤为佳，其治"太阳病，发汗，遂漏不止"；对呼吸衰竭、休克状态，选生脉散，其治"汗多脉散大，喘喝欲脱者"；牡蛎散治"诸虚不足，及新病暴虚，津液不固"，玉屏风散治"自汗"。四方联用，温阳益气固脱吻合大气衰竭、阴阳欲脱的病机，同时符合方证相应的原则，有效针对患者喘、汗、乏力的症状。患者若患重症肌无力多年，气血阴阳俱虚，符合虚劳诸不足的表现，同时又符合外邪侵袭后的表现，符合"风气百疾"的理论，故薯蓣丸为对证之方，可用于后期调护。

（二）名医医案

1. 著名火神派医家范中林运用甘草麻黄汤治疗眼肌型重症肌无力医案

文某，女，6岁。1976年1月20日晚，家长突然发现患者眼裂缩小，眯眼斜视，旋即右眼胞下垂，无力睁开，复视。1976年2月，患者于中国人民解放军总医院行新斯的明试验，呈阳性反应，诊断为重症肌无力（眼肌型）待查。同年3月28日，患者于北京同仁医院确诊为眼睑重症肌无力。1977年3月29日，患者转某医院中医科诊治1年。经治疗，患者虽短暂开大睑裂，但上胞重新下垂后，经反复治疗无效。1978年5月10日来诊。现症：右眼睑下垂而肿，视物困难，复视，午后尤重，面色微黄，乏力。舌质润红而暗，苔白灰黄，根部厚腻浊密布。此系脾湿之邪，蕴积已久，表实未解，上壅眼胞所致。证属足太阴睑废，法宜开闭除湿，宗仲景甘草麻黄汤方意主之。处方：麻黄3g，法半夏12g，甘草6g。3剂。

患者服上方3剂后，眼皮稍可活动。原方加桂枝，温通经脉，辛以散邪，配杏仁，疏理肺窍，入手太阴以利水之上源。患者再服1剂，眼睑开裂稍大，后随症加减。同年6

月初，患者曾有一整日可略微睁开右眼睑，苔浊腻始退，脾湿稍减。原方损益，续服 12 剂。

患者舌质转淡红，白腻苔续减。湿浊内困已有消退之象，唯眼睑变化无进展。改服自制针砂散，加强疗效（后又以甘草麻黄汤加减配合服）。处方：针砂散，每味 10g，共研细末。第 1 周，每日晨空腹服 1 次，每次 2g；1 周后，3 天服 1 次，每次 2g，共服 3 周。

患者舌质淡红，白腻苔大有减退。脾湿渐化，脉络始通，眼睑开合较前自如。但余邪未尽，应益土行水。处方：苓桂术甘并小半夏汤。茯苓 15g，桂枝 6g，白术 12g，法半夏 12g，苍术 9g，大腹皮 9g。10 剂。

患者病情大有好转，原患眼午后较重，近日晚间观察，双目基本一致。舌质已正常，白厚腻苔已退。患者眼胞稍厚，开裂较正常眼略小。病虽向愈，参之舌象等，尚属脾湿之邪未尽解，输化功能仍嫌不足。亟应抓住转机，健脾化湿，理气和中，助其运化之力，上方加减续服 15 剂。

1978 年 8 月初，患者睑废基本治愈，视物已正常。唯眼胞仍稍厚，乃脾虚兼湿之象，以五苓散利水健脾，再除余邪。处方：猪苓 10g，茯苓 15g，泽泻 10g，白术 12g，桂枝 6g，五加皮 10g。3 剂。

其后，患者间服上方汤剂，或服剩余之针砂散（有时间隔 2 ~ 3 周服 1 次）。1979 年 3 月 8 日，患者赴同仁医院复查，未见异常，处于重症肌无力恢复期。1979 年 7 月 18 日随访其家长，患者恢复良好。

按语：西医学所称重症肌无力，是以骨骼肌无力为特征的一种神经肌肉接头处传递功能障碍性疾病，相当于中医学之上胞下垂，因其难治难愈，又名睑废。目为五官之一，"五脏六腑之精气，皆上注于目而为之精"。十二经脉，亦均与眼部密切关联。眼病虽为局部疾患，但多由内脏病变而引起，内服药则重于整体考虑。大体说来，此证可分为先天与后天两大类：先天性患者，往往因发育不全而形成，常发于双眼；后天性多由于脾弱气虚、脉络失和等所致，常发于一目。本病例当属后者。本例睑废，以六经辨证应属太阴证。太阴者，土也，在脏为脾，在气为湿。寒邪侵入太阴与湿相搏，于是寒湿阻滞经络，精微物质不得上承，眼睑失养致上胞肿垂，无力开合。寒湿内困于阴土难以消除之际，仅用补中益气、升阳举陷之常规方药，不能除其寒湿之邪，故效果不显。应散寒除湿以祛邪，脾阳得伸，运化复常，精微物质得以上承，此才是治病之本。故遵仲景太阴病之法，亦可以从外而解之变法，"于寒湿中求之"，先投以甘草麻黄汤，促使邪从皮毛速去，并以五苓散除余邪而收功。

2.国家级名老中医张怀亮教授运用小柴胡汤治疗重症肌无力医案

张某，男，62 岁。患者双眼睑下垂 20 天。患者 20 天前出现右上眼睑下垂，10 天前波及左上眼睑，晨轻暮重，在某医院诊断为重症肌无力。现症：心不烦，纳可，眠差，醒后再难入睡，二便调，复视，下午 5 ~ 6 时加重。舌淡苔薄黄，脉沉弦细。服溴吡斯的明。处方：小柴胡汤加减。柴胡 10g，黄芩 9g，黄连 6g，半夏 15g，陈皮 10g，茯苓 15g，炒酸枣仁 15g，龙眼肉 15g，熟地黄 15g，枸杞子 15g，麦冬 15g，炙紫菀 15g，党参 30g，炙甘草 10g，徐长卿 30g。15 剂。

二诊：患者服上方后眠差明显改善，大便溏、眼睑下垂症状改善不明显，纳可，舌红，苔黄腻，脉弦细紧。守上方加炒白术 15g，黄芪 30g。继服 15 剂。

三诊：患者服前方后便溏消失，左上眼睑症状消失，右上眼睑已可自行抬起，尚有无力感，舌淡红，苔黄，脉弦细弱。守上方，黄芪用量改为 60g。继服 15 剂。

按语：本案为眼肌型肌无力，脾虚证候不显著，失眠，可辨症状较少。先采用小柴胡汤为基础方调肝，同时清肺养阴，加紫菀、麦冬，助金生水。复视，晨轻暮重，加熟地黄、枸杞子补肝肾精血，增强眼肌耐力。徐长卿乃治疗失眠及情志病之圣品。二诊、三诊，患者出现便溏，加重益气健脾药物用量，促进肌肉力量恢复。

3. 贵州省名中医况时祥教授运用麻黄附子细辛汤治疗重症肌无力医案

胡某，女，27 岁。患者 1 年前感冒后出现右眼睑下垂，复视，全身乏力，症状晨轻暮重，无呼吸急促、饮水呛咳、吞咽困难表现，在上海某医院做新斯的明试验（+），抗乙酰胆碱受体抗体（+），胸部 CT 示胸腺无增生，诊为重症肌无力 II a 型。给予泼尼松、溴吡斯的明治疗后症状一度缓解。2 周前患者因饮食不洁出现腹泻，上述症状再次发作，患者家属要求用中药治疗，故来诊。诊时除见前述症状外，伴面白少华、口淡纳差、便溏、倦怠、四末欠温，舌质胖淡，苔白腻，脉沉细而缓。中医辨证属脾肾两虚，阳虚夹湿，治宜健脾益气，温肾散寒，佐以化湿。处方：补中益气汤合麻黄附子细辛汤加味。生黄芪 60g，制黄芪 60g，太子参 30g，炒白术 20g，柴胡 6g，升麻 6g，当归 15g，陈皮 10g，麻黄 10g，附子 50g（先煎 90 分钟），细辛 10g，淫羊藿 12g，仙茅 12g，苍术 6g，石菖蒲 15g，鸡血藤 20g，炙甘草 10g。水煎服，每日 1 剂。马钱子胶囊 0.25g，口服，每日 2 次；泼尼松 80mg，口服，每日 1 次；溴吡斯的明 120mg，口服，每 6 小时 1 次。

上方加减治疗 1 个月后，患者纳食转佳，面转红润，大便正常，改以补脾益气之剂为主治疗。处方：生黄芪 30g，制黄芪 30g，太子参 30g，炒白术 15g，升麻 6g，当归 10g，陈皮 6g，山药 20g，麻黄 6g，附子 15g（先煎），细辛 10g，苍术 6g，菟丝子 12g，山茱萸 15g，炙甘草 6g。马钱子胶囊原量继用。以本方加减治疗 4 个月后，泼尼松减为 10mg，口服，每日 1 次，溴吡斯的明 30mg，口服，每 6 小时 1 次，继续用前方加减治疗巩固疗效。半年后，停用泼尼松、溴吡斯的明。1 年后停药观察，检查各项指标基本达正常范围。后随访，患者病情未复发，能正常工作和学习。

按语：况时祥认为，痿证以虚证多见，尤以脾胃亏虚和脾肾两虚型最为多见，虚则补之，补虚是治疗痿证的基本大法。然补药多为静药，容易阻滞气机，在应用静药时注意加少量动药，如陈皮、砂仁，用量要小，一般为 3 ~ 6g，这样既发挥补药的作用，又畅达气机，量大了反而减弱补药的作用。况时祥温补脾肾，注重先后天关系，并认为马钱子对多种神经系统疾病有很好的疗效，是神经科领域的要药，具有补益脾胃、强筋健肌之功，马钱子能明显改善神经疾病所致的肢体无力或肌肉萎缩症状，可单独应用，也可入复方。

4. 云南省名老中医李广文教授运用小柴胡汤治疗重症肌无力并感冒医案

患者，男，13 岁。患者患重症肌无力（单纯眼肌型）半年，正应用纯中医药治疗中，经过半年治疗，于来诊时的 3 周前病情平稳，上眼睑下垂等症状已消失。但 3 天前不慎受凉后鼻流清涕，恶寒，全身酸困，神疲乏力，于昨日发现左上睑轻微下垂，且晨轻暮重，纳呆，寐可，二便正常。望其舌象：舌质淡，苔薄白；切其脉象：脉紧无力。此属寒邪侵肺所致，治宜祛寒固肺。处方：小柴胡汤合荆防败毒散加减。柴胡 10g，黄芩 10g，法半夏 12g，苏条参 12g，连翘 15g，葛根 15g，荆芥 10g，防风 10g，前胡 12g，枳壳 10g，桔梗 10g，甘草 3g。3 剂，每日 1 剂，日煎 4 次，开水煎沸半小时，日服 4 次，每次 100mL。

二诊：患者恶寒、流清涕已除，头昏鼻塞、身困、乏力已微，纳食转佳，左上眼睑下垂仍旧，舌质淡，苔薄白，脉浮无力。此乃邪正交争已定胜负。处方：补中益气汤合小柴胡汤加减。黄芪 12g，苏条参 10g，白术 12g，柴胡 10g，炙升麻 10g，陈皮 10g，当归 10g，黄芩 10g，法半夏 12g，连翘 12g，葛根 15g，甘草 3g。3 剂。

三诊：患者感冒痊愈，左上眼睑下垂基本消失，舌质淡，苔薄白，脉沉。寒邪已逐尽，立即转入扶正治本以善后。

按语：重症肌无力这一自身免疫性疾病，中医学认为多属本虚标实，而本病患者在整个发生、发展、康复及治疗过程中，最易外感，而外感又最易诱发和加重该病，甚至诱发肌无力危象。外感多系机体正虚邪恋，卫外不固，风邪侵肺，痰热内蕴。治疗外感这一标病（证）时，若妄投苦寒之品或长期使用峻猛之药，必致正气大伤，形成恶性循环。根据急则治标、扶正达邪的原则，用扶正药的同时，酌加用清热解毒药，以期邪去则正安。具体临证时，使用方药性质较平和，具有和解少阳之功，以清泄枢机之热为特点的小柴胡汤。对感冒风寒证，用小柴胡汤合荆防败毒散加减；对感冒风热证，用小柴胡汤合银翘散加减；对咳嗽较重者，用小柴胡汤合苇茎汤加减；对高热者，用小柴胡汤合导赤散加减。但治疗过程中，要把握中病即止的原则，随即应以治本善后治之，此乃缓则治本。

5. 北京市著名中医何庆勇教授运用黄芪桂枝五物汤治疗重症肌无力医案

宿某，男，43岁。患者1个月前无明显诱因出现左眼睑下垂，经某医院检查，诊断为胸腺瘤伴重症肌无力，遂行胸腺瘤摘除术。术后口服泼尼松40mg，每日1次，症状未控制。刻下症：左眼睑下垂，抬举无力，周身乏力，下肢尤甚，劳累后出现气短，口干甚，恶风，多汗，纳差，便溏，每日3～4次，眠差。舌淡，苔白厚腐，脉沉，略滑数。证属脾胃气虚，络脉虚滞，湿热内结。治以益气固表，温经通络，清热祛湿。处方：黄芪桂枝五物汤合桂枝芍药知母汤。黄芪120g，川桂枝30g，白芍30g，鸡血藤30g，炒白术15g，防风9g，知母30g，生地黄30g。

二诊：患者周身乏力明显好转，恶风、多汗较前减轻，现头汗较多，左眼睑下垂，口干欲饮，心烦易怒，遇寒热不适则腹痛如绞，便溏，每日2～3次，眠差，舌红，苔白腻，脉弦滑数。处方：黄芪120g，白术15g，枳实30g，云苓60g，知母30g，黄柏30g，生地黄30g。嘱泼尼松减为35mg，每日1次。

三诊：患者左眼睑下垂的症状基本消失，周身乏力明显改善，唯双下肢仍感无力，双侧肌肉麻木，头部及上身多汗，大便成形，纳眠可，续以原方加减治疗而收功。

按语：该患者为重症肌无力眼肌型，上睑属脾，脾虚气陷则升举无力，故眼睑下垂，同时伴有周身乏力、气短、纳差、便溏、苔白厚腐、脉沉略滑数等脾气虚弱之象、湿热互结之征。方中重用黄芪，大补脾肺之气，则内可补虚通络，外可益气固表；桂枝辛温，温经通络，更助黄芪温阳强卫；白术健脾益气，燥湿止泻，且与黄芪相伍，使人体气旺表实，汗不得外泄，邪不易内侵；防风可佐黄芪以走表，外御贼风以固卫，又可内升脾阳助白术以祛湿止泻；芍药、鸡血藤养血和血以通络；恐激素火毒之性进一步生热伤阴，故予知母、生地黄滋阴清热。辨证用药1月余，患者乏力、恶风、多汗等症明显缓解，但眼睑下垂，遇寒热不适则腹痛、便溏，为中焦升提之气不足、脾虚湿盛之征；头为诸阳之会，汗出不止属卫阳不固，头汗多说明清阳不能上升至头部，可见中虚之甚；且久病入络多因虚，故当重视补虚，以补为通，故原方去通络散邪之品，而专重补益。以黄芪温补升提，同时用枳实破滞下行，一升一降，使气机先降而后升，升降有序，且黄芪用量为枳实4倍，意在补气升阳；合白术补益中焦脾胃之气，使中焦得固。上三味药为补中益气汤之精简方，体现了李东垣重脾胃、贵元气、主升发的思想，应用时药量大且随症变通，故药简力宏，收效甚捷。云苓健脾渗湿，有利小便、实大便之功。口干欲饮、心烦易怒、眠差、舌红为阴虚火旺之象，可见患者大剂量应用激素2个月，已见明显伤阴化热之弊，故仍宗上方以知母、生地黄滋阴清热，更加黄柏以增泻火解毒之力。此三味为知柏地黄丸的浓缩方。患者肌无力症状已明显缓解，故酌减激素用量。

（三）临床研究

中医药治疗重症肌无力具有显著优势，临床上经方治疗重症肌无力已有部分研究结果。麻黄附子细辛汤、肾气丸、黄芪桂枝五物汤等是重症肌无力临床研究的常用经方。

王殿华等对 31 例 I 型、II a 型顽固性重症肌无力患者采用麻黄附子细辛汤治疗，3 个月后观察临床疗效，结果显示临床治愈 19 例，显效 10 例，有效 2 例，总有效率为100%，提示麻黄附子细辛汤治疗顽固性重症肌无力有较好的临床疗效。

都鑫研究发现，与溴吡斯的明组相比，经过肾气丸治疗后的患者定量重症肌无力量表（QMG）、重症肌无力生活质量 15 项量表（MG-QOL15）评分均明显降低，肌肉萎缩、肢体痿软无力、神疲乏力、腰膝酸软明显改善，且不良反应率低，具有良好效果。

张敏通过对 48 例重症肌无力患者进行干预，发现黄芪桂枝五物汤具有温肾养肝、益气健脾、活血强筋、助阳生肌的综合作用，与西药联合治疗，可减少西药的剂量，从而减轻药物的不良反应，解决了慢性病需长期用药的问题，且有效率达 89.3%。

（四）基础研究

目前，中医经方治疗重症肌无力的基础研究较少，在此不做讨论。

小 结

麻黄附子细辛汤、黄芪桂枝五物汤、肾气丸、甘草麻黄汤、小柴胡汤等是治疗重症肌无力的常用经方，可有效改善重症肌无力患者乏力、眼睑下垂等症状，还可减少患者服用免疫抑制剂、激素的剂量，减轻激素的不良反应，减少疾病的复发。目前，对于经方的研究多集中于临床研究，实验研究尚缺乏，需要进一步研究探索。

参考文献

[1] 卢祥之. 国医大师周仲瑛经验良方赏析 [M]. 北京：人民军医出版社，2012.

[2] 李震时，朱华，王懋心. 李兴云常用经方集解 [M]. 成都：四川科学技术出版社，2017.

[3] 张芹，杨科朋，张毅，等. 范永升运用"治中焦如衡，非平不安"治疗重症肌无力经验 [J]. 浙江中医杂志，2022，57（9）：642-643.

[4] 王朝阳，欧梦仙，张怀楠. 张怀亮从肝论治重症肌无力经验 [J]. 河南中医，2019，39（8）：1182-1185.

[5] 张献文，况时祥，李王杏安. 况时祥教授诊疗重症肌无力经验辑要 [J]. 中医临床研究，2013，5（7）：10-11.

[6] 李广文. 重症肌无力中医实践录 [M]. 北京：人民卫生出版社，2010.

[7] 王秉道，杨楠. "重症温阳，大气以运"治疗肌无力危象一例 [J]. 环球中医药，2024，17（4）：694-697.

[8] 范学文，周鸿飞. 范中林六经辨证医案选 [M]. 北京：学苑出版社，2008.

[9] 何庆勇. 金匮要略方药心悟 [M]. 北京：人民军医出版社，2015.

[10] 王殿华，陈金亮. 加味麻黄附子细辛汤治疗顽固性重症肌无力 31 例 [J]. 上海中医药杂志，2008（7）：39-40.

[11] 都鑫. 补中益气汤、金匮肾气丸联合溴吡斯的明治疗脾肾亏虚型重症肌无力患者的疗效观察 [J]. 中国冶金工业医学杂志，2019，36（6）：646-648.

[12] 张敏. 中西医结合治疗单纯性眼肌型重症肌无力 [J]. 河南中医，1997（5）：41-42.

十九、失眠

失眠，即睡眠障碍，中医学称不寐，是指尽管有合适的睡眠机会和睡眠环境，依然对睡眠时间和（或）睡眠质量感到不满意，并且影响日间功能或引起躯体不适的一种主观体验。失眠的主要症状表现为入睡困难、睡眠维持障碍、早醒、睡眠质量下降和总睡眠时间减少，症状每周至少出现 3 次，并且必须伴有日间功能障碍或日间的痛苦体验。中医经方治疗失眠具有较大优势，能有效改善其症状。

（一）名医经验

1. 国家级名老中医鲍远程教授运用经方治疗失眠经验

鲍远程认为，引起不寐的病因虽多，然核心病机在于阳不入阴，阴阳失和。鲍远程强调，心神得安宁而寤寐有时离不开五脏系统功能的调和有序，心神在人体睡眠活动中居于主宰地位。鲍远程临证辨治不寐以心神为主宰，根据惊者平之、实者泻之和虚者补之，将治法分为重镇安神、清心安神与滋养安神。对于肝血不足，营血耗损，虚烦不眠，予四物汤合酸枣仁汤加减以养血安神。对于过度焦虑，心脾气血暗耗，忧思不眠，可予归脾汤合天王补心丹加减以心脾双补，复二脏补气生血、统血之职。对于肾阴亏虚，肾精不足，虚火上逆，治以左归饮合黄连阿胶汤加减以滋阴泻火，交通心肾。

2. 贵州省名中医董湘玉教授运用经方治疗失眠经验

董湘玉认为，失眠为心身疾病诸多临床表现之一，病因考虑为人体内阴阳的不平衡，究其病机主要为虚证、实证两方面，强调泻有余、补不足、调和阴阳的治疗原则，提出了治疗各类失眠的方法，尤其注意调和法、补虚法、滋阴法、祛邪法的应用。董湘玉常用甘麦大枣汤、百合知母汤、百合地黄汤、酸枣仁汤、黄连阿胶汤、麦门冬汤等治疗围绝经期失眠。

3. 黑龙江省名中医李敬孝教授应用柴胡加龙骨牡蛎汤治疗失眠经验

李敬孝认为，失眠当首辨虚实。虚证多为阴血不足，心失所养。实证多属火热、气滞、痰湿扰乱心神而致失眠。李敬孝在治疗疾病时常嘱咐患者注意调节情志。李敬孝常说，人体是以五脏为中心的有机整体，所以情志因素与五脏精气的关系最为密切。五脏精气可产生与其相应的情志活动，在外界环境的强烈变化中，情志过激或持续不解，又可导致脏腑精气阴阳功能失常、气血运行失调。临床辨证属郁怒者，当以疏肝解郁为治；若大怒者，当以平肝降逆为治。李敬孝在治疗失眠时，在用养心安神药的同时，又加疏肝理气之品。李敬孝在临床上主要使用柴胡加龙骨牡蛎汤治疗肝气郁滞、郁久化热型失眠，并取得了良好疗效。

4. 河南省名中医崔书克教授运用经方治疗失眠经验

崔书克认为，失眠的病位虽在心，但与肝、脾、肾三脏密切相关，又因为失眠形成、发展的过程较为复杂，因此治疗上必须从整体出发。崔书克在临床应用经方治疗失眠的实践过程中，形成了自己独特的诊疗思路，即"六经辨病，方证对应"。六经辨病，分治失眠，具有整体优势和动态变化特征。与其他辨证方法相比，六经辨病在病因、病性、病位、病势、病程、疾病转归、正邪消长等方面，均体现出整体性辨证优势和标准化、客观化优势。以此理念论治失眠，六经辨病，首辨阴阳，次辨寒热、虚实、表里。然后方证对应，找准方证要点，最后选方用药，常用桂枝茯苓丸、半夏泻心汤、甘麦大枣汤。

5. 江西省名中医张光荣教授通阳和阴法治疗失眠经验

张光荣善用经方，基于《黄帝内经》有关睡眠的营卫阴阳理论，认为阴阳失交是失眠的主要病机，具体而言，有阳不入阴、阴不抱阳、邪实阻滞阴阳交三方面，并提出通阳和阴治法，以恢复阳气流通固密、阴精充足内守、阴平阳秘的常态，从而达到改善睡眠的目的。治疗上，对阴阳不调、邪实单纯者，多以桂枝加龙骨牡蛎汤为主方，随症化裁，效果较好，邪实搏结缠绵者，邪去阴阳自交；对气滞者，常用四逆散加减；对痰阻者，常用温胆汤、二陈汤加减；对瘀血者，常用桂枝茯苓丸加减；对湿热蕴结者，常用葛根芩连汤加减。

6. 安徽省江淮名医方朝晖教授从"人卧则血归于肝"论治失眠经验

方朝晖教授从"人卧血归于肝"立论，尤其重视血和肝胆对睡眠的作用。肝脏受邪，魂不内守，抑或阴血不足，肝阳外浮，魂无所舍，均可导致失眠。方朝晖认为，虚劳虚烦是心肾不交之病证，肾水不能上济心火，心火无所制约，故烦而不得眠，不得眠本是因火所致，而此时气亦不顺，其因当归咎于心。然心火之亢盛，实由肝气郁滞而使得魂不安，则木能生火。因"肝藏魂""人卧则血归于肝""肝者，罢极之本""阳气者，烦劳则张，精绝"，故罢极必伤肝体，烦劳则精气绝，肝伤、精绝则虚劳虚烦不得安卧。临床上常以酸枣仁汤化裁加减，屡建奇功。

（二）名医医案

1. 首都名中医、岐黄学者徐凤芹教授运用柴胡加龙骨牡蛎汤化裁治疗失眠医案

患者，女，35岁。患者失眠，伴疲劳感3年。患者3年前无明显诱因出现失眠，入睡困难，眠浅易醒，多梦，眠不解乏，于当地医院诊疗多次未见效。刻下：入睡困难，眠浅易醒，多梦，眠不解乏，时常彻夜失眠，伴疲劳乏力、脱发、颈项、肩胛部、后头部僵硬疼痛，腰部酸胀。平素四肢畏寒，急躁易怒，时常口腔溃疡伴口苦，纳差与易饥兼见（血糖未测），腹胀腹泻，咽部有异物感。大便日1次，成形略干，小便调。月经规律，周期30天，持续4天，量少，色暗红有血块，育3子，体健。舌色暗淡，苔白腻，舌下络脉增粗，左脉弦细，右脉细弱。西医诊断：睡眠障碍，焦虑状态；中医诊断：失眠，证属肝郁血虚。治法：疏肝养血，镇静安神。处方：北柴胡12g，黄芩10g，法半夏10g，生龙骨30g（先煎），生牡蛎30g（先煎），党参30g，黄芪15g，茯神15g，制远志15g（先煎），桂枝10g，干姜10g，厚朴10g，葛根20g，丹参15g。14剂，每日2次，早晚分服。

二诊：患者服上方14剂后，睡眠及疲劳感明显好转。仍有眠浅易醒，多梦，情绪急躁易怒，腰部酸痛，纳可，二便调。舌暗淡，苔薄白，脉诊同前。前方去制远志、厚朴、葛根；加郁金15g，桑寄生15g，炒酸枣仁30g。继服月余。

后电话随访，患者症状消失，无其余明显不适。

按语：本案患者为青年女性，睡眠障碍3年余。徐凤芹考虑其为照顾子嗣，情绪波动，少阳枢机不利，心神不安其舍而导致失眠合并焦虑。肝内寄相火，以血为本，以气为用，调节人体正常情绪，故该患者失眠以郁为核心病机，气机先伤，再伤肝血。气机不畅，日久相火妄升，心神受扰，故见不寐、急躁易怒、口腔溃疡等症。肝木克脾土，脾失运化，升降失常，故见疲劳乏力、食欲不佳、腹胀腹泻、月经量少等。肝失疏泄日久，且脾土

亦不荣木，阴血亏虚，亦可致肝魂不藏，心神不守，加重失眠、脱发。此外，气机不畅，亦致经脉瘀滞，络脉失养，四肢、关节疼痛、不耐寒热等症。故方用柴胡加龙骨牡蛎汤化裁加减。随后治疗，亦切合病机，故而见效。

2. 国医大师王庆国教授应用柴胡桂枝汤合甘麦大枣汤治疗围绝经期失眠医案

患者，女，48岁。患者失眠多年，加重3个月。患者长期入睡困难，梦多易醒，盗汗，白天精神恍惚，自觉可隐约听到手机铃声，胸闷发紧，情绪紧张激动时加重，有时无故欲哭，胃隐痛，口苦、口臭，耳鸣偶发，排便量少且不易排出，月经淋漓量多，末次月经持续20天，舌体小而薄，舌质苍老，舌色淡而暗，边尖红，苔白腻，脉弦滑，按之沉。B超示子宫肌瘤。西医诊断：失眠；中医诊断：不寐，辨证为枢机不利，心神失养。治宜调畅枢机，补心安神。处方：柴胡桂枝汤合甘麦大枣汤。柴胡10g，黄芩10g，法半夏15g，桂枝10g，炒白芍10g，人参10g，炙甘草30g，浮小麦30g，大枣30g，煅牡蛎15g（先煎），煅龙骨15g（先煎），桑叶20g，麦冬20g，五味子8g，刺五加15g。14剂，水煎服，每日1剂，早晚温服。

二诊：患者诉服药后睡眠改善，其余症状均有减轻，舌淡，脉仍沉。处方在前方基础上，刺五加加至30g，加柏子仁30g，生黄芪30g，远志10g，仙鹤草30g。14剂，煎服法同前。

三诊：患者诉睡眠良好，白天精神转佳，但梦较多，偶有呃逆、反酸。处方在前方基础上，加石菖蒲10g，合欢花20g。14剂，煎服法同前。

按语：患者为围绝经期女性，长期失眠，并伴一系列围绝经期常见症状，如情绪低落、精神恍惚、无故欲哭、盗汗等。此外，患者素有子宫肌瘤，且月经量多、淋漓不尽，再综合舌脉之象，说明其肝胆郁滞，气机不畅。治宜调畅枢机，燮理阴阳，补心安神。本案以柴胡桂枝汤合甘麦大枣汤加减进行治疗。方中柴胡配黄芩清解少阳邪热，调达一身气机；半夏和胃降逆；人参配大枣扶助正气；桂枝配芍药外和营卫，内调气血；重用浮小麦，因其既可益气补心，又可止汗除烦，可配伍应用于围绝经期综合征诸多证候；桑叶不仅可养阴润燥，还是治疗盗汗的一味良药，《丹溪心法》谓之："最止盗汗。"浮小麦、桑叶可治疗患者盗汗；患者胸闷发紧，脉重按沉，王庆国使用人参、麦冬、五味子，取生脉饮之意，益气宽胸；同时，王庆国还注意对症治疗，对多梦易醒、心神不宁，加煅龙骨、煅牡蛎重镇安神；患者白天精神恍惚、乏力胸闷，用刺五加既可益气补虚，又可安神助眠。二诊时所有症状均有减轻，脉仍沉，舌淡，故加大刺五加用量，并加生黄芪、仙鹤草以补虚益气，健脾安神；加远志交通心肾，安神益智，巩固疗效；鉴于患者大便仍少，故予柏子仁30g，此药既可通便，又兼具补益阴血、养心安神、止汗之功，与患者失眠、月经量多、便秘、盗汗的症状相吻合，可谓一药多效，虽只一味药，但可见微知著。

3. 国医大师刘志明教授巧用酸枣仁汤加减治疗失眠医案

王某，男，26 岁。患者入睡困难 1 个月，伴心烦、自汗。1 个月来，患者每夜均不能安然入睡，每晚仅睡眠 4 小时左右，常伴见心烦、自汗、大便干结等症。近 3 日，患者病情加重。刻下症：神疲乏力、口唇干燥、心烦易怒、头晕健忘、腰膝酸软、汗出沾衣、大便干结，二三日一行。舌淡红，薄白苔，脉沉细。中医诊断：不寐，证属肝血不足、虚热扰神。治法：清热除烦，养心安神。处方：酸枣仁汤加味。酸枣仁 24g，茯苓 9g，知母 10g，川芎 6g，炙甘草 6g，黄连 6g，栀子 9g，淡豆豉 9g。3 剂，水煎服，每日 1 剂，分温 3 服。

二诊：患者服药 3 剂，诸症皆消。嘱继服 3 剂。

半年后随访，患者未复发。

按语：关于失眠，《黄帝内经》最早提出"不得卧""目不瞑"的病名，并提出了"胃不和则卧不安"的观点。《金匮要略·五脏风寒积聚病脉证并治》进一步阐述了失眠的病机："血气少者属于心，心气虚者，其人则畏，合目欲眠，梦远行，而精神离散，魂魄妄行。"此案患者，不寐既久，形神困顿，在内则血虚不足以养神，在外则虚热扰及泥丸，一派阴亏火生之象。刘志明认为，治此宜养肝血以安内，清虚热以攘外。方选酸枣仁汤以清热除烦，养心安神；栀子豉汤以清透郁热，疏解气机；再辅以一味黄连，"入心泻火，镇肝凉血"（《本草分经》）。全方养血与清热同施，为补散偶制之方。

4. 北京市著名中医刘喜明教授运用五苓散加减治疗失眠医案

患者，女，55 岁。患者近 2 年入睡困难，甚至彻夜不眠。刻下症：入睡困难，潮热汗出，口唇干，晚上重，但不欲饮，平时大便不成形，胃无不适，无急躁易怒，无头晕、头胀，面暗红。舌暗，苔薄白腻，脉沉。中医诊断：不寐，辨证为水饮扰心。治法：温阳利水。处方：五苓散加龙骨牡蛎。炒白术 10g，茯苓 30g，猪苓 10g，泽泻 10g，桂枝 3g，生龙骨 30g（先煎），生牡蛎 30g（先煎）。7 剂，水煎服。

二诊：患者诉服药后睡眠好转，仍潮热汗出，时而急躁易怒，小便可，大便基本正常，仍口唇干，舌嫩，苔白，脉沉弦。上方桂枝减至 1g；加淡豆豉 10g，炒酸枣仁 12g。继服 7 剂以巩固疗效。

按语：本案患者口干不欲饮，大便不成形，苔薄白腻，脉沉，为水饮停聚、内扰心神无疑。饮为阴邪，遏阻清阳，阴阳不得交会，则入睡困难，甚则彻夜不眠；水饮聚集，津液不化，阴津不上承，故见口唇干，夜间重；潮热汗出，但舌不红、口不渴，可知非阴虚也。治病求本，方选五苓散以温阳化气，利湿行水，利小便以实大便，分利水饮；加生龙骨、生牡蛎以重镇安神，潜镇上越之虚阳；水饮去则失眠自安，不用养心安神而失眠自然缓解。

二诊时，患者大便恢复正常，说明水饮已出，时急躁易怒，故桂枝减量防止助热，加淡豆豉和胃除烦，酸枣仁养心安神。

5.国家级名老中医尉中民教授使用加味酸枣仁汤治疗围绝经期失眠医案

蔡某，女，50岁。患者入睡困难半年。患者半年前无明显诱因出现入睡困难，入睡即多梦，伴有心悸、心烦、气短、全身乏力、潮热、盗汗，半年内体重减轻5kg，饮食可，二便正常，舌红苔少津，右脉细弱，左脉沉滑。自然绝经1年。西医诊断：围绝经期综合征；中医诊断：不寐，证属肝肾阴虚。治法：补肾滋阴，养血调肝安神。处方：酸枣仁汤加味。酸枣仁30g，琥珀粉1.5g，茯神10g，知母10g，川芎6g，墨旱莲12g，女贞子12g，熟地黄10g，生地黄10g，山茱萸10g，炙甘草8g，生龙骨30g，生牡蛎30g，合欢皮15g，首乌藤15g。7剂，每日1剂，水煎留取汤汁约400mL，于早晚饭后各1次分服。

二诊：患者诉失眠、心悸均有好转，气短、乏力症状有所减轻，心情舒畅。纳可，二便调。效不更方，继服7剂，每日1剂，水煎服400mL，早晚2次分服。不适随诊。

按语：此病例为围绝经期女性常见的失眠病证。患者就诊时主诉眠少梦多，尉中民认为，此时女性生理周期主要处在天癸乏竭、肾气亏耗之时，阳气不能升腾，容易引起全身乏力、气短；肝肾阴虚，易阴火上扰，致心神不宁，不能安然入睡，睡即多梦；舌质偏红、舌苔少津，为阴虚内热盛，结合脉诊，右脉细弱，当属肝肾亏虚；肾阴亏耗，肾水不济心火，则虚热上扰心神。因此，治疗应调肝养血，宁心安神，拟方加味酸枣仁汤。方中以炒酸枣仁量较大，为君药，补益心肝，安神，酸可收敛，可平衡围绝经期女性之阴阳；酸枣仁炒制后质脆易碎，有效成分易煎出，安神之效更强；在选方用药上，尉教授常运用酸枣仁和琥珀粉作为药对治疗失眠，效果显著；琥珀专入血分，入心、肝二经，对于肝血虚、心脉瘀阻、心神不宁导致的失眠、健忘，能起到宁心安神、活血化瘀之效，二者合用可增强养血、宁心之效；佐以茯神起到宁心健脾之效；首乌藤和合欢皮合用，均入心、肝经，增强安神解郁之效；生龙骨和生牡蛎重镇固涩，协助潜纳上浮之阳气，潜阳入阴；知母清热，配伍二至丸协同滋阴清虚热；熟地黄、生地黄滋养肝肾，填补精髓；川芎行气活血；甘草和中缓急，调和诸药。全方达到调养肝肾的治疗目的。尉中民还强调，这类患者在平常生活中，要注意调节情绪，睡前忌烟、酒，规律作息，适量运动。

6.湖南省名中医周慎教授使用酸枣仁汤加减治疗失眠医案

刘某，男，33岁。患者失眠、自言自语反复2年。患者近2年经常出现失眠，烦躁，自言自语，反复洗手、吐舌，总认为人家在议论自己，多次在某大学第二附属医院精神卫生科就诊，诊断为强迫症，经用西药（不详）治疗，症状有所缓解，但不能完全消失。现仍失眠明显，入睡难，睡前服阿普唑仑片亦只能睡3小时，多梦易醒，经常自言自语，反复吐舌，心烦易怒，纳食可，大小便正常，舌质淡红，苔薄白，脉细滑。西医诊断：失眠，强迫症；中医诊断：不寐，证属心肝血虚。治法：养血平肝，宁心安神。处方：酸枣仁汤加减。炒酸枣仁45g，川芎10g，朱茯苓10g，知母10g，首乌藤30g，黄连5g，当归10g，白芍30g，蝉蜕10g，生龙齿30g（布包先煎），磁石30g（布包先煎），珍珠母30g（布包先煎），甘草5g。7剂。

二诊：患者服上方后睡眠好转，不服西药可睡至早晨6点，仍不自主吐舌或自语，心不烦，口不干，大小便可，舌质红，苔白厚，脉细。仍用酸枣仁汤加减。炒酸枣仁45g，川芎10g，朱茯苓10g，知母10g，首乌藤30g，黄连5g，当归10g，白芍30g，蝉蜕10g，生龙齿30g（布包先煎），磁石30g（布包先煎），珍珠母30g（布包先煎），龙胆草5g，僵蚕10g，甘草5g。7剂。

三诊：患者睡眠好转但仍早醒，不自主吐舌及自语减少，口不干，大小便可，舌质红，苔白厚，脉细滑。续予前方。炒酸枣仁45g，川芎10g，朱茯苓10g，知母10g，首乌藤30g，黄连5g，当归10g，白芍30g，蝉蜕10g，生龙齿30g（布包先煎），磁石30g（布包先煎），珍珠母30g（布包先煎），龙胆草5g，胆南星10g，甘草5g。7剂。

四诊：患者服上方后睡眠正常，不自主吐舌及自语都消失，但近5天又出现，口不干，大小便可，舌质红，苔白，脉细滑。仍用前方以巩固疗效。炒酸枣仁45g，川芎10g，朱茯苓10g，知母10g，首乌藤30g，黄连5g，当归10g，白芍30g，蝉蜕10g，生龙齿30g（布包先煎），磁石30g（布包先煎），珍珠母30g（布包先煎），龙胆草6g，钩藤30g，甘草5g。7剂。

按语：此案乃心肝血虚，心神失养，肝魂失藏，肝风内动所致。其病位在心肝，"心者，神之舍也"（《灵枢·大惑论》），"言，心声也"（《法言·问神》），心神受扰，故见自言自语；"肝病者……令人善怒"（《素问·脏气法时论》），故频躁易怒。其病性为血虚，"卫气昼日行于阳，夜半则行于阴"（《灵枢·口问》），营血亏虚，阴不配阳，卫气不能行于阴，故失眠，此即《灵枢·口问》所谓"阴气尽而阳气盛，则寤矣"，其脉兼细，亦为血虚之象；神指"意志思虑之类"（《类经·藏象类》），心神失养，故强迫而不能自控；"魂之为言，如梦寐恍惚、变幻游行之境，皆是也"（《类经·藏象类》），肝魂不藏，故见多梦易醒；"风胜则动"（《素问·阴阳应象大论》），肝风内动，故见反复吐舌。其治疗用酸枣仁、当归、首乌藤补心肝之血，并养心安神；白芍、蝉蜕平肝息风；龙齿、磁石、珍珠母重镇安神，潜阳镇魂；朱茯苓健脾宁心，安魂定魄；知母滋阴清热；黄连清心除烦；川芎调畅气机，疏达肝气；甘草和中缓急。诸药配伍，养血以安神，清热以除烦，重镇以安魂，魂定神安，则诸症自止。

7. 湖南省名中医周慎教授使用百合地黄汤加减治疗失眠医案

李某，女，81岁。患者反复失眠30年，加重1个月。患者近30年经常出现失眠，多次去医院就诊，诊断为睡眠障碍，靠安眠药才能入睡。近1个月因家事不顺而症状加重，即使服安眠药也难以入睡。现以入睡难、易醒、难再睡为主，梦多，心烦，口干，思虑多，纳食及大小便可，舌质红，苔黄厚腻，脉弦滑。血压150/70mmHg。西医诊断：失眠；中医诊断：不寐，阴虚痰热证。治法：养阴清热，化痰安神。处方：百合地黄汤合半百镇魂汤加减。生地黄15g，百合30g，法半夏10g，朱茯苓10g，陈皮10g，石菖蒲10g，郁金10g，酸枣仁30g，首乌藤30g，生龙齿30g（布包先煎），磁石30g（布包先煎），珍珠母30g（布包先煎），生牡蛎30g（布包先煎），黄连5g，灵芝30g。7剂。

二诊：患者服上药后睡眠明显好转，睡前可以不服阿普唑仑片，但近半个月来，因女儿去世又难以入睡，甚至彻夜不眠，心烦，口苦，多虑，舌质淡红，苔黄厚，脉弦滑。处方：百合30g，法半夏10g，朱茯苓10g，陈皮10g，石菖蒲10g，郁金10g，酸枣仁30g，首乌藤30g，生龙齿30g（布包先煎），磁石30g（布包先煎），珍珠母30g（布包先煎），生牡蛎30g（布包先煎），黄连5g，合欢皮15g，灵芝30g。7剂。

三诊：患者睡眠本来已可，但近1周睡眠又差，通宵不眠，心烦，口干，舌质红，苔黄厚，脉弦滑。处方：百合地黄汤合半百镇魂汤加减。生地黄15g，百合30g，法半夏10g，朱茯苓10g，陈皮10g，石菖蒲10g，郁金10g，酸枣仁30g，首乌藤30g，生龙齿30g（布包先煎），磁石30g（布包先煎），珍珠母30g（布包先煎），生牡蛎30g（布包先煎），黄连5g，灵芝30g。7剂。

四诊：患者睡眠明显好转，可以正常入睡，但多梦，心烦，口干，大便干，易疲乏，舌质红，苔薄黄，脉细弦。效不更方，守原法原方。仍用三诊方续服7剂以巩固疗效。

按语：此案与前一案一样都乃阴血亏虚、内热已生所致，但前案是单纯的阴（血）虚内热，此案苔黄厚而腻，有明显的痰热见症，乃因痰热阻隔，卫气不能入于阴分而难以入睡，或虽入阴分而易出，则易醒而难再睡。此即《灵枢·上膈》所谓"卫气不营，邪气居之"之意，亦与《灵枢·淫邪发梦》所谓"正邪从外袭内，而未有定舍，反淫于脏，不得定处，与营卫俱行，而与魂魄飞扬，使人卧不得安而喜梦"的病机是一致的。其治疗用生地黄、百合、灵芝滋阴清热；黄连清心除烦；法半夏、石菖蒲燥湿化痰；陈皮、郁金理气解郁；酸枣仁、首乌藤养心安神；龙齿、磁石、珍珠母、牡蛎重镇安神；朱茯苓安魂定魄。全方熔养阴、化痰、清热、安神于一炉，正符合《灵枢·邪客》"补其不足，泻其有余，调其虚实，以通其道而去其邪……阴阳已通，其卧立至"之经旨。

8. 湖南省著名中医伍大华教授运用酸枣仁汤治疗失眠医案

陈某，男，65岁。患者反复失眠2年余，加重2天。患者诉2年前无明显诱因出现入睡困难、易醒，醒后难以入睡，每晚睡眠时间小于5小时，需服用阿普唑仑片入睡，平素易紧张，精神状态差，乏力，2日前上述症状加重，食纳少，梦多，二便调。患者既往有扩张型心肌病、心律失常、颈动脉硬化等病史。现服用酒石酸美托洛尔等。舌暗，苔薄白，脉弦细。血压120/74mmHg，PSQI：20分。西医诊断：失眠；中医诊断：不寐，证属肝血不足、痰瘀扰神。治法：养血疏肝，解郁安神。处方：酸枣仁汤加减。炒酸枣仁10g，川芎10g，醋北柴胡10g，麸炒枳壳10g，茯神30g，燀桃仁6g，红花6g，当归10g，首乌藤15g，瓜蒌皮10g，百合10g，合欢皮6g，龙骨15g（先煎），牡蛎30g（先煎）。7剂，每日1剂，水煎服，分2次温服。

二诊：患者诉服药后失眠较前改善，晚上12点前可入睡，早晨7时前起，食欲较前改善，精神状态好转，现诉近2日下午时有胃痛，晚上易醒，近期无心悸、心慌，二便调，舌暗，苔薄白，脉弦细。PSQI：12分。原方基础上去龙骨、牡蛎；百合增至15g；加六神曲10g，丹参15g，红景天6g。7剂，煎服法同前。

三诊：患者服药后失眠进一步好转，食欲改善，胃痛基本缓解，食纳可，二便调，舌淡暗，苔白，脉弦细。PSQI：8分。前方去红花、桃仁，加法半夏9g，醋延胡索10g，陈皮10g。7剂，以全其功。

按语：本案乃老年不寐之证，本虚标实交织。患者年逾花甲，肝血自亏，久病心脉瘀阻致血虚为本，痰瘀为标。初诊时，患者彻夜难眠，神疲，舌暗，脉弦细，肝血不足，魂失所养，兼痰瘀壅滞，神机被扰。故以酸枣仁汤为基础，养肝血以安神魂；辅柴胡、枳壳疏肝解郁，桃仁、红花活血通络，佐瓜蒌皮化痰行气，龙骨、牡蛎潜阳安神，共成养血疏肝、解郁安神之势。二诊夜寐稍安而胃痛新起，此乃痰瘀渐化，然中焦气机未畅，《金匮要略·脏腑经络先后病脉证》载："见肝之病，知肝传脾。"故去龙骨、牡蛎之敛，增百合滋阴，六神曲健脾消滞，添丹参、红景天通心脉，既固护中州，又兼顾心疾宿根。三诊，舌苔转白、脉弦，故加法半夏化痰和胃，陈皮理气化痰。该医案始终以酸枣仁汤养肝血为根基，依证进退，肝血充盈、痰瘀得化，则神魂自安，寐寤有常。

🔬（三）临床研究

中医药治疗失眠具有显著优势，临床上经方治疗失眠已经取得诸多研究成果。酸枣仁汤、柴胡加龙骨牡蛎汤、百合地黄汤、黄连阿胶汤、温胆汤、半夏泻心汤、小柴胡汤及桂枝加龙骨牡蛎汤等是目前失眠临床研究的常用经方。

常燕等对126例脑卒中后阴虚火旺型失眠患者进行观察，发现酸枣仁汤合百合地黄汤加减联合针刺治疗可有效改善患者入睡困难、易醒早醒、心悸易惊、手足心热、头晕耳鸣、口干咽燥等失眠症状，调节血清多巴胺及 5- 羟色胺水平。

王静芳等运用柴胡加龙骨牡蛎汤治疗围绝经期失眠患者，结果发现柴胡加龙骨牡蛎汤可调节血清内分泌激素水平，纠正内分泌紊乱，改善经断前后失眠、焦躁易怒等症状。王翘楚教授选取以失眠为主症前来就诊且就诊次数达到 2 次及以上的患者 173 例，给予柴胡加龙骨牡蛎汤每天 1 剂煎服，2 周为 1 个疗程，治疗后发现总有效率达到 98.27%，其中，临床几乎痊愈和显效例数总计 103 例，占 59.54%。冯而标等选取 180 例符合心因性失眠诊断的患者，采用抽签法将其随机分为中药组和西药组，每组 90 例，西药组每天睡前口服艾司唑仑 1mg，中药组给予柴胡加龙骨牡蛎汤治疗，疗程均为 2 个月，结果表明治疗后中药组各项证候评分均低于西医组，且不良反应发生率小，总治愈率较高。

李超群等将 68 例慢性失眠患者随机分成 2 组，对照组采用米氮平治疗，治疗组在对照组基础上加用加味小柴胡汤治疗，结果发现疗效及安全性均优于对照组，两药合用可降低中药使用疗程，改善慢性失眠患者的不良情绪，同时调节患者的胃肠功能状态。

综上所述，中药经方用于治疗失眠患者具有显著的疗效，可提高患者的生活质量。

（四）基础研究

中医经方治疗失眠的机制主要体现在调节中枢神经递质，平衡肠道菌群紊乱，改善炎性因子水平、调节 HPA 功能，改善 γ- 氨基丁酸能神经元表达等方面。

黄连阿胶汤为古代经典名方，出自张仲景的《伤寒论》。刁华琼等人通过实验发现，黄连阿胶汤不仅能增加乳酸杆菌的丰度，还能增加厚壁菌门，降低拟杆菌门，从而改善剥夺睡眠大鼠的失眠行为，这进一步证明了平衡肠道菌群是黄连阿胶汤治疗失眠的重要途径之一。张忠阳等发现该方可能通过提高 5-HT 水平，降低 DA 水平，改善患者的中医证候积分，改善睡眠进程和睡眠结构，缩短睡眠潜伏期，减少觉醒次数，提高睡眠质量，提高治疗疗效，缓解焦虑、抑郁状态表现，提高患者的生活质量。周琦等发现黄连阿胶汤中所富含的黄连碱对于下丘脑 - 垂体 - 肾上腺轴具有抑制作用。

酸枣仁汤是益血安神、滋养心肝的著名经方，具有镇静催眠、抗焦虑、增强免疫力的作用，临床上被广泛应用于治疗失眠。杜鹤等通过向氯苯丙氨酸（PCPA）诱导的失眠大鼠模型腹腔注射酸枣仁汤，发现酸枣仁汤能影响氨基酸等代谢通路，调控菌群结构，促进短链脂肪酸生成，间接发挥改善睡眠的作用。刘佳星等发现酸枣仁汤能够显著升高氯苯丙氨酸致失眠大鼠脑内的 5-HT、DA 和 GABA 神经递质的水平，降低下丘脑 - 垂体 - 肾上腺轴中前列腺素 D_2（PGD_2）的水平，以及降低血清炎性因子 IL-1β 和的 TNF-α 的水平，其治疗作用与氨基酸代谢等代谢通路有着密切的关系。

有研究表明，HIF-1 信号通路可使机体缺氧，从而引起生物钟紊乱，IL-17 信号通路可诱导促炎细胞因子产生，二者均可导致失眠的发生。张钰等利用网络药理学和分子对接技术研究发现，酸枣仁汤中黄酮类和甾醇类化合物能够通过促进 Akt1 表达，降低 TNF、IL-1β 表达，从而抑制神经细胞凋亡，减轻脑组织损伤，发挥催眠作用，该过程涉及 HIF-1、IL-17 信号通路。杜氏等发现酸枣仁汤可通过影响嘌呤代谢和氨基酸代谢改善大鼠的失眠症状。

百合地黄汤出自《金匮要略》，在临床上多用于失眠、焦虑、抑郁等疾病。王雅静等发现百合地黄汤可能通过调节脑和肠内神经递质紊乱，下调 TLR4/NF-κB/MLCK 信号通路表达，上调紧密连接蛋白表达，降低炎症反应，修复肠黏膜机械屏障，进而对失眠伴肠道菌群失调小鼠发挥治疗作用。胡超等证实，百合地黄汤中的王百合苷 A、王百合苷 B 能显著升高神经元中 5-HT、NE 的水平，并在一定程度上抑制皮质酮诱导的海马神经元细胞凋亡，从而发挥良好的改善失眠的作用。郑竹宏等实验发现百合地黄汤各有效部位可升高果蝇脑部的 5-HT、5- 羟吲哚乙酸含量，降低 DA、HVA 含量，表明百合地黄汤可能通过调节神经递质水平发挥镇静催眠作用。

柴胡加龙骨牡蛎汤出自《伤寒论》，具有培土疏肝、育阴潜阳和镇静安神的功效，对围绝经期失眠、甲亢引起的失眠患者有显著疗效。陈雨菲等发现柴胡加龙骨牡蛎汤可能通过提升血清 5-HT 及 NE 含量，有效改善睡眠剥夺大鼠失眠及伴发不良情绪等症状。相关研究发现，柴胡加龙骨牡蛎汤可能通过上调海马神经元 5-HT 的表达，治疗失眠抑郁共病大鼠。金翔等发现柴胡加龙骨牡蛎汤可能通过抑制 MEK/ERK 通路激活治疗大鼠失眠。

小 结

酸枣仁汤、柴胡加龙骨牡蛎汤、百合地黄汤、黄连阿胶汤、半夏泻心汤及桂枝加龙骨牡蛎汤等是目前治疗失眠的临床常用经方，能改善失眠患者的睡眠进程和睡眠结构，缩短睡眠潜伏期，减少觉醒次数，提高睡眠质量，提高疗效，缓解焦虑、抑郁状态。其机制可能与调节中枢神经递质、调节肠道菌群紊乱、改善炎性因子水平、调节 HPA 功能，改善 γ- 氨基丁酸能神经元表达相关。

参考文献

[1] 中华医学会神经病学分会睡眠障碍学组.中国成人失眠诊断与治疗指南（2023 版）[J].中华神经科杂志，2024，57（6）：560-584.

[2] 濮绘绘，李丹丹，朱龙，等.鲍远程教授辨治不寐临证经验 [J].中国民族民间医药，2020，29（7）：86-88.

[3] 陈颜，张东兰.董湘玉教授经方论治失眠经验介绍 [J].贵阳中医学院学报，2015，37（2）：46-49.

[4] 张茗，王美玲，李洪伟.李敬孝应用柴胡加龙骨牡蛎汤治疗失眠经验 [J].中医药临床杂志，2018，30（6）：1019-1022.

[5] 康璐，刘玉晔，刘倩，等.崔书克教授运用经方治疗不寐临证举隅 [J].中国民族民间医药，2019，28（23）：71-74.

[6] 孙思晨，张光荣.张光荣教授通阳和阴法治疗失眠医案举隅 [J].内蒙古中医药，2024，43（3）：74-76.

[7] 赵先阳，方朝晖.方朝晖从"人卧血归于肝"论治不寐临床经验 [J].中医药临床杂志，2018，30（12）：2218-2220.

[8] 翁家俊，环璐瑶，李的徽，等.徐凤芹从"心主神明"辨治失眠经验 [J].山东中医杂志，2024，43（7）：739-744.

[9] 刘姝伶，郑雨晓，李磊，等.国医大师王庆国应用柴胡桂枝汤合甘麦大枣汤治疗围绝经期失眠经验 [J].现代中医临床，2023，30（1）：22-25.

[10] 刘签兴，刘如秀.刘志明巧用酸枣仁汤加减异病同治经验赏析 [J].辽宁中医杂志，2017，44（2）：376-377.

[11] 刘娟，朱晓云.刘喜明运用经方辨治失眠验案举隅 [J].环球中医药，2018，11（12）：2002-2004.

[12] 薛新丽.尉中民教授加味酸枣仁汤治疗围绝经期失眠的经验浅析 [J].中国中医药现代远程教育，2021，19（10）：93-95.

[13] 周慎.周慎医案精华 [M].北京：人民卫生出版社，2015.

[14] 常燕，梁瑞丽，王欢，等.酸枣仁汤合百合地黄汤加减联合针刺对脑卒中后阴虚火旺型失眠患者睡眠质量及血清神经递质水平的影响 [J].现代生物医学进展，2024，24（10）：1888-1891，1973.

[15] 王静芳，王东红.柴胡加龙骨牡蛎汤加减对围绝经期失眠患者睡眠质量、负性情绪及内分泌激素的影响 [J].现代中西医结合杂志，2022，31（13）：1842-1845.

[16] 蒲华春.王翘楚教授治疗 173 例失眠症经验总结 [J].云南中医中药杂志，2012，33（4）：32-33.

[17]冯而标，方慧结，李莲英，等.柴胡加龙骨牡蛎汤治疗心因性失眠临床研究[J].光明中医，2022，37（5）：738-740.

[18]李超群，李秀玉.加味小柴胡汤联合米氮平治疗成人慢性失眠36例[J].环球中医药，2016，9（4）：476-478.

[19]刁华琼，魏丹，丁海月，等.黄连阿胶汤对睡眠剥夺大鼠5-羟色胺系统和肠道菌群的影响[J].中国实验方剂学杂志，2023，29（21）：49-58.

[20]张忠阳，凌家艳，周盾.黄连阿胶汤加味治疗阴虚火旺证失眠的临床疗效及对5-羟色胺和多巴胺水平的影响研究[J].中华中医药学刊，2021，39（4）：167-171.

[21]周琦，黄超，李芳，等.虎符铜砭刮痧联合黄连阿胶汤加减治疗阴虚火旺型焦虑性失眠的临床研究[J].长春中医药大学学报，2024，40（1）：54-59.

[22]杜鹤，刘佳星，闫艳，等.整合代谢组学与肠道菌群分析酸枣仁汤改善失眠大鼠的作用机制[J].中国中药杂志，2022，47（24）：6741-6752.

[23]刘佳星，李佳涵，杜晨晖，等.经典名方酸枣仁汤对PCPA致失眠大鼠的血清代谢组学研究[J].中国中药杂志，2022，47（6）：1632-1641.

[24]张钰，李文慧，涂星，等.基于网络药理学和分子对接探讨酸枣仁汤"异病同治"阿尔茨海默病和睡眠障碍的作用机制[J].中国老年学杂志，2024，44（8）：1858-1863.

[25]DU Y，WU B，XIAO F，et al.Untargeted metabolomic study on the insomnia effect of Suan-Zao-Ren decoction in the rat serum and brain using ultra-high-performance liquid chromatography quadrupole time-of-flight mass spectrometry combined with data processing analysis[J].Journal of Separation Science，2020，43（11）：2019-2030.

[26]王雅静，杨伟丽，刘艳蕊，等.基于TLR4/NF-κB/MLCK通路探讨百合地黄汤治疗失眠伴肠道菌群失调小鼠的机制[J].中药新药与临床药理，2024，35（5）：681-693.

[27]胡超，赵洪庆，刘检，等.基于谱效关系及活性验证的百合地黄汤抗抑郁成分研究[J].药学学报，2024，59（5）：1364-1373.

[28]郑竹宏，赵仁云，丁玉婷，等.百合地黄汤不同萃取部位的镇静催眠活性研究[J].西北药学杂志，2019，34（3）：346-350.

[29]黎如霜，刘晓明，夏猛，等.柴胡加龙骨牡蛎汤加减治疗不寐临床观察[J].广西中医药大学学报，2023，26（5）：14-16.

[30]陈雨菲，李飞，李晓路，等.柴胡加龙骨牡蛎汤改善睡眠剥夺大鼠失眠及伴发不良情绪的研究[J].四川中医，2024，42（5）：73-78.

[31]林海.柴胡加龙骨牡蛎汤对失眠共病抑郁模型大鼠海马神经元5-HT的表达[C]//中国睡眠研究会.中国睡眠研究会第十五届全国学术年会汇编.西安市中医院，2023：582.

[32]金翔，张微，张德新，等.基于MEK/ERK通路探讨柴胡加龙骨牡蛎汤治疗失眠大鼠的机制[J].中药药理与临床，2020，36（1）：51-54.

二十、发作性睡病

发作性睡病是一种原因不明的慢性睡眠障碍，临床上以不可抗拒的短期睡眠发作为特点，多于儿童或青年期起病。西医学治疗本病的药物有中枢神经系统兴奋剂、抗抑郁药、γ-羟丁酸钠，但此类药物不良反应较多，患者难以坚持治疗。中医学关于本病的认识历史悠久，根据症状将其归属于中医学中"多寐""嗜卧"等范畴。中医经方在发作性睡病的治疗方面积累了丰富经验，能缓解发作性睡病症患者的嗜睡症状。

（一）名医经验

1. 国家级名老中医郑启仲教授运用经方治疗发作性睡病经验

郑启仲运用经方治疗发作性睡病有五法：①若营卫失和，卫阳出入无序，卫气不能日出于阴而行于阳，则多寐。此类患者平素易患感冒，致营卫失调，日久易患发作性睡病。用调和营卫法，以桂枝汤为主方。②少阳枢机不利，气机壅滞，升降出入无序，则会出现白天阳气不能发于外而嗜睡，夜间阳气不能入于阴而失眠，用和解少阳法，以小柴胡汤为主方。③阳明胃经气机不利，升降失常，卫气出入无序，则致多卧。此类患者或由积滞日久，中焦痞满，化热酿痰，用升清降浊法，以半夏泻心汤为主方。④若患者因冒雨涉水，坐卧湿地，或内湿素盛，或过食生冷，损伤脾胃，脾失健运，水湿内聚，湿困脾阳，清阳不升，浊阴不降，痰饮内停，上扰清窍，而致嗜睡发生，用利湿化饮法，以苓桂术甘汤为主方。⑤肝为刚脏，内寄相火，相火是生命活动的原动力，外可温养皮毛，内可鼓动十二经气血，使之敷布全身，若患者阴阳失调，阴盛阳虚，并且此阳虚并不是脾肾阳虚，而是肝阳虚，则用温肾暖肝法，以麻黄细辛附子汤合吴茱萸汤为主方。

2. 浙江省名中医裘昌林教授以脾虚论治发作性睡病经验

裘昌林认为，发作性睡病的病位涉及心、脾、肾，但与脾的关系最为密切，脾气亏虚是本病的基本病因，也是其他证型的病理基础。本病常因虚致实，多为虚实夹杂之候，临床分痰湿困脾、阳气虚衰、肾元亏虚、气滞血瘀4型。对于痰湿困脾型，常用香砂六君子汤、参苓白术散化裁；对于阳气虚衰型，常用苓桂术甘汤化裁；对于肾元亏虚型，则常用地黄饮子化裁；对于气滞血瘀型，常用真武汤、血府逐瘀汤化裁。裘昌林强调治疗时要善用温药、开窍药、豁痰息风药，这样才能使临床疗效满意。

（二）名医医案

1. 浙江省名中医裘昌林教授运用苓桂术甘汤治疗发作性睡病医案

王某，女，18岁。患者反复思睡4年，白天上课时不能控制地思睡，常睡着后被叫醒，下午上课时更为严重，夜间入睡后多梦，四肢乱动，晨醒后常出现全身不能动弹，数分钟后可缓解。曾服用哌醋甲酯缓释片20mg，每日2次，治疗1年半，上述症状改善，但上课瞌睡仍不能控制，后因缺药而改服哌甲酯片36mg，每日1次，因有口干等不良反应，改为18mg，每日1次，此后白天思睡频作，近来症状加重，走路时因瞌睡发作而跌倒2次，晚上站立洗澡时要睡去几秒钟，遂前来就诊，要求中药治疗。患者平时胃纳不佳，无饥饿感，大便黏滞，两日一行，既往有荨麻疹病史。刻下症：神清，面色萎黄，体形偏胖。舌质淡胖，苔根腻，脉沉细。神经系统查体未见异常。多导睡眠监测报告示快速眼动睡眠潜伏期缩短。西医诊断：发作性睡病；中医诊断：多寐，证属脾虚饮停。治法：温阳化饮，健脾利湿，化痰开窍。处方：苓桂术甘汤加减。桂枝9g，茯苓15g，炒白术12g，炙甘草6g，石菖蒲15g，陈皮6g，姜半夏9g，鸡内金9g，炒麦芽12g，郁金12g，炒谷芽12g，枳壳12g。7剂，水煎服。继续用哌甲酯片18mg，每日1次。

二诊：患者白天上课思睡明显好转，走路瞌睡跌倒未发作，而见手脚心发烫，一周中有2天大便烂，纳谷一般，舌偏红，苔中根腻，脉细。前方桂枝改为6g；去枳壳；加炒薏苡仁15g，藿香9g，佩兰9g。14剂。

三诊：患者诉白天思睡未再发生，手脚心热较前减轻，夜间睡眠尚可，大便已正常。舌偏红，苔根腻。处方：桂枝6g，茯苓15g，苍术9g，炙甘草6g，石菖蒲15g，陈皮6g，姜半夏9g，鸡内金9g，郁金12g，炒谷芽12g，藿香9g，佩兰9g，草豆蔻9g，炒麦芽12g。14剂。

四诊：患者因开学功课紧张，晚上睡眠不足，多噩梦，白天上课偶尔睡着，傍晚吃饭时思睡又萌，大便转烂，每日2次，口苦口甜，苔中根腻。前方改石菖蒲为20g；加远志 6g。7 剂。

五诊：患者诸症稳定，白天上课时思睡很少发生，走路瞌睡始终未发作，晨起睡瘫亦未见发生，大便基本正常，胃纳较前好转。上方去郁金。14 剂。

此后以上方作为基本方加减治疗。痰湿重、大便烂，加炒薏苡仁、干姜，重用石菖蒲；晚上睡眠差、多梦，加远志、酸枣仁、首乌藤；形寒怕冷，增加桂枝用量。连续治疗 2 月余，患者服药期间思睡未再发作，夜寐亦转安，大便正常，停药已半个月，将出国念书。

按语：患者素体脾胃亏虚，运化无力，故面色萎黄，胃纳不佳，常不思纳食，大便黏滞；脾虚失运而痰湿内生，痰蒙清窍，清阳不升，则见思睡；午后阳气渐衰，阳不出阴，阴气内盛，饮邪内停，故见下午思睡更甚；脾阳不足，水谷精微不化，四肢筋脉失其濡养，可见四肢不用而致跌仆；痰浊内生，上扰心神，则乱梦纷纭；痰邪作祟，肝风内扰，故见症状突发突止，反复发作，晨醒时睡瘫，四肢不能活动，夜卧多动不安；舌质偏胖、色淡红、苔根腻、脉沉细，均为脾阳不足之候。首诊方为苓桂术甘汤加二陈汤、枳壳健脾行气，石菖蒲、郁金化痰、活血开窍，炒谷芽、炒麦芽、鸡内金健脾消食。二诊时，白天思睡明显好转，但见舌质转红，苔转腻，大便时溏，故去枳壳，加炒薏苡仁、藿香、佩兰扶脾化湿。三诊时，思睡未再作，因痰湿渐化而郁热减少，故手脚心发热好转，因苔根尚腻，苍术易炒白术，加草豆蔻以增强化湿醒脾之力。四诊时，患者因开学功课紧张，夜间休息时间减少而思睡稍作反复，裘昌林将石菖蒲加量，并加用远志以增化痰开窍之功。五诊时，诸症好转，随症加减治疗 2 个月，白天思睡、醒后睡瘫及走路瞌睡跌倒均未发生，而后逐渐停药，症状稳定，收到满意的临床疗效。

2. 国家级名老中医于鹄忱教授运用小柴胡汤治疗发作性睡病医案

张某，女，16 岁。患者发作性嗜睡 4 年。4 年前，患者正当感冒期间，突然耳聋、头痛，两目视物不清，遂即入睡，一昼夜方醒，当时认为是感冒所致，未在意，此后每当月经期即发病（月经史：13 岁月经初潮，每月 1 次，每次 3 ~ 4 日，量一般，无血块，无痛经史），发病前不欲言语，反应迟钝，记忆力减退，头痛头昏，视物不清，继则进入睡眠，家人将其从睡眠中呼起，呈朦胧状，闭眼进食，食后又睡，嗜睡时间长短不一，发病过后与正常人无异，曾去省级某医院做脑电图等检查，结果均正常，诊为发作性睡病，服中西药无效而来院求治。查体无异常，舌质红，苔白，脉弦滑略数。证系热入血室，治以小柴胡汤加味。处方：柴胡、黄芩、半夏、党参、枸杞子、蝉蜕各 10g，甘草、桃仁、红花、青黛各 6g，石决明 15g，茯苓 20g。水煎服，每日 1 剂。

二诊当晚，患者月经来潮，突然出现头痛头昏，视物不清，按以往的规律即要发病，急煎上药服之而未发作。后以此方为基础，先后加入石菖蒲、天竺黄、桑叶等药，患者共服 24 剂，观察半年未再发作。

按语：本案的主要特点是患者在月经期发病。于鹄忱认为，每当行经期嗜睡不醒，属"热入血室"范畴，《伤寒论》之热入血室虽然症状不完全相同，但基本属同类。热入血室为邪在少阳，病在半表半里，阴阳不和，痰蒙清窍，以致嗜睡不醒，故以小柴胡汤和解少阳，使阴阳平衡；桃仁、红花活血调经，枸杞子、石决明、蝉蜕、青黛、桑叶滋肾平肝，清头明目；半夏合茯苓、石菖蒲、天竺黄祛痰醒神通窍。由于药证合拍，患者坚持服药，取效良好。

3. 国家级名老中医王心东教授运用苓桂术甘汤合麻黄附子细辛汤治疗发作性睡病医案

信某，男，24岁。患者半年前高热持续1周不退，于某医院诊断为流行性乙型脑炎，治疗月余，痊愈出院，回家后渐发现常有阵发性困睡现象，每当睡意来临时，头昏瞌睡，呵欠连作，全身困绵，必挨床入睡，每次入睡10～20分钟即醒，醒后仍呵欠连作，睡意不足。患者起初未介意为病，未予治疗，逐渐发展到劳动中也时有睡意，忍受无耐，常席地而睡。是病反复发作，患者屡经胸片、心电图、脑血流图等检查，未见异常，当地医院诊断为神经症，某市级医院诊断为发作性睡病，经治效果不著。患者既往身体健康，自发病来纳差，气短，口淡无味，干渴少饮，头昏头重，腰膝酸软，记忆力减退。诊见神识清楚，面色黧黑，体形较瘦，舌质淡，边有齿痕，脉弦缓。辨证为肝脾不和，痰湿内阻，方选逍遥散合温胆汤化裁。

二诊：患者服药5剂，病情如故。虑其病证，恐属脾肾阳虚、寒湿内蕴之证，改用苓桂术甘汤合麻黄附子细辛汤加减。云苓30g，桂枝12g，焦术30g，炙甘草15g，细辛5g，麻黄6g，熟附子15g，生地黄15g，柴胡12g。3剂，每日1剂，煎服，日服3次。

三诊：患者服药后嗜睡明显减轻，呵欠次数减少，自觉气增，余症有所好转。仍宗原旨，继服上方3剂。

四诊：患者阵发性嗜睡与呵欠逐渐减轻，近2日未见发作，干渴少饮、头昏头重等症状基本消失，记忆力有所增加，嘱其服用肾气丸以善其后。

后随访，嗜睡症未发。

按语：发作性睡病较为少见，属中医学"嗜卧""多寐"范畴。本例因脾虚湿盛，寒湿蕴结，复困脾阳，伤及肾脏。故选苓桂术甘合麻附细辛汤，以健脾利湿，温肾祛寒。桂、辛通阳开窍，麻、附温肾散寒，另加柴胡升发阳气。合方加味，紧扣病机。再以肾气丸温补肾阳，补益肾精，而病告痊愈。

4. 上海市著名中医张炜教授运用桂枝加附子汤合桂枝加龙骨牡蛎汤治疗发作性睡病医案

黄某，男，10 岁。患者发作性入睡、呼之不应、四肢松软 2 月余。患者 2 个月前疑因发热出现第 1 次发作，表现为突然出现四肢乏力、睡眠状，呼之不应，掐水沟仍为睡眠状，但双手可有反应，半小时后苏醒，恢复如常。遂多处就诊，查头颅核磁平扫未见异常，脑电图示轻度异常（慢波增多）。外院对症处理，患者病情无缓解，病因未明，2 个月内先后发作 8 次，休学看病。现症：常在晨起发作，面色白，多汗，发作时不伴遗尿、大便失禁。舌质淡红胖大，有瘀点，苔薄，寸关脉芤，尺脉微涩。患者既往体健，否认药物及食物过敏史，否认家族史。西医诊断：发作性睡病；中医诊断：多寐，证属肾虚血瘀、气血两虚、阴阳失调。处方：桂枝加附子汤合桂枝加龙骨牡蛎汤加减。处方：黄芪 30g，党参、炒苍术、白术、麦冬各 10g，五味子 4g，当归、黄柏、青皮、陈皮各 10g，葛根 30g，升麻 4g，泽泻、炙甘草、肉苁蓉、巴戟天、桃仁各 10g，红花 7g，地龙、石菖蒲、制远志、桂枝、白芍各 10g，生姜 6g，大枣 6g，炮附子 8g，麻黄根 30g。水煎，每日 1 剂，分早、中、晚 3 次温服，连服 14 剂。并予盐酸哌甲酯片 6mg，口服，日 3 次。

二诊：患者服药后发作 1 次，但较前轻。予上方连服 10 剂。

三诊：患者服药后未发作。予上方连服 10 剂。

四诊：患者服药后未发作，但因手背凉、舌淡红、苔薄、关脉芤、尺脉涩，考虑气血两虚，风寒外袭，兼有血瘀，治以补气养血、辛温散寒、活血化瘀之法。处方：东垣清暑益气汤。黄芪 30g，党参、炒苍术、白术、麦冬各 10g，五味子 4g，当归、黄柏、青皮、陈皮各 10g，葛根 30g，升麻 4g，泽泻、炒六神曲、桃仁各 10g，红花 7g，地龙、麻黄、羌活各 10g。水煎，每天 1 剂，分早、中、晚 3 次温服，连服 14 剂。继续予盐酸哌甲酯片口服。

五诊：患者服药后未发作，手背不凉，上方去麻黄、羌活。14 剂，停用盐酸哌甲酯。

六诊：患者服药后未发作，继予东垣清暑益气汤加减。14 剂。

患者服完上药，停药，开始恢复上学。后随访，患者未再发作。

按语：《灵枢·寒热病》说："阳气盛则瞋目，阴气盛则瞑目。"此患者当醒则睡，睡则不醒，当是阴阳虚弱、阴阳反作。尺脉微、发作性入睡、呼之不应，少阴之为病，因为《伤寒论》曰："少阴之为病，脉微细，但欲寐也。"舌质淡红胖大，非阴虚之舌质瘦红，非阳虚之舌质淡而无色，乃阴阳两虚，病在少阴，肾气虚弱也。面色白、多汗、寸关脉芤，为卫阳不足，病涉太阳，因为《伤寒论》载："太阳病发汗，遂漏不止，其人恶风，小便难，四肢微急，难以屈伸者，桂枝加附子汤主之。"寸关脉芤为气血两虚之候，脾主肌肉，发作性入睡、呼之不应、四肢松软，脾胃困顿也，此正是钱乙在《小儿药证直诀》中提到的"脾主困"之象，病涉太阴。舌有瘀点、尺脉微涩，为血瘀之象。综合而论，本案是太阳、太阴、少阴合病，阴阳两虚，阴阳反作，卫阳虚弱，气血两虚，血脉瘀滞，简言之：肾虚血瘀，气血两虚，阴阳失调。东垣清暑益气汤乃李东垣为暑伤气阴而设，为补益脾胃中气之妙方，加上桂枝加龙骨牡蛎汤调和阴阳，并与活血化瘀之药同用，看似杂乱，实与病机丝丝入扣，遣方用药合理精当，故取得了满意的疗效。

5. 山东省著名中医李艳梅教授运用术甘苓泽汤合四逆散治疗发作性睡病医案

患者，男，8岁。患者白天间断性不自主睡眠，影响上课1年半。现症：神志清，步行入室，随即趴在诊桌上入睡，呼之可应，精神疲倦，大便质黏。舌淡胖，苔白腻，边有齿痕，左脉沉细弦，右脉沉细弱。西医诊断：发作性睡病；中医诊断：多寐，证属中土虚弱、升降失调。治法：健运中土，升清降浊。处方：术甘苓泽汤合四逆散加减。炙黄芪18g，党参12g，炒白术12g，当归10g，川芎10g，葛根12g，甘松10g，炒栀子9g，柴胡9g，郁金6g，炒白芍12g，茯苓10g，泽泻9g，炙甘草6g。7剂，每日1剂，水煎，分早晚2次温服。嘱患者少食油腻之物，家长多进行心理疏导，保持患者情绪稳定。

二诊：患者情绪、大便及舌苔有所改善，白天嗜睡、夜间睡眠烦躁不安、瞬目未见明显好转。在原方基础上将葛根12g改为18g；加生龙骨18g，生牡蛎18g，熟地黄15g。7剂，每日1剂，煎服法同前。

三诊：家长代诉，患者嗜睡症状好转，上课期间老师观察其嗜睡次数减少，中午回家可以午睡，情绪较前缓和，瞬目次数减少，偶有夜间入睡后抓挠胸口，仍有疲倦乏力，易怒，头昏沉，舌质淡，苔薄黄略腻，左脉沉细弦，右脉沉细弱。在二诊方基础上加生麦芽10g，提高肝气升发之力；配伍石菖蒲10g，半夏8g，化痰开窍；黄精15g，黄芩10g，补肺气，清肝火。14剂，每日1剂，煎服法同前。

四诊：患者嗜睡症状明显好转。

按语：《四圣心源》载："气统于肺，血藏于肝，而总化于中气。"中焦为气血生化之源，可滋养四脏。中土为脏腑功能活动的气机枢纽，具体体现为气机运转的左升右降。中土分为己脾戊胃，己脾清阳左升，带动肾中阳根上升，升至左侧，其温暖生发之性带动肝气左升，肝木升发于上，则化为心火。戊胃右旋收敛，带动心中阴根下降，肺金清凉右旋下降，收敛心液下行，化生肾水，气血流转，濡养四脏，如环无端，荣周不休，脏腑气化功能正常，则人体健康。

6. 江西省著名中医谢富晋教授运用桂枝加桂汤治疗发作性睡病医案

患者，女，18岁。患者无明显诱因出现食后倦怠思睡，渐至出现食后嗜睡，每次非睡半小时以上不可，醒后又如常人。恐影响学习，遂于当地医院诊治，入学后又至萍乡市某医院治疗，服药近半年，均无效果。患者除食后嗜睡外，尚伴头晕目眩，面色㿠白，神倦乏力，四肢不温，时或发热、自汗，舌苔白而微腻，舌质淡红，脉濡缓。此属脾阳不足、营卫不和之象。处方：桂枝加桂汤。桂枝15g，白芍10g，炙甘草6g，生姜10g，大枣5枚。3剂，每日1剂，水煎温服。

二诊：患者伏案入睡数分钟即醒。仍予原方剂。

三诊：患者食后仅感困倦思睡，已能坚持食后不睡。又嘱服原方剂。

四诊：患者食后困倦思睡亦减，精神渐振，四肢转温。再予原方剂。

五诊：患者食后困倦思睡消失，余症好转。用香砂六君子丸善后调理。

随访1年，患者未复发。

按语：发作性睡病是一种睡眠障碍疾病，以突然发生为时短暂与反复发作不可抑制的嗜睡为主要临床特征，病因尚未完全清楚，中医学将其归入"多寐"范畴。《灵枢·大惑论》曰："夫卫气者，昼日常行于阳，夜行于阴，故阳气尽则卧，阴气尽则寤。"这指出睡眠与卫气的运行和阳气的盛衰密切相关。该患者睡病发作于食后，且醒后如常人，属食后多寐。其形成原因与患者脾阳不足以致影响了卫气的运行有关。桂枝加桂汤适患者脾阳不足、营卫不和之病机，故用之效速。

7. 广西壮族自治区著名中医林才志教授运用四逆散加味治疗 I 型发作性睡病医案

患者，女，16岁。患者嗜睡3年余，平素畏寒，发作前乏力，伴有突然倒地及昏沉感，时有哈欠，失眠多梦，常因噩梦惊醒，纳食尚可，小便清长，大便溏。痛经，月经色红量尚可，行经5～7天，经期烦躁易怒。舌质淡，边有齿印，苔白腻，脉沉涩。体形稍胖，面色白。西医诊断：I型发作性睡病；中医诊断：多寐，证属阳虚阴盛。治法：引阳破阴。处方：四逆散加味。制附子6g，干姜6g，细辛3g，牛膝10g，麻黄5g，桂枝6g，丹参10g，白芍10g，葛根15g，鹿角胶3g，淫羊藿20g，茯神10g，首乌藤30g，生龙骨、生牡蛎各20g，炒酸枣仁10g，菟丝子30g，百合10g，水蛭3g，海藻10g，甘草3g。7剂，研末开水冲服，每日1剂。

二诊：患者服药后，瞌睡感能控制，发作次数减少至每周2次，畏寒、发作前乏力及昏沉感均较前明显减轻，哈欠及噩梦减少，纳增，大便基本成形，小便调。舌脉同前。前方加鸡内金10g，合欢皮10g，仙茅6g。15剂，研末开水冲服，每日1剂。

三诊：患者服药第10剂至本次就诊期间未见明显发作，偶有1次发作前有乏力及昏沉感但能控制，哈欠及噩梦亦较前减少，纳可，二便调。患者处于月经第2天，痛经较前减轻。舌淡红，齿印减轻，苔白腻，脉仍沉涩。前方合四物汤加减，续服2月余。

电话随访3月余，患者无难以抵抗的瞌睡感，能正常睡眠，伴随症状均消失。

按语：《伤寒论》第281条："少阴之为病，脉微细，但欲寐也。"此条文为少阴病提纲，指出多寐与少阴病密切相关。因患者平素畏寒、大便偏烂、舌苔淡白、脉沉涩等，林才志认为，可初步辨为少阴阳虚，故立法处方，首选具有破阴回阳之功、通内达外之效的四逆散。方中加通阳散寒之麻黄、细辛，其中麻黄具有醒脑开窍之功，又有"还魂草"之称。本案重在破阴回阳，振奋阳气，佐以安神、化痰、活血，故能使营阴卫阳运行有序，精神内守，诸症无迹。

（三）临床研究

目前，中医经方治疗发作性睡病的临床研究较少，在此不做讨论。

（四）基础研究

目前，中医经方治疗发作性睡病的基础研究较少，在此不做讨论。

小 结

桂枝汤、小柴胡汤、半夏泻心汤、苓桂术甘汤、麻黄细辛附子汤、桂枝加附子汤及术甘苓泽汤合四逆散等是目前治疗发作性睡病的临床常用经方，能改善发作性睡病患者的阵发性嗜睡等症状，但其机制目前暂无相关文献证明。

参考文献

[1] 郑攀，郑宏，郑启仲.郑启仲经方辨治发作性睡病五法 [J].时珍国医国药，2015，26（7）：1740-1741.

[2] 裘辉，张丽萍，裘昌林.裘昌林以脾虚论治发作性睡病经验 [J].中华中医药杂志，2017，32（6）：2548-2551.

[3] 于永仟.于鹄忱老中医治疗发作性睡病 3 则 [J].陕西中医，1993（5）：29-30.

[4] 王心东.经方合用治疗发作性睡病 [J].黑龙江中医药，1986（3）：36-56.

[5] 黄亚攀，张亚，李文婷，等.张炜教授基于六经辨证论治发作性睡病验案 2 则 [J].中国中医药现代远程教育，2020，18（22）：58-60.

[6] 王宇，李艳梅，熊珍，等.基于"一气周流"理论治疗发作性睡病验案 1 则 [J].湖南中医杂志，2023，39（4）：74-76.

[7] 谢富晋.桂枝加桂汤治愈发作性睡病 [J].四川中医，1993（5）：38-39.

[8] 胡乃强，赵海燕，林才志，等.林才志应用四逆汤加味治疗Ⅰ型发作性睡病 1 例 [J].中医药导报，2017，23（10）：110-116.

二十一、眩晕

眩晕是患者主观感受到自身或周围环境发生异常运动的症状，根据临床表现可分为两大类：旋转性眩晕患者常感觉自身或外界环境在旋转、翻滚；非旋转性眩晕则表现为身体飘浮、晃动、倾斜或地面移动感等。从发病机制来看，眩晕又可分为自发出现与特定诱因引发的不同类型。该症状成因复杂，既可能由耳石症、梅尼埃病、前庭神经元炎等前庭病变引起，也可能源于脑干、小脑等中枢神经系统疾病。此外，药物不良反应、环境刺激（如密闭空间、快速移动场景）及作息紊乱等因素均可诱发眩晕。眩晕的伴随症状颇具多样性，部分患者会出现耳鸣、听力下降等耳部症状，也可能合并头痛、肢体乏力或胸闷等全身性表现。其本质是人体视觉系统、前庭器官与本体感觉系统的协同作用发生紊乱所致。在眩晕的治疗方面，中医学展现出独特优势。

（一）名医经验

1. 国医大师王庆国教授运用苓桂术甘汤论治痰饮眩晕经验

《伤寒论》第67条："伤寒，若吐、若下后，心下逆满，气上冲胸，起则头眩，脉沉紧，发汗则动经，身为振振摇者，茯苓桂枝白术甘草汤主之。"王庆国将"起则头眩"的状态描述为如"乌云蔽日"，而苓桂术甘汤为"以温药和之"治疗大法的代表方之一，王庆国将其用药特点形象地概括为"拨云见日"。若水气上冲于头，蒙闭清窍，则可出现头眩、目障等症。王庆国诊疗眩晕时，凡是符合阳虚水气上冲、痰饮蒙闭清窍之证者，均可在苓桂术甘汤基础上加减进行治疗。

2. 国医大师路志正教授运用经方治疗眩晕经验

路志正认为，眩晕的发生责之于脾胃，是由脾胃所处的特殊地位及特殊功能所决定的。脾胃之运化功能体现在运化水谷精微和运化水液两个方面。饮食不节，劳倦内伤，重伤脾胃，脾虚运迟，致水谷不化，气血乏源，则清空失养；水津不布，聚湿成饮，酿痰，则清窍被蒙，皆可发为眩晕。此正如《丹溪心法》所云："无痰则不作眩。"对于脾阳不足、寒饮上泛之患者，症见眩晕频作，伴视物昏花，面青肢冷，大便溏薄，神疲乏力，时有耳鸣，口干不欲饮，舌淡苔白，脉沉细。治以温化寒饮，健脾利湿。路志正常用苓桂术甘汤、泽泻汤加减。

3. 国医大师颜正华教授采用肾气丸治疗前庭性眩晕经验

颜正华治疗肾阳不足型前庭神经元炎，其主要表现为头晕目眩，面白肢冷，畏寒便溏，尿频量多，脉沉迟弱，舌质淡，苔白润。常用方药为肾气丸。本方功能为补肾助阳，适用于肾阳不足之眩晕耳鸣、身半以下常有冷感、夜间多尿、舌淡苔白、脉沉细尺弱。

4. 国医大师颜德馨教授运用真武汤论治眩晕经验

真武汤在《伤寒论》中是为少阴阳虚水泛而设，故其适用于脾肾阳虚、水湿泛滥所致的眩晕。本方证主要有两方面见症：一是阳虚见症，如畏寒肢冷、四肢不温、神萎嗜卧；二是痰饮水湿见症，如心下动悸、气上冲胸、眩晕、面目下肢浮肿等，其舌淡胖嫩，有齿痕，苔白水滑，脉沉迟而弱。

5. 全国著名经方大师王付教授论治耳源性眩晕经验

若患者眩晕伴有头沉、眩晕、呕吐、畏寒等症，却又伴口苦、苔黄等热证，可辨为气虚寒饮、寒热夹杂证。根据耳源性眩晕的病变证机有气虚寒饮，治以茯苓泽泻汤益气温化利饮；又因病变证机有湿热气虚，故与半夏泻心汤合方用之。根据头沉、眩晕、呕吐涎水辨为饮逆，再根据怕冷、不能食凉辨为寒，因口苦、苔黄腻辨为湿热。方以茯苓泽泻汤益气温化利饮；以半夏泻心汤清热燥湿，益气温阳。方药相互为用，以奏其效。

6. 近代著名中医经方家胡希恕教授运用泻心汤治疗眩晕经验

胡希恕临证见头痛头晕、失眠、烦躁、易怒、心慌、大便干、舌苔黄、舌质红、脉弦数或弦细之患者，此类患者常被以平肝潜阳、活血益气、滋阴养心等法治疗，病情却未见明显好转。胡希恕辨证其属阳明里热，治以清泄里热，予泻心汤加减。胡希恕认为，此类患者阳亢为之标，邪实为其本，若治以平肝潜阳、滋阴等法，无法去除病根。其本为阳明里实热，直投三黄泻心汤，捣其病本，即可收效。

7. 著名经方大家黄仕沛教授运用单捷小方力专而用宏，故立竿而见影

黄仕沛临证见一患者突起眩晕欲倒，天旋地转，气逆欲吐，心悸欲脱，舌白不渴，卧床已 2 天，即予苓桂术甘汤：茯苓 50g，桂枝 20g，苍术 30g，白术 30g，炙甘草 30g。患者服药半小时后，旋即缓解，下床活动如常矣。此次眩晕心悸欲吐，正合张仲景所描述："心下逆满，气上冲胸，起则头眩，脉沉紧，发汗则动经，身为振振摇者，茯苓桂枝白术甘草汤主之。"黄仕沛说："急证虽与重剂单捷小方，毋杂无碍。"力专而用宏，故立竿而见影。

8. 中医名家张福荣教授以小柴胡汤治疗眩晕伴恶心呕吐经验

小柴胡汤，《伤寒论》对此方有"伤寒中风，有柴胡证，但见一证便是，不必悉具"之说。此条文对本方的广泛运用有很大启发。前庭神经元炎，亦称流行性眩晕，证属外感。张福荣以小柴胡汤（柴胡、党参各 10g，黄芩 9g，半夏 6g，甘草 3g，加桑叶、菊花、钩藤各 10g，蚕 9g，川芎 6g）治疗前庭神经元炎（突出症状为眩晕，伴有恶心呕吐，头或体位转动常诱发）23 例，全部治愈。

（二）名医医案

1. 国家级名老中医高体三教授运用真武汤合小柴胡汤治疗眩晕医案

患者，女，23 岁。患者半年前无明显原因出现眩晕，甚则伴恶心欲吐、心悸、胃脘部不适，血压正常，心电图正常，服用天麻丸、氟桂利嗪等药无效，中医给予养血祛风、平肝镇阳、活血化瘀之药口服亦无效。现症：眩晕，乏力，心悸，胃脘不适，口苦，面色淡黄，精神不振。舌质淡红，苔薄白，脉细缓。西医诊断：梅尼埃病；中医诊断：眩晕，辨证为痰湿上扰。治宜温化寒痰，疏肝健脾。处方：真武汤合小柴胡汤。茯苓 40g，白芍 30g，白术 12g，附子 10g，柴胡 15g，炙甘草 10g，黄芩 10g，党参 15g，半夏 15g，生姜 30g，大枣 10 枚。3 剂。每日 1 剂，水煎，于早晚餐后温服。同时嘱患者饮食宜清淡，忌食辛辣、生冷等物。

二诊：患者病情大减，精神状态尚可，眩晕明显减轻，纳食较治疗前增加，舌质淡红，苔薄白，脉弦细。效不更方，继服 3 剂。

三诊，患者精神较好，眩晕症状已消失，心悸、纳差等伴随症状也已基本消失，舌质淡红，苔薄白，脉弦细。守上方，继服 6 剂，以巩固疗效。

按语：本病例乃肝、脾、肾功能失调，且以肝为主的足三阴综合杂病。病因为脾肾阳虚，

寒湿阻滞，一则水不生木，二则土不培木，导致木郁风动。肝经郁滞，木郁化热而生风，脾肾阳虚，寒湿内阻而生痰，导致痰湿中阻，风痰上扰，蒙闭清窍，虚实夹杂，木郁风动，故见头晕昏眩；脾肾寒湿，运化无力，气血亏虚，故出现乏力、心悸；肝郁脾虚，木郁乘土，胆火上炎，故出现胃脘不适、口苦。治宜温补脾肾，清疏肝木，行水祛湿，化痰息风。方中真武汤温补脾肾，化气行水；小柴胡汤清疏肝木，健脾补中。两方合用，以"水暖土和木达"学术思想为指导，三阴同调，使肝、脾、肾功能正常，则痰湿得化，虚风得除，眩晕得治。

2. 国家级名老中医蓝青强教授运用真武汤治疗眩晕医案

陈某，女，55岁。患者突发眩晕7天。患者7天前晨起时突发眩晕，视物旋转，不能站立，伴恶心欲呕、耳鸣，经过治疗（具体用药不详），病无起色。平时怕冷，易出汗，动辄尤甚，体形肥胖，面色白，舌淡嫩而胖，有齿痕，苔白润，脉沉细。中医诊断：眩晕，辨证为少阴阳虚，气化失常，清阳不升，浊阴不降。治法：温阳化气。处方：真武汤加味。熟附子15g（先煎），生姜15g，白术20g，茯苓30g，白芍20g，党参20g，泽泻30g。每日1剂，水煎服。

患者服上药3剂，即告痊愈。

按语：《伤寒论》第82条指出："太阳病发汗，汗出不解，其人仍发热，心下悸、头眩、身𥆧动，振振欲擗地者，真武汤主之。"病虽在表，而里阳素虚，发汗后阳气更虚。阳虚则气化失常、水液失调，水湿上犯清阳则眩晕。治予真武汤温阳以行水、化津，津气两顾，则眩晕自止。加党参以益气，加泽泻以增强导浊阴下行之力。

3. 浙江省名中医牟重临教授运用小柴胡汤治疗眩晕医案

杨某，男，27岁。患者头昏半月余，颈项强，平素急躁易怒，烦躁时头昏尤甚，口苦，胃纳欠佳，二便调，夜寐差，舌红，苔薄黄，脉弦。中医诊断：眩晕，辨证为肝阳上亢。治法：疏肝健脾，平肝安神。处方：柴胡5g，半夏10g，黄芩12g，党参20g，炒白芍12g，生白术15g，茯苓20g，炒酸枣仁15g，远志10g，葛根、黄芪各30g，蔓荆子8g。

患者服药7剂而诸症尽去。

按语：患者平素急躁易怒，肝失疏泄，肝郁日久化火，肝火循经上扰而见头昏；肝火扰心则夜寐不安；肝火上炎而见口苦；肝气乘脾，脾失健运则不思饮食。方中柴胡疏肝解郁，黄芩清泄少阳之热，炒白芍养血柔肝，佐以半夏、白术、茯苓、党参、黄芪健脾和胃，炒酸枣仁、远志安神，葛根、蔓荆子清利头目。诸药合参，枢机得利，则诸症自除。

4. 全国名中医黄煌教授运用大柴胡加泻心汤治眩晕医案

陈某，男，65岁。患者近1个月来眩晕头痛，偶有恶心，梦多心烦，口苦，面红，语音响亮，腹部充实，大便不爽，体形粗壮，舌红苔黄腻，脉弦数。患者既往有高血压病史10余年，平日血压皆在150/90mmHg左右，服吲达帕胺、硝苯地平等降压药物疗效不佳，在沧州市中心医院住院1周，血压时降时高。中医诊断：眩晕，证属中焦湿热蕴结。治法：清热利湿，通腑泄热。处方：大柴胡加泻心汤加减。柴胡12g，黄芩20g，黄连6g，大黄15g，枳实20g，白芍30g，半夏10g，生姜3片，大枣20g。5剂，水煎服。

二诊：患者眩晕、头痛轻，恶心无，大便爽利，血压160/95mmHg。前方加黄柏10g，栀子10g。5剂。

三诊：患者诸症大有缓解，血压150/90mmHg。

患者为调理体质，间断服用上方1个月，感觉血压平稳，精神愉悦。

按语：本案例体现了中医辨证论治的优势。患者虽罹患高血压10余年，然细察其证，眩晕、头痛并非皆责之于肝，而以中焦湿热为核心。湿热蕴结，气机阻滞，腑气不通，一则使浊邪上扰清窍，二则可能通过影响自主神经及体液调节（中医学可理解为气机逆乱），加剧血管痉挛，导致血压顽固难降。西医学的利尿、扩血管治疗，虽暂效却未触及湿热壅滞之病本。中医学则另辟蹊径，以大柴胡汤加泻心汤为主方。其降压机制可能通过以下途径实现：①通腑泻下（大黄、枳实），减少腹内容物，降低腹压，反射性调节血管张力；②清热燥湿（黄芩、黄连），减轻炎症反应，改善血管内皮功能；③疏利气机（柴胡、半夏），调节神经功能，稳定血压。本案的治疗目标非直接降压，而是逆转湿热壅滞之病理状态。状态既除，气机调畅，血压自然趋于稳定。此案体现了中医从整体调节入手治疗慢性病的独特思路。

5. 四川省名中医安象乾教授运用小柴胡汤治疗前庭性眩晕医案

秦某，男，60岁。患者因外感发热4日，今晨起床顿感头目眩，房屋旋转。诊断为前庭神经元炎。患者愿服中药，遂来诊。患者自觉全身及房屋旋转摇摆，不敢启目，恶风身热，颈项强痛，口苦干渴，胸胁满闷，心烦欲呕，咳白色黏稠痰，大便略干，舌淡红，苔薄白黄，脉浮弦。处方：柴胡、黄芩、半夏、杭菊花各10g，板蓝根、党参各20g，葛根、山楂、大枣各15g，甘草3g，生姜6g。水煎温服。

患者服药1剂旋转性眩晕即止，2剂尽而诸症消失。随访5年，患者无复发。

按语：本案乃外感余邪未彻，内传少阳。其病机关键在于热郁少阳，痰浊上蒙，清窍不利。少阳为枢，主司开阖。邪犯少阳，枢机不利，则胆火内郁，见口苦、心烦、脉弦；胃失和降，则胸胁满闷、欲呕吐痰；更兼表邪未解，经气郁滞，故恶风、项强；清阳不升，浊阴上逆，痰热交蒸，上扰清空，故发为天旋地转之剧眩。此非肝阳上亢，亦非气血亏虚，故平肝补益非其所宜。治当遵仲景"少阳之为病，口苦，咽干，目眩也"之训，以小柴胡汤为底方，和解枢机，是为正治。方中柴胡、黄芩疏泄少阳郁热；半夏、生姜化饮降逆止呕；葛根、菊花专走头项，解肌清热、清利头目；板蓝根增黄芩清解之效；党参、大枣、甘草扶正以祛邪，寓"扶正即所以祛邪"之智；佐山楂消导和中。全方共奏和解清热、化痰通窍、升清降浊之功。药证高度契合，故效如桴鼓，一战成功。此案启示，治眩之道，首当明辨六经，枢机得利，则眩冒自止。

（三）临床研究

在眩晕的治疗中，众医家根据病因病机与证候特点形成了精准的经方施治方案。如甘草干姜汤温中化饮，柴胡加龙骨牡蛎汤调和肝胆枢机，肾气丸温补肾阳，苓桂术甘汤健脾利水，五苓散通阳化气，小半夏加茯苓汤降逆止呕，小柴胡汤疏解少阳，泽泻汤利水除饮，真武汤温阳利水。诸方随症化裁，在临床实践中均展现出确切疗效。

对于内耳性眩晕，甘草干姜汤以其温中散寒、和胃止呕之功，取得了显著效果。周齐娜收集内耳性眩晕患者48例，这些患者经甘草干姜汤加减治疗后，临床治愈30例，好转15例，无效3例，取得了较好的疗效，且无明显不良反应。同时，杜约孔的实践也进一步验证了甘草干姜汤有快速缓解相关症状的能力。

柴胡加龙骨牡蛎汤治疗慢性主观性头晕及高血压眩晕疗效突出。曾志海等观察了慢性主观性头晕患者采用柴胡加龙骨牡蛎汤联合氟哌噻吨美利曲辛片治疗的效果。该方联合氟哌噻吨美利曲辛片不仅能有效缓解患者的焦虑、抑郁情绪，还能显著降低复发率，改善头晕症状。郑鑫观察了82例痰热内扰型高血压合并失眠的患者，发现柴胡加龙骨牡蛎汤加减联合常规西医治疗较单纯西医治疗，能更有效地缓解患者的眩晕症状，优化血压控制，并提升患者的睡眠质量。此外，祝正誉的研究显示，柴胡加龙骨牡蛎汤与泽泻汤联合倍他司汀治疗眩晕，能迅速减轻患者症状，促进椎基底动脉血液循环，提高生活质量，且治疗安全性高。

黄宇新的随机对照临床试验进一步证实，桂枝甘草龙骨牡蛎汤加减能显著改善原发性高血压合并失眠患者的中医证候、血压状况及睡眠质量。

金匮肾气丸对椎基底动脉供血不足性眩晕、高血压眩晕效果较佳。郭继臻对比苯磺酸氨氯地平片和金匮肾气丸联合苯磺酸氨氯地平片治疗高血压眩晕的疗效，发现联合用药不但能更有效地降低血压，其疗效超越了单纯西药治疗，而且在缓解患者临床症状方面也表现得更为优越。另一项由王萍开展的小样本随机对照试验，聚焦于肾气丸对老年椎基底动脉供血不足性眩晕的影响，研究结果显示，患者在接受治疗前后的经颅多普勒超声（TCD）、血脂及血流变等关键指标均发生了显著变化，表明以肾气丸为核心的治疗方案对缓解老年椎基底动脉供血不足性眩晕具有明显效果。

苓桂术甘汤对多种眩晕，包括后循环缺血性眩晕、良性阵发性位置性眩晕及梅尼埃病，有较好疗效。赵智儒等对脾阳不足、痰饮内停型后循环缺血性眩晕的患者开展了临床研究，服用苓桂术甘汤患者的眩晕症状评分，血清超敏C反应蛋白（hs-CRP）水平，收缩期末、舒张期末椎动脉及基底动脉的血流速度均较前明显改善，且优于西药组，说明苓桂术甘汤加味治疗脾阳不足、痰饮内停型后循环缺血性眩晕疗效更佳，可明显改善患者的眩晕症状，促进患者的康复。在另一项研究中，柳巧红等采用苓桂术甘汤联合小半夏汤治疗了40例梅尼埃病患者，结果显示治疗总有效率高达96%，进一步证实了苓桂术甘汤治疗该病的确切疗效。此外，王山等观察了苓桂术甘汤加减对痰饮中阻型良性阵发性位置性眩晕的治疗效果，研究结果显示，患者在接受治疗后，中医证候积分和眩晕残障程度评定量表（DHI）的各项评分均较治疗前显著下降，总有效率高达96.7%，且效果明显优于西医对症治疗。这表明，苓桂术甘汤加减治疗良性阵发性位置性眩晕不仅能提高临床疗效，还能显著改善患者的生活质量。

五苓散可以治疗梅尼埃病所导致的眩晕，尤其擅长利湿行水。林书阳等专注于探讨五苓散加减对痰浊中阻型梅尼埃病患者眩晕症状的影响，并通过与银杏达莫注射液联合甲磺酸倍他司汀片的疗效进行对比，发现两组治疗后的DHI和VAS评分均显示出症状的明显改善，但五苓散加减组的改善效果更为突出。陈辉先亦对五苓散进行了临床验证，采用五苓散化裁治疗的总有效率为92.2%，西医对照组仅为70.0%。这一对比有力地证明了五苓散在调治水湿不运所致眩晕方面的确切疗效。

小半夏加茯苓汤擅长治疗顽固性梅尼埃病。盛国强观察小半夏加茯苓汤对顽固性梅尼埃病患者症状及DHI评分的影响，结果显示小半夏加茯苓汤可明显改善顽固性梅尼埃病患者症状，降低DHI评分，疗效优于单纯西医对症治疗，小半夏加茯苓汤效果确切，值得在临床上推广使用。

小柴胡汤展现出广泛的治疗应用潜力，对多种眩晕病症如椎基底动脉供血不足性眩晕、颈源性眩晕、脑卒中后眩晕、持续性姿势知觉性头晕、高血压眩晕及良性阵发性位置性眩晕等均表现出显著的治疗效果。金晓菲的研究揭示了小柴胡汤加减在改善肝郁化热型椎基底动脉供血不足性眩晕患者主要症状、缓解伴随症状及优化TCD血流参数、提升血清NO水平、降低血清ET-1水平方面的积极作用，证实了其临床应用的安全性和有效性。李筱棠等人的研究则指出，结合耳穴埋豆法，小柴胡汤的加减方案能显著减轻颈源性眩晕患者的症状，加速脑血流速度，并降低血液黏度。另一项研究亦发现，以小柴胡汤为基础方加减治疗脑卒中后眩晕疗效显著，同时能改善患者椎动脉血流动力学及血液流变学指标。黄荣深发现小柴胡汤加味联合帕罗西汀治疗肝郁气滞型持续性姿势知觉性头晕，可提高临床疗效，缓解患者的头晕症状、焦虑抑郁情绪，改善患者睡眠质量，降低中医证候积分，临床疗效优于单用盐酸帕罗西汀。其他相关临床研究显示，小柴胡汤加减联合常规降压药治疗高血压所致的肝热夹痰湿型眩晕临床效果优异，能有效减轻患者眩晕症状。此外，小柴胡汤联合针灸亦能适用于半规管耳石症复位成功残留头晕与中枢性眩晕患者。

泽泻汤在多种眩晕相关疾病中，如前庭性偏头痛、良性阵发性位置性眩晕、晕动病、高血压眩晕等有着较广泛的运用。王风社的研究表明，加味泽泻汤对于风痰上扰型前庭性偏头痛患者，不但能显著改善头晕目眩、恶心呕吐、耳鸣耳聋及汗出异常等症状，而且在 DHI 积分及眩晕发作频率积分的改善上，其疗效优于盐酸氟桂利嗪胶囊，且治疗过程安全，无不良反应。周莎采用顺序多重分配随机试验（SMART），观察到泽泻汤在治疗痰湿型良性阵发性位置性眩晕时，治疗 2 周和 4 周后的有效率分别达到 71.43% 和 85.71%，明显高于西医组的 42.11% 和 68.42%，这表明泽泻汤对改善良性阵发性位置性眩晕的核心症状具有显著效果。另有研究报道，泽泻汤与二陈汤的联合使用可有效降低晕动病患者的中医证候积分、DHI 评分和眩晕评定量表（DARS）评分，同时显著增加右侧椎动脉（RVA）、左侧椎动脉（LVA）、基底动脉（BA）的平均血流速度，其效果优于盐酸苯海拉明片组，说明这一联合疗法能减轻晕动病患者症状，并改善椎基底动脉的血液循环。张一帆则验证了泽泻汤颗粒剂治疗 1 级高血压（痰湿壅盛型）的疗效，结果显示泽泻汤颗粒不仅能帮助患者控制血压，降低低密度脂蛋白胆固醇（LDL-C）的水平，还能改善患者的中医证候积分，并提高生活质量评分。

真武汤作为经方中温阳利水的代表方剂，在临床实践中对交感神经型颈椎病、高血压眩晕及梅尼埃病等展现出了显著的治疗效果。林涛采用温阳利水法（真武汤）治疗交感神经型颈椎病阳虚水泛证眩晕患者，能够显著减少症状发作频率，减轻眩晕程度，进而提升患者的生活质量和身体素质。曹丽雅发现真武汤与耳穴压籽疗法相结合，可有效提高原发性高血压（阳虚水泛证）患者的降压效果，不仅改善中医证候，还能有效降低诊室血压、24 小时动态血压及血同型半胱氨酸水平。此外，另一项涉及 32 例梅尼埃病患者的临床研究报道，真武汤的治疗总有效率高达 94.05%，进一步证实了真武汤在治疗梅尼埃病方面的有效性。

综上所述，经方在治疗眩晕方面有着丰富的运用和显著的效果，通过辨证分型、特色疗法和综合治疗等措施，可以有效地缓解眩晕症状并提高患者的生活质量。

（四）基础研究

中医经方治疗眩晕的机制研究较为丰富，主要体现在调节肾素 - 血管紧张素 - 醛固酮系统（RAAS）、改善血压水平、降低神经递质水平、减轻神经炎症、保护及重塑脑神经和调节脑组织等方面有关。

苓桂术甘汤作为治疗脾虚痰湿型眩晕的经典方剂，在减轻膜迷路积水、调控中枢神经炎症、保护及重塑脑神经和调节脑组织等方面显示出显著效果。李倩通过膜迷路积水模型豚鼠实验，比较三组豚鼠内耳前庭膜 AQP-2 表达的差异，以探讨苓桂术甘汤合泽泻汤治疗梅尼埃病的部分作用机制，结果表明腹腔注射醋酸去氨加压素所致的豚鼠膜迷路积水可能与其前庭膜上 AQP-2 的高表达有关，苓桂术甘汤合泽泻汤能够减轻豚鼠膜迷路积水的程度，其治疗梅尼埃病的作用机制之一可能与其下调前庭膜上 AQP-2 的表达有关。曹政华基于网络药理学探讨苓桂术甘汤治疗眩晕病的潜在作用机制，发现该方剂通过作用于白细胞介素 -6、RAC-α 丝氨酸 / 苏氨酸蛋白激酶、肿瘤坏死因子、血管内皮生长因子 A 等核心靶点，参与白细胞介素 -17 信号通路、HIF-1 信号通路、p53 信号通路的调控，从而可能调控中枢神经炎症，保护及重塑脑神经，调节脑组织，达到治疗眩晕病的效果。师林则通过建立脾虚痰湿型糖尿病脑病大鼠模型，进一步验证了苓桂术甘汤的治疗效果。研究结果显示，加味苓桂术甘汤联合限食能够改善脾虚痰湿型糖尿病脑病大鼠的糖脂代谢，增强学习记忆能力，这一作用机制可能与调节 PI3K/Akt/mTOR 通路有关。该研究进一步证实了苓桂术甘汤在保护神经系统和调节脑组织方面的疗效。

柴胡加龙骨牡蛎汤在高血压眩晕的治疗中展现出了显著疗效，其作用机制与降低神经递质水平紧密相关，从而有效缓解眩晕及焦虑症状。有研究者基于超高效液相色谱 - 四极杆飞行时间 / 质谱（UPLC-Q-TOF/MS）和网络药理学，探究柴胡加龙骨牡蛎汤治疗眩晕伴焦虑障碍的作用机制。研究结果显示，该方剂中有 22 种化合物能够被吸收进入血液，并通过调节神经递质水平及其他相关生理过程，发挥治疗作用。动物实验进一步验证了这一发现，柴胡加龙骨牡蛎汤能够降低模型大鼠的血清素、去甲肾上腺素和多巴胺水平，从而减轻眩晕和焦虑障碍症状。张新雨则运用网络药理学方法，分析了柴胡加龙骨牡蛎汤治疗原发性高血压的作用网络与潜在机制。研究结果显示，该方剂治疗高血压的作用与 AP-1 家族转录因子的激活、白细胞介素 -10 信号、白细胞介素 -4 信号和白细胞介素 -13 信号、细胞凋亡的内在途径、MAPK 靶向 / 由 MAP 激酶介导的核事件等多个通路有关。这表明柴胡加龙骨牡蛎汤是通过多成分、多靶点、多途径的协同作用，来发挥治疗原发性高血压的作用。

泽泻汤作为治疗眩晕的常用方剂，其疗效机制可能与降低血压、调节血脂等生理作用紧密相关。袁圆建立肾性高血压复合高脂血症大鼠模型，深入探究了泽泻汤对大鼠生理指标的影响。实验结果显示，泽泻汤能够显著降低模型大鼠的收缩压、总胆固醇、甘油三酯及低密度脂蛋白水平，同时提升高密度脂蛋白水平。此外，对肝脏、肾脏及胸主动脉组织切片做病理学观察，泽泻汤还能有效减轻脂肪肝、肾小球动脉硬化及胸主动脉中膜增厚等症状，表明其对肝、肾及血管组织具有良好的保护作用。顾施健予泽泻汤干预正常血压小鼠，研究发现该方剂对正常血压小鼠同样具有降压作用，并且呈现出一定的药物量效关系。同时，泽泻汤还能减缓心率，表明其在调节心血管系统方面具有多方面的作用。这些研究结果为泽泻汤在眩晕及相关心血管疾病中的应用提供了有力的科学依据。

小柴胡汤以其和解少阳的功效著称，在治疗眩晕方面可能通过减轻神经炎症和保护星形胶质细胞来发挥重要作用。李晋观察小柴胡汤对氨诱导大鼠星形胶质细胞水肿的影响，从 NF-κB 信号通路探讨小柴胡汤干预脑水肿的作用机制。实验结果显示，经小柴胡汤含药血清干预后，星形胶质细胞中的 AQP-4 表达显著下降，而 GFAP 的表达量则升高，同时 TNF-α 和磷酸化 NF-κB P65 的含量也降低。这表明小柴胡汤能够改善氨诱导的大鼠星形胶质细胞水肿，增强星形胶质细胞的活性，其作用机制可能与抑制 NF-κB 信号通路，从而减少炎症介质（尤其是 TNF-α）的产生和释放有关。郭震浪使用 meta 分析纳入 12 个研究，系统评价小柴胡汤治疗中风后眩晕的临床疗效。结果显示小柴胡汤治疗中风后眩晕，能显著提高临床有效率，并降低血浆黏度，相比单纯使用西医治疗方案具有一定优势，且不良反应较轻。

五苓散作为治疗高血压眩晕的传统方剂，其疗效可能与 RAAS 密切相关。江宏选择自发性高血压大鼠作为研究对象，观察五苓散的降压作用及其对 RAAS 的影响。结果显示，用药 4 周后，五苓散各剂量组对自发性高血压大鼠的血压、心率及体重均有降低作用；用药 8 周后，五苓散高、中剂量组血清中肾素（renin）、血管紧张素 II（Ang II）、醛固酮（ALD）的含量均低于模型组。同时，五苓散各剂量组心肌组织中 AT1 mRNA 的表达量也低于模型组，而血管紧张素转化酶 2（ACE2）mRNA 的表达量则高于模型组。这些发现表明，五苓散能够降低血压，并且其机制可能与对 RAAS 的调控作用有关。这为五苓散在高血压眩晕方面的应用提供了科学依据。

小 结

小柴胡汤、五苓散、真武汤、小半夏加茯苓汤、泽泻汤、苓桂术甘汤、柴胡加龙骨牡蛎汤、金匮肾气丸等是目前治疗眩晕症的临床常用经方，能够调节 RAAS，改善血压水平，降低神经递质水平，减轻神经炎症，保护及重塑脑神经和调节脑组织，缓解患者眩晕程度，减少眩晕发作次数，提高患者生活质量。

参考文献

[1] 刘姝伶，王庆国，程发峰，等.王庆国运用苓桂术甘汤之经验采撷 [J].中华中医药杂志，
2020，35（9）：4445-4448.

[2] 王净净.中医名家眩晕防治经验 [M].北京：人民军医出版社，2011.

[3] 王阶，张允岭，何庆勇.经方论治心脑血管疾病 [M].北京：科学技术文献出版社，2011.

[4] 王付.王付经方合方辨治疑难杂病 [M].郑州：河南科学技术出版社，2019.

[5] 冯世纶.中医临床家胡希恕 [M].北京：中国中医药出版社，2019.

[6] 何莉娜，潘林平，杨森荣.黄仕沛经方亦步亦趋录 [M].北京：中国中医药出版社，2011.

[7] 王三虎.经方治疗神经精神疾病概况 [J].中医药信息，1988（2）：26-28，7.

[8] 李海朋，高达，高天旭.高体三教授治疗眩晕经验 [J].中医研究，2016，29（2）：41-43.

[9] 陈然，邓鑫.蓝青强运用真武汤治验举隅 [J].上海中医药杂志，2014，48（12）：11-13.

[10]陈辰，沈丹，牟重临.牟重临运用小柴胡汤验案举隅 [J].浙江中西医结合杂志，2016，26
（4）：305-306.

[11]何运强.经方实践得失录：跟师黄煌学用经方 130 案 [M].北京：中国中医药出版社，2015.

[12]安象乾.小柴胡汤治愈前庭神经元炎 [J].河北中医，1991（1）：29.

[13]周齐娜.甘草干姜汤加减治疗内耳性眩晕 48 例临床报道 [J].河南中医药学刊，1998（3）：43.

[14]杜约孔.甘草干姜汤加减治疗内耳性眩晕 [J].河南中医，1999（1）：16.

[15]曾志海，龚志准，余晓英，等.柴胡加龙骨牡蛎汤联合黛力新治疗慢性主观性头晕疗效分析
[J].基层中医药，2023，2（6）：47-50.

[16]郑鑫.柴胡加龙牡汤加减治疗痰热内扰型高血压合并失眠的临床研究 [D].济南：山东中医药大
学，2021.

[17]黄宇新.桂枝甘草龙骨牡蛎汤加减治疗高血压病合并失眠的研究 [D].广州：广州中医药大学，
2018.

[18]祝正誉.柴胡加龙骨牡蛎汤合泽泻汤、倍他司汀治疗眩晕症患者的疗效及其对椎基底动脉血液
循环的影响 [J].临床合理用药杂志，2022，15（15）：52-54.

[19]郭继臻.金匮肾气丸加减治疗肾气虚型原发性高血压病的临床研究 [D].太原：山西中医药大
学，2020.

[20]王萍.金匮肾气丸治疗老年性椎基底动脉供血不足性眩晕 36 例 [J].中医药临床杂志，2010，22
（1）：47-48.

[21]赵智儒，屈建峰，袁玉娇.苓桂术甘汤加味治疗脾阳不足、痰饮内停型后循环缺血性眩晕的临
床研究 [J].湖南中医药大学学报，2019，39（6）：746-749.

[22]柳巧红，刘青山．苓桂术甘汤联合小半夏汤治疗梅尼埃病40例[J].陕西中医，2012，33
（2）：167-168.

[23]王山，李文娟，刘叶辉．苓桂术甘汤加减治疗痰饮中阻型良性阵发性位置性眩晕临床观察[J].
山西中医，2022，38（5）：30-32.

[24]林书阳，吴志敏，胡万华，等．五苓散加减治疗痰浊中阻型梅尼埃病临床观察[J].新中医，
2018，50（12）：169-171.

[25]陈辉先．五苓散化裁治疗眩晕90例临床观察[J].中医药导报，2008（8）：28-29.

[26]盛国强．小半夏加茯苓汤对顽固性梅尼埃病症状及DHI评分影响研究[J].现代中西医结合杂
志，2018，27（27）：2994-2996.

[27]金晓菲．小柴胡汤加减治疗肝郁化热型椎-基底动脉供血不足性眩晕的临床研究[D].合肥：安
徽中医药大学，2023.

[28]李筱棠，唐川，贾鹏．小柴胡汤加减联合耳穴埋豆法治疗颈性眩晕疗效及对脑血流速度和血液
流变学的影响[J].现代中西医结合杂志，2021，30（8）：885-888.

[29]徐玉婷，李若照，陈刚．小柴胡汤加减对脑卒中后眩晕血液流变学指标的影响[J].中华中医药
学刊，2020，38（1）：233-236.

[30]黄荣深．小柴胡汤加味联合盐酸帕罗西汀治疗肝郁气滞型PPPD临床疗效观察[D].南宁：广西
中医药大学，2023.

[31]吴艳旭，钟红卫．小柴胡汤加减治疗高血压眩晕肝热夹痰湿证的疗效观察[J].内蒙古中医药，
2022，41（9）：49-50.

[32]韩金帅，闫新宇，赵竞一，等．小柴胡汤联合针灸治疗后半规管耳石症复位成功残留头晕60
例疗效观察[J].北京中医药，2023，42（9）：979-981.

[33]刘志江，冯淳．针刺联合小柴胡汤加减治疗中枢性眩晕的临床观察[J].中国民间疗法，2019，
27（10）：39-41.

[34]王凤社．加味泽泻汤治疗风痰上扰型前庭性偏头痛的临床疗效观察[D].兰州：甘肃中医药大
学，2021.

[35]周莎．金匮泽泻汤辨治痰湿型良性阵发性位置性眩晕的SMART设计探索研究[D].北京：中国
中医科学院，2022.

[36]曾叶芝，郑新元，李美玲，等．泽泻汤合二陈汤水煎喷雾剂预防性干预晕动病对象的效果观
察：第三届全国医药研究论坛[C]//榆林市医学会．第三届全国医药研究论坛论文集（三）．长
沙医学院，2023：757-762.

[37]张一帆．泽泻汤颗粒治疗高血压病1级（痰湿壅盛型）临床疗效观察[D].郑州：河南中医药大
学，2022.

[38]林涛．温阳利水法治疗交感神经型颈椎病阳虚水泛证眩晕的临床疗效观察[D].济南：山东中医
药大学，2016.

[39] 曹丽雅 . 真武汤加减联合耳穴压籽治疗原发性高血压（阳虚水泛型）的临床观察 [D]. 哈尔滨：黑龙江中医药大学，2020.

[40] 姚宝农 . 真武汤治疗美尼尔病 32 例 [J]. 广西中医药，2006（3）：22-23.

[41] 李倩 . 苓桂术甘汤合泽泻汤对豚鼠膜迷路积水模型前庭膜 AQP2 表达的影响 [D]. 成都：成都中医药大学，2009.

[42] 曹政华，刘寅，孙莉 . 基于网络药理学分析苓桂术甘汤治疗眩晕病的潜在作用机制 [J]. 中医学报，2022，37（9）：1962-1970.

[43] 师林，柯斌，杨玉彬，等 . 加味苓桂术甘汤联合限食对脾虚痰湿型糖尿病脑病大鼠海马组织 PI3K/Akt/mTOR 通路的影响 [J]. 中药材，2018，41（5）：1186-1190.

[44] WU T，DONG H，LIU Y，et al.Combination of UPLC-Q-TOF/MS and network pharmacology to reveal the mechanism of Chaihu-jia-Longgu-Muli decoction for treating vertigo with anxiety disorder[J].Biomedical Chromatography，2024，38（7）：e5881.

[45] 张新雨，黄娜娜，孙凯滨，等 . 柴胡龙骨牡蛎汤治疗原发性高血压作用网络与机制预测 [J]. 中草药，2019，50（21）：5162-5169.

[46] 袁圆，赵军，高惠静，等 . 泽泻汤对肾性高血压复合高脂血症大鼠的影响 [J]. 中国临床药理学杂志，2013，29（3）：205-207.

[47] 顾施健，吴娟，柳冬月，等 . 泽泻汤对小鼠血压作用的实验研究 [J]. 时珍国医国药，2010，21（2）：272-273.

[48] 李晋，冯勤兴，贾为壹，等 . 小柴胡汤抑制 NF-κB 信号通路对氨诱导大鼠星形胶质细胞水肿的保护作用研究 [J]. 世界科学技术 - 中医药现代化，2023，25（6）：2044-2051.

[49] 郭震浪，王俊月，苏振宁，等 . 小柴胡汤治疗中风后眩晕的 Meta 分析 [J]. 中国实验方剂学杂志，2015，21（24）：214-218.

[50] 江宏，钱林超，奚胜艳，等 . 五苓散对自发性高血压大鼠血压及肾素 - 血管紧张素 - 醛固酮系统的影响 [J]. 中国中医基础医学杂志，2016，22（10）：1319-1322.

二十二、抑郁症

抑郁症作为临床中最常见的精神障碍，临床表现为情绪低落、精力减退、失眠，严重者有自残甚至自杀等行为。抑郁症的负面影响并不限于患者本身的生活质量，还会给身边的人及社会带来严重损害。世界卫生组织预测，到 2030 年，抑郁症将成为全球疾病负担的首要挑战之一。中医学将抑郁症归属于"郁证"，认为其病因病机多为情志失调、气机紊乱、脏腑功能失常等，病位在肝，以肝脾不和多见。中医经方在治疗抑郁症方面具有显著的疗效。

（一）名医经验

1. 全国名中医李妍怡教授采用栀子豉汤、甘麦大枣汤治疗抑郁症经验

李妍怡认为，热邪停留体内得不到发越，引起气机壅滞而致气郁，气郁又可以化火，并与原来的热邪相合以扰动心神，出现心烦、失眠、焦虑、躁动不安等症状，治法当以宣透解郁、清热除烦为主，用栀子豉汤治之。此方主要适用于抑郁症的早期或实证阶段，使郁热得清、得宣、得散，全身气机调畅，气、血、津液的生成、输布、运行归于正常。女性精神忧郁，情志烦乱，悲苦无常，欠伸频作，失眠健忘，主要系七情所伤者发病，由肝郁致阳郁厥逆，脏阴不足，躁动频生，肝脾不和，心神衰弱，故治疗当解郁疏肝，滋阴健脾，养心安神，用甘麦大枣汤加味。甘麦大枣汤方虽小，但效力彰。方中浮小麦味甘性凉，入心经，能够养肝补心，除烦安神；甘草味甘性平，主五脏六腑寒热邪气，和中缓急；大枣味甘性平，主心腹邪气，安中养脾和百药，益气和中。女性郁证凡遇"喜悲伤欲哭"均可使用甘麦大枣汤调和阴阳，依据气阴之不足程度调整小麦和大枣之剂量比。

2. 广西壮族自治区名中医刘六桥教授运用柴胡加龙骨牡蛎汤化裁治疗抑郁症经验

刘六桥常用柴胡加龙骨牡蛎汤化裁治疗抑郁症,柴胡、桂枝、赤芍、生龙骨、生牡蛎、朱茯神、熟大黄、醋莪术为基本组成药物。刘六桥认为,少阳之郁火可从太阳和阳明而解,如用柴胡配桂枝,使少阳之郁火从太阳而解;柴胡配大黄,使少阳之郁火从阳明而解;生龙骨、生牡蛎、朱茯神镇心安神;赤芍、莪术活血行瘀,通脑开窍。本方对临床常见抑郁症、抑郁性焦虑症疗效显著。

3. 广西壮族自治区名中医黄贵华教授运用经方从六经辨证治疗抑郁症经验

黄贵华认为,抑郁症多起于情志失调,致肝失疏泄,肝气郁结,甚则郁久化热,上扰心神;或先天肾阳不足,或久病、久服西药损及肾阳,肾阳亏虚,不能振奋神志;或素体虚弱,复加情志不畅,抑或情志损伤日久,肝郁克伐脾土,伤及中阳,甚则脾肾阳虚等,心、肝、脾、肾损伤,日久由实转虚,或见虚实相兼,致人体气机失调,脏腑气血阴阳失调。黄贵华根据抑郁症的临床表现,按阴静阳躁先分阴阳,根据《伤寒论》中的六经辨证,将抑郁症辨证分为阳证:少阳邪气弥漫郁热;阴证:少阴病中少阴寒化证;半阴半阳证:以少阳与太阴合病为主。治疗分别以和解少阳、泄热达郁,温肾助阳散郁,和解少阳、温补太阴为法,分别应用柴胡加龙骨牡蛎汤加减、四逆汤加减、柴胡桂枝汤合理中汤加减治疗。在治疗过程中,黄贵华注重以肾为先天之本,后期重视填精益髓,使肾精犹如水之源泉,延绵不绝,先后天之精气充盈,邪则难以干内。黄贵华辨证论治抑郁症,在临床中收效良好。此外,在抑郁症的治疗中也应当注重精神调护,予患者情感支持,建立医患信任。

4. 全国名中医毛德西教授运用经方从虚实辨证治疗抑郁症经验

毛德西认为,抑郁症首当辨清虚实。实证多见于发病之初,以气机郁结为主,可兼见血瘀、痰湿、火郁,分为气滞证、血瘀证、痰湿证、火郁证;病程日久则多为虚证或虚实夹杂证,以心脾肾虚为主,可分为心神失养、心脾两虚、心肾阴虚。若精神抑郁,情绪不畅,胸闷胁痛,脘腹胀满,善叹息,不思饮食,女子月事不调,经前乳房胀痛明显,舌苔薄腻,脉弦等,此属于气滞证,治以疏肝解郁,理气畅中,多以柴胡疏肝散为主方治疗。若郁而化火,心烦急躁,胸闷胁痛,口苦口干,大便干燥,舌红苔黄,脉弦数,属于火郁证,常选用柴胡疏肝散合栀子豉汤加减。精神抑郁,胸脘满闷,咽中如有物堵,咳之不出,咽之不下,舌淡红,苔薄腻,脉滑,属气滞痰郁证,治以行气开郁,降逆化痰,选用半夏厚朴汤加减。若体质素虚，或疾病日久，正气渐虚，复加情志刺激，肝郁抑脾，饮食减少，生化无源，气血津液进一步亏耗，致心失所养，郁病发生，当治以健脾养心，补益气血，常选归脾汤合甘麦大枣汤加减。

5. 山东省名中医王兴臣教授运用上焦宣痹汤合麻黄连翘赤小豆汤治疗肺气郁闭之抑郁症经验

王兴臣提出应重视肺肝气机失调与抑郁症的关系，圆机活法，调畅肺气。若肺气闭郁日久，痰气阻遏，气郁化火，瘀热内生，常以上焦宣痹汤合麻黄连翘赤小豆汤加减。该方出自《伤寒论》第262条，云："伤寒瘀热在里，身必黄，麻黄连翘赤小豆汤主之。"全方组成为麻黄、连翘、杏仁、赤小豆、生梓白皮（现用桑白皮代替）、生姜、大枣、甘草。原方为张仲景治疗黄疸所设，"瘀热在里"点明了黄疸发生的病因病机，故本方为清热祛瘀之佳方。观此方药物组成，除赤小豆、大枣、甘草外，其余药物俱主入肺经。麻黄性温味辛，主入肺经，性散善走，为治疗肺气郁闭之要药；连翘味苦性平，善散结滞，无结不散，无滞不破，主入肺经，与麻黄相配宣肺开郁之力益彰；杏仁味苦性温，主入肺与大肠二经，与麻黄两药相伍，一升一降，复气机周转之常；桑白皮气寒清热，主入肺经；赤小豆味酸性平，其色红赤，可深入血分，搜剔痈脓败血，又可通利小便，启下窍以开上闭，因此证已涉血分瘀滞，故用色赤入血之赤小豆排痈脓、利小便；生姜、大枣、甘草护胃安中，调和气血。诸药合用共奏畅达气机、破瘀开滞之功，恰合肺气郁闭、瘀热互结之病机。

🔖（二）名医医案

1. 全国名中医周亚滨教授运用柴胡加龙骨牡蛎汤治疗脑卒中后抑郁症医案

金某，女性，69岁。患者既往有高血压病史10年余，未规律服用药物，血压控制不佳。就诊1个月前因脑梗死（左侧基底节区）住院治疗。发病以来，患者自觉心情不畅，悲伤失落，时而忧郁，时而急躁易怒，全身乏力，肌肉酸痛不适，右侧肢体活动障碍，心慌，喜叹息，食欲不振，纳谷不香，偶有脘腹胀满不舒，睡眠差，多梦，小便正常，大便干，舌质红，苔黄腻，脉弦略滑数。汉密尔顿抑郁量表（HAMD）评分24分（重度抑郁）。中医诊断：中风（中经络），郁证，辨证为痰火扰神。治法：清心安神，祛痰开窍。处方：柴胡加龙骨牡蛎汤。柴胡10g，桂枝10g，白芍20g，半夏10g，黄芩15g，大黄5g，煅龙骨20g，牡蛎20g，茯苓15g，甘松15g，茯神30g，香附30g，枳壳20g，甘草15g。

14 剂，每日 2 次，水煎至 600mL，每日早晚饭后温服 150mL。

二诊：患者服上方后，诉大便干明显缓解，食后仍觉腹部胀满不适、排气多，乏力、烦躁、睡眠差等症状较初诊时有所缓解，舌质红，苔薄黄腻。HAMD 评分 20 分（重度抑郁）。继续予柴胡加龙骨牡蛎汤加减治疗，大黄减量至 3g，另加炒山药 20g，炒白术 30g，党参 15g，健脾胃以补气血，濡养四肢肌肉。20 剂，煎服法同前。

三诊：患者乏力、腹胀减轻，睡眠差、脾气急躁、忧郁情绪较前缓解，饮食尚可，余症状明显好转，舌质红，苔薄腻，脉弦。HAMD 评分 16 分（中度抑郁）。前方加佛手 15g，以解郁理气，和胃畅中。20 剂，煎服法同前。

四诊：患者右侧肢体乏力症状改善，情绪较前明显好转，其余不适症状均得到缓解，舌质红，苔薄白，脉弦细。HAMD 评分 10 分（轻度抑郁）。效不更方，20 剂，煎服法同前。

后因患者长期煎熬中医汤剂不便，故以上方为基础方加减制成水丸长期服用。

按语：《金匮要略·脏腑经络先后病脉证》云："见肝之病，知肝传脾，当先实脾。"本案为老年女性患者，病程较长，情绪低落，肝木之气郁滞日久，侮逆乘脾土，脾失健运，气血生化乏源，从而出现全身乏力、食欲不振、纳谷不香；生湿化痰，偶有脘腹胀满不舒之症；肝郁日久而化火扰神，痰瘀互结，闭阻脑络，脑窍失养，神明失藏，从而出现心情抑郁、夜寐多梦、反应迟钝、表情呆滞等表现。周亚滨以柴胡加龙骨牡蛎汤为基础方加减，选用柴胡、半夏、黄芩、甘草，取其小柴胡之意，和解少阳胆经之郁滞；煅龙骨、牡蛎、茯苓、甘松、茯神，重镇宁心，解郁安神，改善患者失眠焦虑的症状；香附疏肝解郁；枳壳理气宽中；桂枝合白芍酸甘化阴，合甘草辛甘化阳，共同调和营卫，调节阴阳；配伍大黄既可缓解患者大便干燥症状，又可下瘀血，通经络，改善患者右侧肢体活动受限之症，还可内平神志烦惊与谵语。诸药合用，共奏清心安神、祛痰开窍、泄热定惊之效。

2.陕西省名中医王亚丽教授采用柴胡加龙骨牡蛎汤合酸枣仁汤治疗抑郁症医案

患者，男，60 岁。患者情绪低落，伴脑鸣 1 年余。患者 1 年前因家中琐事情绪低落，急躁易怒，情绪不宁，心惊胆怯，伴脑鸣，呈电流样，时断时续，其间反复发作，休息后可缓解。患者平素四肢乏力，晨轻暮重，体重减轻 5kg，记忆力明显下降，纳食欠佳，不欲饮食，夜眠差，入睡困难，易醒多梦，二便正常，舌质淡暗，苔薄白，中部偏腻，脉滑细，尺沉无力。HAMD 评分 24 分。西医诊断：抑郁症；中医诊断：郁证，证属肝郁气滞、心肾不交。治法：疏肝解郁，交通心肾，安神定志。处方：柴胡加龙骨牡蛎汤合酸枣仁汤加减。柴胡 12g，龙骨 30g（先煎），牡蛎 30g（先煎），茯神 10g，炒酸枣仁 30g，川芎 10g，白芍 18g，防风 10g，延胡索 15g，佛手 12g，青皮 10g，陈皮 10g，蝉蜕 10g，磁石 10g（先煎），郁金 10g，全瓜蒌 30g，珍珠母 30g（先煎），灯心草 3g，首乌藤 30g，合欢花 30g。7 剂，每日 1 剂，水煎服，每天 2 次，早晚饭后温服。

二诊：患者诉情绪较前好转，脑鸣次数减少，夜眠稍改善，舌淡红，苔白厚腻，脉滑。在原方的基础上去磁石、防风、瓜蒌、陈皮、川芎；加乌梅15g，麦冬30g，远志12g，浮小麦30g，柏子仁15g，莲子12g。7剂，每日1剂，水煎服，每日2次，早晚饭后温服。

患者在此方基础上连服2月余，情绪稳定，脑鸣次数及程度较前好转，夜眠改善。2个月后随访，患者痊愈。

按语：本案患者因家中琐事，情志过激，肝气上逆，风邪内动，上扰颠顶，引起脑鸣，而后脏腑气机逆乱，肝失疏泄，气机郁滞，且情志过激，损伤心神，又因气机郁滞，血不能行，最终导致气血亏虚，心神失养，故见情绪低落、急躁易怒、情绪不宁、心惊胆怯。患者年已六旬，肾气渐亏，肝郁日久化火伤阴，导致肾阴亏虚，不能上济于心，心火不能下济于肾，引起心肾不交，故诊断为郁证，辨证为肝郁气滞，心肾不交。方中柴胡疏肝解郁；配以佛手、青皮疏肝而不燥；陈皮、瓜蒌疏导胸中之气；白芍养血柔肝；延胡索、郁金行气活血；川芎辛温芳香，走窜肝胆，为血中之气药，既可活血祛瘀，以治血郁，又可助郁金行气解郁，祛除瘀滞之热；患者肝气上逆，邪风内动则脑鸣，故选用蝉蜕、防风疏风散邪；灯心草清心除烦；磁石、珍珠母、龙骨、牡蛎重镇安神；合用酸枣仁、首乌藤、茯神养心安神；合欢花解郁安神。诸药合用，肝心同调，形神兼顾。二诊时患者情绪、脑鸣较前好转，去防风、磁石、瓜蒌、陈皮、川芎，加乌梅、远志、麦冬、浮小麦、柏子仁以补肾宁心，养心安神，清心除烦。诸药合用，正对病机，疾病痊愈。

3. 广西壮族自治区名中医税典奎教授运用茯苓四逆汤合桂甘龙牡汤治疗抑郁焦虑状态合并慢性胃炎医案

唐某，女，68岁。患者反复上腹部隐痛不适5年余，平素服用雷贝拉唑钠肠溶片20mg，每日1次，胃痛喜按，进食寒凉后疼痛尤甚，胃脘部灼热，呃逆嗳气，咽中有异物感，无吞咽困难，无反酸、恶心呕吐，心中烦闷，无胸痛、心悸，形寒肢冷，自觉皮肤肌肉潮热，夜间盗汗，畏寒怕热，口干无口苦。患者自发病后觉心情不畅，时而忧郁，时而急躁易怒，全身乏力，皮肤干燥，心慌，喜叹息，纳差，入睡困难，眠浅易醒，多梦，需安眠药辅助睡眠，每日3～4小时，小便正常，大便干结难解，二三日一行。查体：腹软，剑突下轻压痛，舌质淡，苔薄黄腻，舌边有齿痕，脉沉细数。HAMD评分24分（重度抑郁）。西医诊断：慢性胃炎；中医诊断：胃脘痛，辨证为阴阳两虚证。以调和阴阳为治疗原则。处方：茯苓四逆汤合桂甘龙牡汤加减。茯苓30g，炮附子6g（先煎），炮姜6g，炙甘草6g，桂枝10g，生龙骨20g（先煎），首乌藤20g，大枣6g，牡蛎30g（先煎），茯神30g，党参15g，制远志15g，龙齿20g，干石斛20g，玉竹15g，炒芥子12g。14剂，每日1剂，水煎至400mL，每日早晚饭后温服200mL，嘱患者服药期间注意饮食调控。

二诊：患者服上方后，诉上腹部隐痛不适好转，无明显胃脘部灼热感，偶有呃逆嗳气，稍感咽中有异物感，时有心慌、心中烦闷、形寒肢冷、潮热盗汗、畏寒怕热、口干无口苦、忧郁、急躁易怒、全身乏力等症状较初诊时有所缓解，皮肤干燥瘙痒、纳寐差较前改善，每日 4 ~ 6 小时，小便正常，大便稍干结难解，每日 1 次，舌质红，苔白腻，脉沉细，HAMD 评分 20 分（重度抑郁）。继续予茯苓四逆汤合桂甘龙牡汤加减治疗，茯苓减量至20g，将党参换成太子参 15g，健脾胃以补气血，濡养四肢肌肉。患者皮肤瘙痒，以蛇床子 12g，白芍 10g 易炒芥子燥湿止痒。14 剂，每日 1 剂，水煎至 400mL，每日早晚饭后温服 200mL。

三诊：患者呃逆嗳气、咽中异物感、皮肤干燥瘙痒好转，无心慌，无形寒肢冷，自觉皮肤肌肉潮热、夜间盗汗、畏寒怕热缓解，稍口干，无口苦，乏力感减轻，心中烦闷、忧郁、急躁易怒较前改善，纳欠佳，寐差较前好转，较前易入睡，每日 4 ~ 6 小时，小便正常，大便成形，每日 1 次。余症状好转，舌质红，苔薄腻，脉沉细。HAMD 评分 16 分（中度抑郁）。前方中加炒谷芽 15g，净山楂 15g 以健脾开胃，改善食欲，干姜 6g 易炮姜，干石斛减量至 15g。14 剂，每日 1 剂，水煎至 400mL，每日早晚饭后温服 200mL。

四诊：患者诉情绪明显改善，入睡困难明显改善，夜间醒后易复眠，胃口较前改善，其余不适症状均得到缓解。舌质淡红，苔薄白，脉细。HAMD 评分 10 分（轻度抑郁）。效不更方，续服 14 剂。

后未见来诊，回访患者，患者诉病情好转，无特殊不适。

按语：该案为老年女性患者，上腹部疼痛病程较长，久病失治误治，损伤人体正气，内耗阴液，导致阴阳两虚，故患者焦躁，心情抑郁，时而忧郁，时而急躁易怒。茯苓四逆汤不单为回阳救逆之代表方，亦为少阴阳虚寒化证之代表方。形寒肢冷为少阴寒化之证候，患者阴阳两虚，阳不入阴，心肾不交，故见寐差。以附子、炮姜以温肾固阳，解少阴寒化；重用茯苓健脾渗湿；佐以党参益气养阴，阴阳并调；龙骨、牡蛎、茯神、制远志、龙齿重镇宁心，调和阴阳，使得心肾相交，则心神得安而自眠安，改善患者失眠、焦虑、抑郁的症状；桂枝合白芍酸甘化阴，合甘草辛甘化阳，共同调和营卫，调节阴阳。诸药合用，共奏清心安神、祛痰开窍、泄热定惊之效。外加干石斛、玉竹养阴生津；炒谷芽、净山楂以健脾开胃，改善食欲，治其标。诸药共用，标本同治，收效良好。

（三）临床研究

中医学治疗抑郁症具有显著优势，临床上用经方治疗抑郁症已经取得了诸多研究成果。柴胡桂枝汤、栀子豉汤、百合地黄汤、甘麦大枣汤、半夏泻心汤等是目前抑郁症临床研究的常用经方。

皇甫海全等发现，加味柴胡桂枝汤能明显改善气滞血瘀型冠心病稳定型心绞痛伴焦虑、抑郁患者的中医证候积分、心绞痛症状，降低硝酸甘油使用率及改善平板运动试验结果，同时改善焦虑、抑郁状态，提高生存质量，其机制可能与降低血脂及 IL-6 水平相关，且临床安全性良好。

岑柏春等对 48 例抑郁症患者进行随机分组，治疗组 24 例运用加味栀子豉汤进行临床观察，疗效标准参照 HAMD，结果显示临床治愈 11 例，有效 11 例，总有效率 92%，提示加味栀子豉汤在抑郁症的治疗方面具有良好疗效，值得推广。

郭利红等证实百合地黄汤可以通过调节神经内分泌系统来缓解围绝经期抑郁症患者的临床不适症状，临床疗效确切，患者睡眠质量得到提高。

李界兴等采用加味甘麦大枣汤联合氟哌噻吨美利曲辛片治疗脑卒中后抑郁症患者，结果显示，其能够明显调节脑卒中后抑郁症患者的血清神经递质因子水平，且有助于患者睡眠质量的改善，缓解抑郁状态，减轻神经功能缺损。

黄坚红等应用黄连阿胶汤治疗脑卒中后焦虑症，发现临床上的总有效率为 88.89%。这表明黄连阿胶汤在治疗顽固性失眠、围绝经期失眠、围绝经期综合征等疾病时效果很好，且药物不良反应较少。

潘嘉等通过随机对照试验发现，内服半夏泻心汤加减可治疗围绝经期抑郁症，能减轻经前紧张征（PMS）的严重程度，改善抑郁、焦虑等症状，提高患者生活质量，并能抑制促炎因子，提高 5-HT、脑源性神经营养因子（BDNF）的表达，且安全性好。

（四）基础研究

中医经方治疗抑郁症的机制主要有调节神经递质、调节抗炎因子、抗氧化、调节 HPA 等方面。

半夏厚朴汤具有保护神经、促进脑源性神经营养因子的分泌和表达、调节神经递质、缓解氧化应激等多方面的功效，能有效缓解抑郁症状。半夏厚朴汤具有增强机体免疫功能、减轻炎性反应、抗氧化等作用，还能有效地对抗忧虑、恐惧、紧张、愤怒、悲伤、忧郁等精神症状。高宗等在脑卒中后抑郁大鼠模型中发现，半夏厚朴汤能明显改善脑卒中后抑郁症状，这可能与其脑内抗炎作用、降低促肾上腺皮质激素释放激素、促进脑源性神经营养因子分泌有关。刘作龙等利用分子对接技术结合 LC-MS/MS 筛选，预测半夏厚朴汤中的 25 种化合物可以通过对 PDE4 蛋白的抑制发挥抗抑郁作用，并利用 LC-MS 对 5 个潜在活性部位进行检测，再利用多种萃取方法进行分离。实验结果表明，以上物质均显示出对抑郁症状有显著的抑制作用。半夏厚朴汤提取物能显著提高一氧化氮合酶活性，有效调节慢性温和应激诱导的大鼠及强迫游泳实验诱导的小鼠的免疫功能紊乱，并增强脾脏中自然杀伤细胞和淋巴细胞活化杀伤细胞的生物活性，表明半夏厚朴汤提取物对调节情绪和免疫具有积极作用。

甘麦大枣汤可明显降低脑组织和血清中 IL-1β、TNF-α、IL-6 的含量，改善脂多糖（LPS）

诱导的模型小鼠的抑郁行为。

有研究表明，加味百合地黄汤能够通过调节基质细胞衍生因子 -1（SDF-1）/ 趋化因子受体 -4（CXCR4）信号通路，抑制小胶质细胞的过度激活，调节促炎 / 抗炎因子的分泌水平，改善下丘脑神经炎性损伤，促进神经元的自我修复，缓解围绝经期抑郁症（PMD）。

张氏等研究发现小柴胡汤可通过调节下丘脑 - 垂体 - 卵巢轴（HPO）/ 下丘脑 - 垂体 - 肾上腺轴（HPA）功能障碍，提高前额叶皮层和下丘脑中 ERβ 和色氨酸羟化酶 2（TPH2）的表达，增加脑组织单胺类递质含量，发挥抗围绝经期抑郁症的作用。

此外，桃红四物汤可通过调节 HPO/HPA 功能障碍，增加单胺递质含量、抗炎等作用干预围绝经期抑郁症。

小 结

栀子豉汤、半夏厚朴汤、柴胡加龙骨牡蛎汤、甘麦大枣汤、百合地黄汤、小柴胡汤、酸枣仁汤、黄连阿胶汤、四逆散、麻黄连翘赤小豆汤等是目前治疗抑郁症的临床常用经方。这些经方能改善抑郁患者的焦虑、抑郁状态，提高生活质量。其机制可能与调节神经递质、调节抗炎因子、抗氧化、调节 HPA 相关。

参考文献

[1] 王晓萍，李妍怡.李妍怡治疗郁证经验浅析 [J]. 新中医，2017，49（7）：153-154.

[2] 宁玲，黄贵华，林武红，等.广西名医刘六桥伤寒学术思想及临床运用探析 [J]. 中国中医基础医学杂志，2022，28（9）：1405-1406.

[3] 潘世怡，吴美玲，钟嘉图，等.黄贵华教授运用经方治疗郁证的经验 [J]. 广西中医药，2022，45（6）：37-39.

[4] 宋娜，禄保平.毛德西治疗郁证经验 [J]. 河南中医，2023，43（9）：1336-1340.

[5] 刘超，董宁，刘江，等.从肺论治郁证经验探析 [J]. 中国中医基础医学杂志，2021，27（6）：1026-1029.

[6] 王欣波，朴勇洙，刘庆南，等.周亚滨教授运用柴胡加龙骨牡蛎汤治疗脑卒中后抑郁症经验总结 [J]. 浙江中医药大学学报，2019，43（9）：1002-1005.

[7] 李冬春，王亚丽，梁新，等.王亚丽从肝心论治抑郁症经验 [J]. 中医药导报，2022，28（6）：130-132.

[8] 李美玲，税典奎.税典奎教授治疗慢性胃炎伴抑郁、焦虑状态的经验 [J]. 云南中医中药杂志，2024，45（7）：4-7.

[9] 皇甫海全，黄慧春，于海睿，等.加味柴胡桂枝汤治疗气滞血瘀型冠心病稳定性心绞痛伴焦虑 / 抑郁的临床研究 [J]. 南京中医药大学学报，2023，39（11）：1122-1128.

[10] 岑柏春.加味栀子豉汤治疗抑郁症临床观察 [J]. 中医临床研究，2012，4（1）：50-51.

[11] 郭利红，姚华强，康震.百合地黄汤治疗更年期抑郁症的临床疗效及对神经内分泌系统的影响 [J]. 中医药导报，2016，22（8）：70-72.

[12] 李界兴，杨端卓，王波，等.加味甘麦大枣汤联合黛力新治疗脑卒中后抑郁症 [J]. 世界中医药，2020，15（22）：3447-3450.

[13] 黄坚红，王成银.黄连阿胶汤加味治疗脑卒中后焦虑症 36 例 [J]. 陕西中医，2007（2）：149-151.

[14] 潘嘉，胡强，杨君君，等.半夏泻心汤加减治疗围绝经期抑郁症的机制作用 [J]. 中国实验方剂学杂志，2020，26（3）：15-20.

[15] 童瑶，邹军，倪力强，等.4 种中药复方对大鼠实验性急性应激行为及下丘脑 - 垂体 - 肾上腺轴的影响 [J]. 中国中药杂志，2005（23）：1863-1866.

[16] 高宗，杨家应，张念平，等.半夏厚朴汤对卒中后抑郁大鼠的干预机制研究 [J]. 陕西中医，2021，42（12）：1671-1675.

[17] 刘作龙，咸瑞卿，付杰，等.分子对接技术结合 LC-MS/MS 筛选半夏厚朴汤抗 PDE4 有效成分

[J]. 食品与药品，2020，22（3）：187-191.

[18] KAROLEWICZ B，PAUL I A，ANTKIEWICZ-MICHALUK L.Effect of NOS inhibitor on forced swim test and neurotransmitters turnover in the mouse brain[J].Journal of Pharmacological Sciences，2001，53（6）：587-596.

[19] 许一凡，张雨恒，余雪瑞，等 . 甘麦大枣汤通过调控炎症改善 LPS 诱导的小鼠急性抑郁样行为 [J]. 中药药理与临床，2019，35（5）：6-11.

[20] 刘洋，李翎熙，周密，等 . 加味百合地黄汤通过调控 SDF-1/CXCR4 轴对围绝经期抑郁症大鼠下丘脑炎性损伤的改善作用 [J]. 中成药，2024，46（1）：250-255.

[21] ZHANG K，WANG Z，PAN X，et al.Antidepressant-like effects of Xiaochaihutang in perimenopausal mice[J].Journal of Ethnopharmacology，2020，248：112318.

[22] 张欣，邓琳琳，王爱梅，等 . 桃红四物汤对围绝经期抑郁症模型大鼠 HPA 轴及神经元活性的影响 [J]. 中药药理与临床，2022，38（2）：27-32.